全国中医药行业高等教育“十三五”创新教材

推拿手法实训教程

（供针灸推拿学、康复治疗学等专业用）

主　编　井夫杰（山东中医药大学）
副主编　王华兰（河南中医药大学）
王继红（广州中医药大学）
许　丽（浙江中医药大学）
齐凤军（湖北中医药大学）
李铁浪（湖南中医药大学）
翟　伟（天津中医药大学）

中国中医药出版社
·北　京·

图书在版编目（CIP）数据

推拿手法实训教程 / 井夫杰主编 . —北京：中国中医药出版社，2017.6（2021.5重印）
全国中医药行业高等教育“十三五”创新教材
ISBN 978 – 7 – 5132 – 4057 – 4

Ⅰ . ①推…　Ⅱ . ①井…　Ⅲ . ①推拿—高等学校—教材　Ⅳ . ① R244.1

中国版本图书馆 CIP 数据核字（2017）第 042761 号

中国中医药出版社出版
北京经济技术开发区科创十三街 31号院二区 8 号楼
邮政编码　100176
传真　010 64405721
河北品睿印刷有限公司印刷
各地新华书店经销

开本 787 × 1092　1/16　印张 17　字数 382 千字
2017 年 6 月第 1 版　2021 年 5 月第 4 次印刷
书号　ISBN 978 – 7 – 5132 – 4057 – 4

定价　45.00 元
网址　www.cptcm.com

社 长 热 线　010–64405720
购 书 热 线　010–89535836
侵 权 打 假　010–64405753

微信服务号　zgzyycbs
微商城网址　https://kdt.im/LIdUGr
官 方 微 博　http://e.weibo.com/cptcm
天猫旗舰店网址　https://zgzyycbs.tmall.com

如有印装质量问题请与本社出版部联系（010 64405510）

全国中医药行业高等教育“十三五”创新教材

《推拿手法实训教程》编委会

主　编　井夫杰（山东中医药大学）

副主编　王华兰（河南中医药大学）

王继红（广州中医药大学）

许　丽（浙江中医药大学）

齐凤军（湖北中医药大学）

李铁浪（湖南中医药大学）

翟　伟（天津中医药大学）

编　委　（以姓氏笔画为序）

冯　跃（成都中医药大学）

刘源香（山东中医药大学）

李守栋（南京中医药大学）

杨　宇（广西中医药大学第一附属医院）

陈　军（山东中医药大学）

陈邵涛（长春中医药大学）

郝敬红（云南中医学院）

祝木星（山东中医药大学）

常晓波（江西中医药大学）

颉旺军（甘肃中医药大学）

彭科志（贵阳中医学院）

窦思东（福建中医药大学）

薛卫国（北京中医药大学）

编写说明

推拿手法是术者按照一定的操作规范在受术者身体特定部位进行操作的一种外治技术，是动作、力量与技巧的完美结合，其熟练程度和功力大小是决定推拿临床疗效的关键。娴熟的手法必须通过科学、有步骤、循序渐进及持之以恒的刻苦训练才能实现，特别是对一些操作技巧难度较大的手法，如一指禅推法、㨰法、扳法等更需长期反复训练，仔细体悟，才能在临床上运用自如，取得良效。迄今为止，全国高等中医药院校可以参考使用的推拿手法实训教材较少。因此，为提高学生手法操作质量及临床应用水平，特组织全国17所高等中医药院校的专家，共同编写完成全国中医药行业高等教育“十三五”创新教材《推拿手法实训教程》，以期指导学生、推拿爱好者的手法实训，为日后学习《推拿治疗学》《小儿推拿学》及从事推拿临床工作奠定坚实的手法技能基础。

《推拿手法实训教程》是专门研究推拿手法的实训示范、实训要领、手法实训、临床应用规律及实训方法的—门专业技能实训课程，是一门学习推拿的技能基础课程，主要侧重手法的规范化训练，旨在使学习者既会做手法，又会用手法，最终提高推拿临床疗效。本教程在推拿教学使用时既可单独开设，又可作为《推拿手法学》《推拿治疗学》《小儿推拿学》的配套教材使用。

本教材编写的指导原则：以临床实用为目的，紧扣教学大纲，继承与创新相结合，集众家之长，图文并茂，以易教易学为指导原则，重点突出推拿手法的实训示范、实训要领、技能训练及临床应用规律。

本教材计划学时为48学时，各院校可根据实际授课学时进行调整。其内容包括基础篇（绪论、推拿手法实训基础知识及推拿手法临床应用）、成人推拿手法实训篇（软组织类手法实训、骨关节类手法实训及复合手法实训）、小儿推拿手法实训篇（小儿推拿手法实训）、推拿手法综合实训篇（推拿手法综合实训、常见病推拿常规综合实训）及附篇（推拿流派手法综合实训）五部分内容。其中，成人和小儿推拿手法实训篇为本教程的重点内容，要求学生按照推拿手法“形神兼备”的实训要求及步骤，重点练习手法的形、力及技巧，达到推拿手法的基本技术要求。

本教材编委会成员均由从事教学、临床及科研第一线的教师担任，汇集了全国各高等中医药院校多年来有关推拿手法教学、临床及科研的最新研究成果和经验。

本教材第一章由井夫杰、齐凤军、窦思东负责编写，第二章由王继红、李铁浪负责编写，第三章由井夫杰、李铁浪负责编写；第四章由王华兰、彭科志、窦思东、陈邵涛、冯跃负责编写，第五章由翟伟、薛卫国、常晓波、杨宇、祝木星负责编写，第六章由井夫杰、郝敬红负责编写；第七章由井夫杰、颉旺军、陈军负责编写；第八章由李守栋、许丽负责编写，第九章由王华兰、许丽负责编写；附篇由祝木星、刘源香负责编写。

本教材适用于普通高等中医药院校针灸推拿学、康复治疗学等专业的本科生和研究生教学使用，也可作为针灸推拿、康复技术专业大专、高职及保健按摩师培训的教学参考教材。

由于编写时间仓促、学术水平有限，书中难免存在不足及疏漏之处。在使用本教材的过程中，敬请各高等中医药院校师生把发现的问题和缺点及时反馈给我们，以便今后修订完善。本教材图片的拍摄及制作得到冯慧超、郎青菊、王乾、曾礼婷等研究生的大力支持与帮助，在此表示衷心的感谢！

《推拿手法实训教程》编委会

2017 年 4 月 8 日

目 录

成人推拿手法实训篇

推拿手法综合实训篇

附 篇

基础篇

第一章 绪 论

【学习目的】

掌握推拿手法实训教程概念、推拿手法实训目的及内涵；熟悉课程目标、课程内容及手法实训方法；了解手法实训教学方法。

第一节 推拿手法实训教程概述

一、推拿手法实训教程的概念

推拿是运用手法作用于特定部位进行防治疾病的一种中医外治技术，是一门实践性很强的学科。手法娴熟与否是决定推拿临床疗效的关键因素之一。因此，在临床诊疗之前，术者必须遵循科学的实训方法，按照手法操作规范，进行刻苦的手法技能训练，才能提高手法操作技能水平，从而为推拿临床奠定坚实的技能基础，进而提高临床疗效。

推拿手法实训教程是研究推拿手法的实训示范、实训要领、手法实训、手法临床应用规律及实训方法的一门专业技能实训课程。该课程是介于推拿手法学与推拿治疗学之间的一门桥梁课程，是针灸推拿专业学生必修的专业技能基础课程。

二、推拿手法实训目的及内涵

（一）实训目的

1. 掌握手法操作规范 从生物力学的角度讲，手法操作规范具有运动学特征与动力学特征，具有一定的技术参数，包括步法、手势、发力部位、力的大小及操作方向、频率、幅度及运动路线等。手法要达到上述操作要求，必须进行系统、有步骤、循序渐进的刻苦学习和实训。

2. 达到手法娴熟 根据手法的作用部位，分为软组织类手法和骨关节类手法。软组织类手法必须达到“持久、有力、均匀、柔和、深透”的基本技术要求；骨关节类手法必须达到“稳、准、巧、快”的基本技术要求。因此，在掌握了手法操作规范的基础上，必须通过进一步的实训才能使手法符合基本技术要求，达到手法娴熟、运用自如的目的。正如《医宗金鉴·正骨心法要旨》所曰：“一旦临证，机触于外，巧生于内，手随心转，法从手出。”

3. 掌握手法临床应用规律 推拿手法是通过肢体的某个部位传力于特定部位，产生力学效应或生物学效应，达到治疗疾病的目的。因此，通过长期的手法实训，才能对每一个手法的力学特点、适用部位、治疗作用及适应证了如指掌，以便更好地做到辨病、辨证施法，提高临床疗效。

4. 达到动作、力量及技巧的结合 每一个手法在操作时都应贯彻“力量是基础，技巧是关键”的施术理念。只有通过反复的手法实训，才能做到动作优美，刚柔相济，寓巧于法，达到动作、力量及技巧的完美结合，进而保证手法安全、有效。

5. 奠定手法技能基础 通过对人体各部及常见病推拿常规的手法综合实训，可基本掌握不同部位或常见病的手法操作规律，为日后从事推拿治疗奠定手法技能基础。

（二）实训内涵

1. 练形 手法初学者，要模仿老师的手法示范，把握手法的动力学特征和运动学特征，调整手势，基本达到“与师形似”。

2. 练力 力是手法产生疗效的基础。但手法力量太大或不及，都可能产生副作用或无效。因此，只有通过长期、循序渐进的手法实训，软组织类手法才能达到“持久、有力、均匀、柔和、深透”的基本技术要求，骨关节类手法才能达到“轻巧发力”的基本技术要求，避免生硬粗暴，产生推拿意外。正如《医宗金鉴》所曰：“法之所施，使患者不知其苦，方称为手法也。”

3. 练神 练神属于手法实训的最高境界，是指在练形和练力的基础上，强调意念与形、力的协调配合，最终达到“一旦临证，机触于外，巧生于内，手随心转，法从手出”的境界。

三、课程目标和内容

（一）课程目标

通过本教程的学习，使学生掌握推拿基本手法的操作规范、动作要领、临床应用规律及实训方法，熟悉人体各部位和常见病的推拿操作基本常规，为日后学习推拿治疗学或从事推拿临床奠定坚实的手法技能基础。

（二）课程内容

本教程包括基础篇（绪论、推拿手法实训基础知识及推拿手法临床应用）、成人推拿手法实训篇（软组织类手法实训、骨关节类手法实训及复合手法实训）、小儿推拿手法实训篇（小儿推拿基本手法实训、小儿推拿复式手法实训及小儿推拿整复手法实训）、推拿手法综合实训篇（成人各部手法综合实训、成人全身保健推拿手法综合实训、小儿常用保健推拿法综合实训、成人常见病推拿常规综合实训、小儿常见病推拿常规综合实训）及附篇（一指禅推拿流派、㨰法推拿流派、内功推拿流派、正骨推拿流派、脏腑点穴推拿流派、腹诊推拿流派、捏筋拍打推拿流派、点穴推拿流派及小儿推拿流派）内容。

第二节 推拿手法实训教程教法与学法

一、实训教学

1. 一示二练三纠“形神”实训法 是手法教学常用的实训教学法，主要分为以下五个步骤。

（1）教师示范 是推拿手法操作规范形成的起始阶段，是学习手法操作的关键阶段。学生通过观察教师的手法示范，初步了解推拿手法的动力学特征和运动学特征。具体地说，此阶段主要是让学生了解“用哪儿发力做手法”和“怎样做手法”。如学习一指禅推法，教师要从预备姿势、操作、动作要领三个方面进行讲解、示范（图 1–1），以便学生模仿练习。

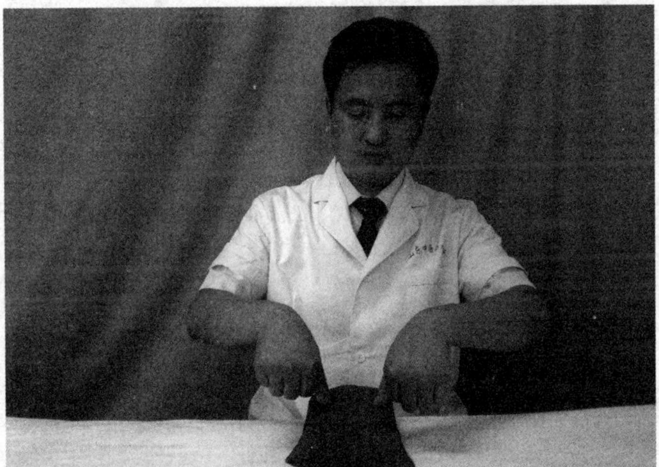

图 1–1 教师示范

（2）学生模仿练习 教师手法示范结束后，学生进行模仿练习，反复临摹教师手法操作的外形并仔细体会动作要领，逐步达到“与师形似”（图 1–2）。如一指禅推法分三个步骤进行模仿练习：①术者取端坐位；②沉肩、垂肘、悬腕、掌虚、指实；③以肱三头肌、肱二头肌交替发力，使肘关节屈伸带动前臂，前臂带腕，腕带拇指做往复的内外屈伸摆动。学生在此阶段的练习虽然枯燥乏味，但却极其重要，是手法操作外形的最初建立阶段，需要潜心练习，切忌浮躁。

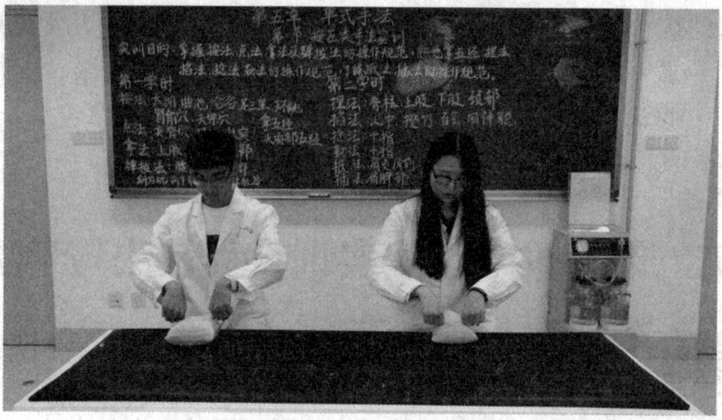

图 1–2　学生模仿练习

（3）手法纠错　学生模仿教师手法操作时，动作容易显得紧张忙乱、呆板而不协调，难以觉察自己动作的全部情况，不易发现错误。因此，手法实训时教师要给予及时、合理的反馈，及时、详细地告知学生练习的正确和错误情况，加强对学生手法练习的指导，并帮助学生分析手法操作错误的原因及改进方法，以提高手法的教学效果（图 1–3）。

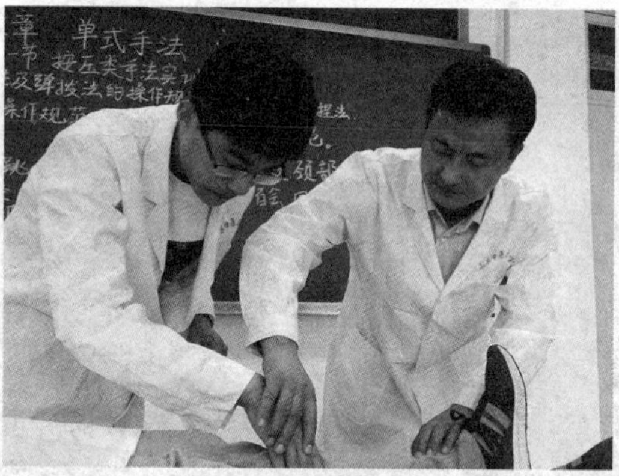

图 1–3　手法纠错

（4）学生再练习　通过教师对学生手法练习的纠错，学生应再纠正，再练习，逐步形成一个正确的手法操作外形。如一指禅推法的练习具有很高的技术要求，要求学生按照循序渐进、持之以恒的原则，反复练习，反复纠错，再反复练习，才能达到一指禅推法的基本技术要求（图 1–4）。

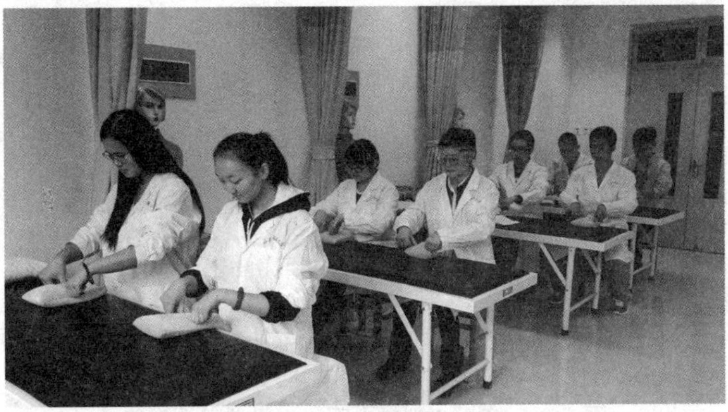

图 1–4 学生再练习

（5）形神兼备 该阶段是手法实训的最高境界，是指学生在掌握手法基本操作规范的基础上，必须达到意念、外形、力量的协调统一。学生可通过科学、有步骤、循序渐进及持之以恒的刻苦训练，达到手法外形、力量和技巧的完美结合。同时，学生之间可互为模特，互相练习，互相体验，互相反馈，最终达到手随心转，法从手出，形神兼备（图 1–5）。

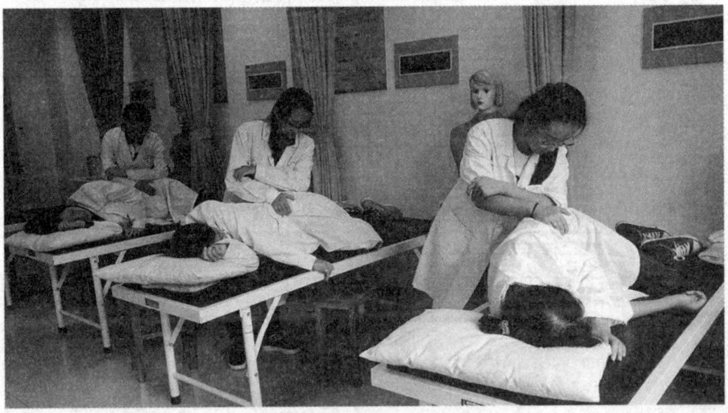

图 1–5 手法形神练习

2. 运动生物力学实训教学法 手法运动生物力学是研究推拿手法操作规范及力学规律的科学。应用推拿手法力学信息测定仪（图 1–6）对提高手法实训教学质量及技能考核水平具有重要意义。由于手法的波形曲线是由特定手法动作所决定的，其反映的是手法操作所产生的动力“构型”。因此，通过与名家和教师手法的波形曲线对比分析（图 1–7），可判断学生手法操作是否正确，并改进实训方案。同时，通过该手法力学信息测定仪也可对学生的手法技能水平进行终末考核。

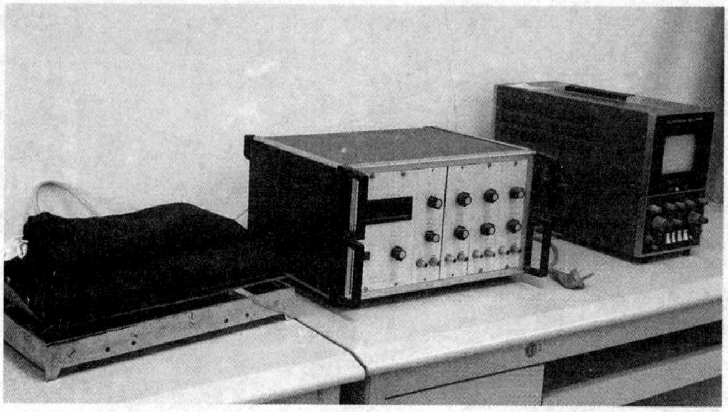

图 1–6　TDL–I 型推拿手法力学信息测定仪

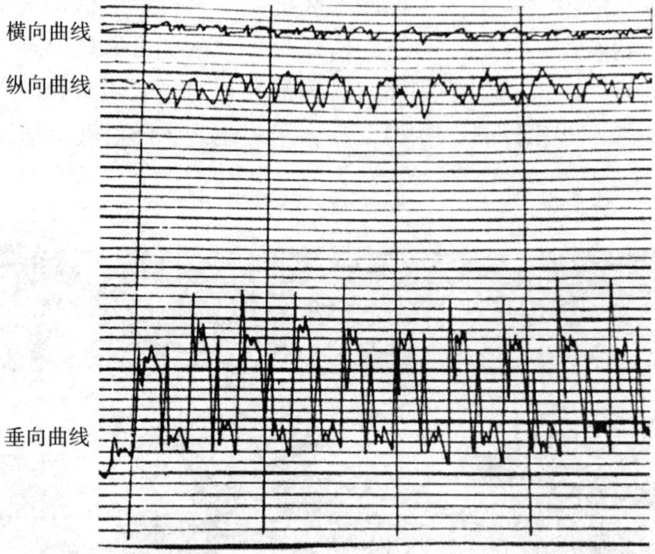

图 1–7　擦法动态曲线图

3. 问题式实训教学法（Problem–Based Learning，PBL） PBL 教学法强调把学习置于复杂的、有意义的问题情境中，通过让学习者以小组合作的形式共同解决复杂的、实际的或真实性的问题，来学习隐含于问题背后的科学知识，以促进他们解决问题、自主学习和终身学习能力的发展。该教学法应用于推拿手法实训教学中具有重要的教学价值。其操作流程包含教师备课、教学实施和总结评价三个阶段。

（1）教师备课　①确定问题：问题是 PBL 的起点和焦点。问题的产生可以是学生自己在生活中发现的有意义、需要解决的实际问题，也可以是在教师的帮助指导下发现的问题，还可以是教师根据实际生活问题、学生认知水平、学习内容等相关方面提出的问题。如"按"和"摩"是来源于生活的手法，是人类的本能，经过实践经验提高上升到"按法""摩法"，成为推拿临床常用的两大手法。②提供丰富的教学资源：教学资源是实施 PBL 的根本保障。随着网络课程、精品课程体系的建设，教师可以利用网络课程为学生解决问题提供丰富的教学资源。③对学习成果提出要求，给学生提供一个明确的目标和必须达到的标准。

（2）教学实施 ①学生分组：学生分组后，要让每个小组清楚地知道在手法实训时自己所要承担的任务、手法实训项目所要达到的目标。②创设问题情境、呈现问题：在常见病操作常规实训教学时，可模拟临床某种疾病，请同学充当患者，先由老师操作示范，学生按照要求，一步步模拟操作，与老师操作情境相合。但学生不能过分依赖于教师的讲授，应善于利用各种学习资源，培养发现问题、解决问题的能力。

（3）总结评价 学生实训项目操作结束后，教师对一些共同性或争议性大的疑难问题进行详细分析点拨，总结归纳其重点和难点，最终获得每个问题的圆满答案。如对颈椎病基本操作常规实训结束后，教师应对术者体位、受术者体位、重点手法、操作顺序及关键手法的动作要领进行重点演示讲解，让学生总结评价自己的学习效果。

4. 视频网络实训教学法 随着医学教学模式的转变以及现代教学技术的不断成熟，信息技术在医学教学中扮演着越来越重要的角色。视频网络实训教学法利用计算机多媒体的可显、可动、可视、可听、可模拟的功能，同时基于计算机的人机交互对话方式、网络特性、超文本特性等特点，可以把推拿手法教学中大量枯燥、难懂的文字和抽象的基础理论及操作技能等由静态变成动态，由抽象变成具体，由平面变为立体，使学生的思维清晰，学习时一目了然，激发学生的兴趣和求知欲。如在讲授一指禅推法时，学生对“沉肩、垂肘、悬腕、掌虚、指实”的要点难以真正理解，手法操作不到位，影响了一指禅推法的教学效果。应用多媒体教学就可以清楚地用动画显示手法的着力点、方向、力度、频率及动作要领，从而加强学生的感官刺激，提高学习效果。

二、实训学习

1. 掌握手法实训基本知识 推拿手法是指术者用手或肢体其他部位按照一定的操作规范作用于特定部位，达到保健和防治疾病的一种外治技术。手法操作质量是影响临床疗效的关键因素之一，而在中西医基础理论的指导下，进行科学的手法实训是保证手法操作质量的关键。因此，手法实训前必须了解实训的基本知识，如手法分类、基本技术要求、实训目的及内涵、实训方法、实训介质、实训体位、手法施术原则等内容，以便更好地为手法实训奠定理论基础。

2. 习练推拿功法 功法练习是手法实训的基础功夫，应始终贯穿于手法实训过程中。通过刻苦练习功法可提高臂力、指力，增强关节的柔韧性，增强体质，最终提高手法的操作质量，达到手法的基本技术要求。如易筋经的锻炼对提高一指禅推法及㨰法的操作水平具有非常重要的作用。

3. 掌握手法操作规范及要领 手法操作规范及要领是学习手法的最基本要求。通过教师示范，学生模仿练习，先练形后练神，形神兼练，反复揣摩体会并掌握推拿手法的操作规范及动作要领。在此基础上可根据患者的体质、年龄、性别、病情、部位等因素，灵活运用手法，形成自己的手法操作风格。

4. 勤学苦练 手法实训是一种有目的、有计划、有组织的学习过程。因此，学生要明确推拿手法的学习目标和任务，激发自己强烈的学习动机和高涨的学习热情，提高手法练习的自觉性和主动性，下定决心，循序渐进，持之以恒，勤学苦练，达到手法娴熟，应用自如。

5. 勤于临床 手法实训的最终目的是提高临床疗效。若手法操作不规范或应用不当，就达不到预期的治疗效果，正如《医宗金鉴·正骨心法要旨》所曰："手法各有所宜，其痊可之迟速，及遗留残疾与否，皆关乎手法之所施得宜或失其宜。"因此，通过临床疗效的反馈进一步指导手法的实训，直至法之所施，使患者不知其苦，而且安全有效，才能最终实现手法实训的预期目标。

6. 拓展实训 推拿是一门实践性很强的学科。一名好的推拿医师不仅要有扎实的中西医理论基础，还要有较强的手法技能水平，才能更好地为临床服务。因此，在手法的学习过程中，要利用一切可利用的学习机会，进行手法实训练习。如可依托学校学生社团，成立针灸推拿技能协会，同学们互相学习、互相模拟训练、互相切磋，既提高了学习兴趣，又提高了推拿技法。其次，还可以通过临床见习、推拿手法技能大赛、推拿义诊及实习前强化训练进行手法练习，以期尽快适应临床。

第三节 手法实训与推拿功法、推拿手法及推拿治疗的关系

一、推拿功法是手法实训的基础

1. 推拿功法是术者身心素质的保证 手法实训对术者的身心素质有较高的要求。施术者必须具备良好的心血管、呼吸、消化、神经内分泌以及肌肉骨筋系统功能才能顺利完成手法的技能训练。通过功法锻炼，可使术者在身心素质方面，包括心理、意念的调控能力，脏腑器官的功能水平及肢体的力量、耐力、灵敏性、柔韧性等各方面的素质得到明显提升，为手法实训准备好身心方面的基本条件。

2. 推拿功法是手法实训的基础 首先，良好的推拿手法必须具备"持久、有力、均匀、柔和、深透、稳、准、巧、快"等技术要点，这也是手法实训的最终目的。通过功法锻炼可提高术者身体素质，增强术者的指力、臂力、腰力、腿力、整体力，提高术者关节的灵活性和韧带肌腱的柔韧性。在此基础上，按照手法操作规范及动作要领进行反复训练才能使手法形神兼备，达到手法基本的技术要求。如易筋经就是在调身、调息、调心基础上，着重进行较长时间的肌肉静止性锻炼，以增强全身肌肉的持久力和耐力。少林内功功法中的前推八匹马，要求意气贯掌，劲力含蓄，这对擦法的透热体会有很好的帮助。其次，功法锻炼也为需要特异性技巧力的手法实训奠定基础。如少林内功主要锻炼全身的霸力，要求在全身放松的基础上，发出一定强度的肌肉紧张力，对于振法、抖法及扳法的实训有很大的帮助。易筋经功法中的摘星换斗势锻炼对一指禅推法的实训有非常好的帮助。

二、手法实训是掌握手法操作技能和临床应用规律的保证

推拿手法学是研究推拿手法的操作规范、动作要领、手法实训、临床应用规律、动作原理、作用机制、研究方法及发展历史的一门专业学科。在推拿专业课程中，推拿手法学是推拿各门相关基础课与推拿治疗学之间的一门桥梁课程与专业的核心技能基础课程，而推拿手法实训又是推拿手法学的核心。

1. 手法实训是熟练掌握手法操作规范及动作要领的保证 从生物力学的角度讲，手法操作规范具有运动学特征及动力学特征，具有一定的技术参数，包括步法、手势、发力部位、力的大小及操作方向、频率、幅度及运动路线等。在掌握了手法操作规范的基础上，通过科学的、有系统、有步骤、刻苦的手法训练才能深刻体悟手法的动作要领，达到手法娴熟、运用自如的目的。

2. 手法实训是掌握手法临床应用规律的保证 推拿手法是通过肢体的某个部位传力于特定部位，产生力学效应或生物学效应，最终达到治疗疾病的目的。因此，通过长期、刻苦的手法训练，才能对每一个手法的力学特点、适用部位、功效及适应证了如指掌，才能更好地掌握每个手法的临床应用规律，才能更好地辨病、辨证施法，提高临床疗效。

三、手法实训为推拿治疗奠定技能基础及提供疗效保证

1. 手法实训为推拿治疗奠定技能基础 首先，只有通过手法实训，才能使术者熟练掌握单式手法、复合手法及复式手法的操作，才能辨病、辨证施法，进而掌握手法临床应用规律，达到手法娴熟、运用自如的目的。其次，通过对人体各部位的手法综合实训，基本掌握不同部位的手法操作规律，为人体各部位疾病的治疗提供基本手法操作规范。最后，通过对常见病的推拿操作常规的手法综合实训，可以基本掌握常见病的手法操作规律，为推拿治疗常见病提供基本操作规范。

2. 手法实训为推拿治疗提供疗效保证 《论语·卫灵公》曰:“工欲善其事，必先利其器。”推拿手法的功力技巧，是推拿疗效差异的关键。因此，只有通过刻苦的手法实训才能提高手法的功力和技巧，才能做到动作、力量及技巧的完美结合，进而保证手法的安全、有效、舒适。当然，要使推拿手法具有深厚的功力与技巧并形成独特的个人风格，并达到娴熟的层次，绝不是一蹴而就的，要以“十年磨一剑”的决心，坚持不懈地在长期的临床实践中磨炼，才能“功到自然成”。这就要求推拿专业的学生必须脚踏实地、持之以恒、勤学苦练、扎扎实实地进行手法实训，最终使手法达到形神兼备的操作要求。

综上所述，推拿功法学、推拿手法学、推拿手法实训与推拿治疗学之间是阶梯式的关系，推拿功法是筑基，推拿手法及手法实训是技能基础，在此基础之上才能实施推拿治疗，提高临床疗效，为人民的健康事业提供优质的绿色疗法。

第二章 推拿手法实训基础知识

【学习目的】

掌握推拿手法定义、分类及基本技术要求；熟悉推拿手法实训方法、推拿介质、器具及自我防护方法；了解推拿手法实训体位及技能考核方法。

第一节 推拿手法定义与分类

一、推拿手法的定义

推拿手法是指以医疗保健为目的，术者用手或肢体其他部位，或借助器械，按照一定的操作规范，在治疗部位上（经络穴位、软组织、骨关节等）进行操作的一门外治技术。其内涵包括施术部位、受术部位及操作规范。

二、推拿手法的分类

1. 根据手法的动作形式分类 可分为摆动类手法、按压类手法、摩擦类手法、振动类手法、叩击类手法与运动关节类手法六大类。每类手法操作时都具有各自的基本技能要求。

（1）摆动类手法 操作时，要求持久、有力、均匀、深透，富有节奏性，以柔和为贵，不产生明显的内、外摩擦。

（2）按压类手法 操作时，要求掌握好用力的方向、作用层次及刺激量的大小。如掐按皮肤要有痛感而不损伤皮肤，点法操作时要以受术者能耐受为度。

（3）摩擦类手法 操作时，要求掌握好操作路线、轨迹（是沿圆线、弧线还是直线）、发力方向、作用层次及热效应的调控。

（4）振动类手法 操作时，要求术者意念集中，配合呼吸，控制好动作，使之均匀、持久、自然流畅地进行，不可屏气。

（5）叩击类手法 操作时，运用鞭打样动作的原理进行弹性击打治疗部位。

（6）运动关节类手法 操作时，要求遵循关节运动轴面原则、关节运动区位原则及人体运动解剖结构学原则和省力原则，达到安全、有效及省力的效果。

2. 根据手法作用部位分类 可分为软组织类手法和骨关节类手法。软组织类手法包括摆动、摩擦、振动、按压及叩击五大类手法；骨关节类手法包括摇动、扳动、拔伸及抻展四大类手法。

3. 根据手法动作的简繁程度分类　可分为单式手法、复合手法及复式手法三大类。

4. 根据手法的医疗作用分类　可分为主治手法和辅助手法。此种分类方法，可使学生在学习中分清主次，在推拿处方时明确手法的君臣关系，其中主治手法临床应用广泛，多为“君”法，必须重点掌握。反之，如搓抖法等辅助手法，临床多配合主治手法应用，具有舒筋通络、减少推拿后不适感之功效，相当于“臣”法。

5. 根据手法作用对象分类　可分为成人推拿手法和小儿推拿手法。

第二节　推拿手法基本技术要求

一、软组织类手法的基本技术要求

1. 持久　指手法按照操作规范的要求，持续操作一定的时间，亦即在一定时间内手法的操作形式保持不变，且具有稳定的“动力型式”。

2. 有力　是指手法操作时必须具有一定的刺激量，刺激量的大小应根据受术者的体质、病情、年龄、性别及作用部位等不同情况而增减，使之达到一定的刺激阈值，以激发机体的应答反应，发挥治疗效果。

3. 均匀　是指手法操作时，频率不要时快时慢，用力不能时轻时重，要有一定的节律性和节奏性。

4. 柔和　是指手法操作时，刺激力度宜轻而不浮、重而不滞，宜刚中有柔、柔中有刚、刚柔相济。用力不可生硬粗暴，手法动作变换要自然流畅，令受术者舒适。正如《医宗金鉴·正骨心法要旨》所曰：“使患者不知其苦，方称为手法也。”

5. 深透　是指在上述操作要求的基础上，手法的作用力要大小适宜，作用方向准确，能直达病所而发挥治疗作用。

二、骨关节类手法的基本技术要求

骨关节类手法具有疗效独特和潜在风险共存的特点，临床应用时首先必须遵循关节解剖学原则及整体性原则，才能保证手法的安全、有效。所谓关节解剖学原则是指给关节做被动运动时必须在关节的固有运动方向和生理活动范围内进行；所谓整体性原则是指手法操作时要考虑到对邻近组织及全身系统器官的影响。其次，此类手法操作时应贯彻“力量是基础，技巧是关键”的施术理念，强调力量与技巧的完美结合，操作时做到稳、准、巧、快，以保证手法的安全、有效。

1. 稳　是对手法安全性的要求。手法施术前应排除骨关节类手法的禁忌证，确定适应证，然后根据病情、病位选择相适宜的手法，以确保安全有效。手法施术时应平稳自然、因势利导、避免生硬粗暴，严格限制在关节正常的生理活动范围内。

2. 准　是对手法有效性的要求。手法施术前应明确诊断，确定适应证，辨病、辨证施法。手法施术时应找准扳机点，适时而发，使手法作用力直达病所，以确保手法安全、有效。

3. 巧 是对手法施力方面的要求。手法操作时，应意念集中，以意引气，气力结合，平稳自然，因势利导，以柔克刚，以巧制胜，避免生硬粗暴。

4. 快 是对手法发力方面的要求。手法施术时应“寸劲”发力，轻巧操作，疾发疾收，严格控制发力的时间和大小，不宜过长、过大，做到收发自如。

三、小儿推拿手法的基本技术要求

小儿推拿手法必须通过一定时间的手法练习和临床实践才能达到手法娴熟，应用自如。其最基本的技术要求为轻快柔和，平稳着实，操作有序，时间适宜，配合介质。

1. 轻快柔和 小儿具有脏气清灵，穴位敏感，随拨随应的特点。因此，手法操作用力宜轻，速度宜快，均匀着力，不宜沉重缓慢。

2. 平稳着实 平稳是指操作时要有节奏性，操作速度及用力始终如一，不要时快时慢、时轻时重。着实是指手法操作时要轻而不浮，重而不滞，具有一定的深透性。

3. 操作有序 手法操作时应先做轻手法，后做重手法。如掐法、捏脊法应最后操作，以免引起患儿哭闹，影响后续操作和治疗效果。取穴时采用由上而下的顺序，先头面、上肢、胸腹，后背腰、下肢、足部，或操作时先推主穴，后推配穴。

4. 时间适宜 手法操作时间应根据患儿年龄大小、病情轻重及体质强弱而定，一般婴幼儿治疗 1 次，控制在 5 ～ 10 分钟。若年龄较大者，病情复杂，时间可适当延长，但一般不宜超过 20 分钟。

5. 配合介质 手法操作时，一般应配合推拿介质以保护皮肤，便于操作，提高临床疗效。如临床常用的有滑石粉、麻油、水等。

第三节 推拿手法实训方法

推拿手法实训方法主要有米袋实训、人体单个手法实训、人体各部手法综合实训及常见病推拿常规综合实训等，每个实训方法都有各自的具体要求。

一、米袋实训

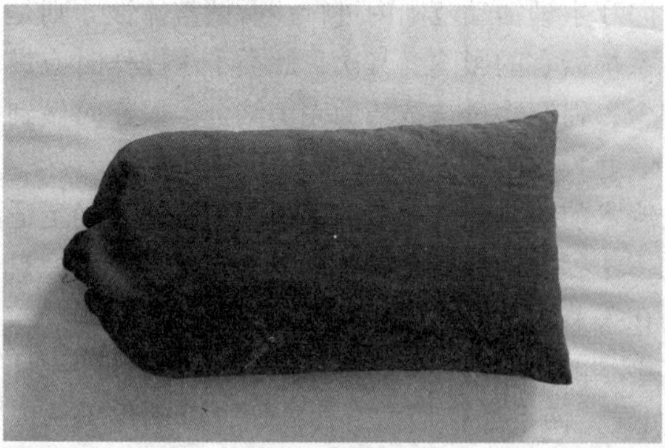

图 2–1 米袋

1. 米袋制作 先缝制一个长 25cm、宽 16cm 的布袋，内装 4/5 的优质粳米，然后将口袋缝合，外面再做一耐磨的布质外套，布套的一端留有带线绳的扎口（图 2–1）。开始练习时，米袋可扎得紧一些，以后逐渐放松。

在米袋上进行手法基本动作练习，是初学者必须进行的基本功训练。除运动关节类手法外，几乎所有手法都可在米袋上进行练习，如一指禅推法（图

2–2）、擦法（图 2–3）和大鱼际揉法等必须先在米袋上练习，再过渡到人体练习。

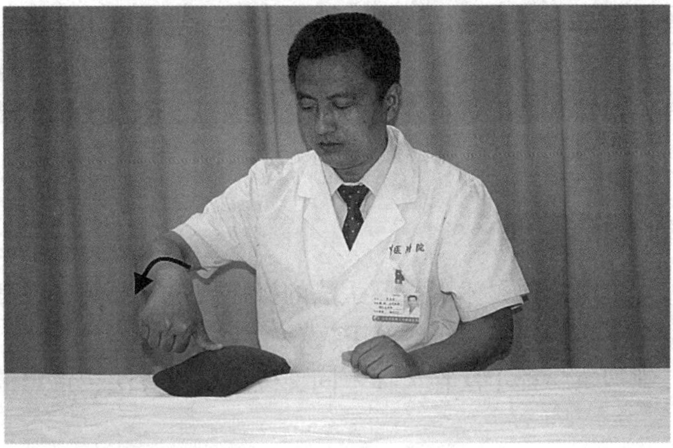

图 2–2　一指禅推法

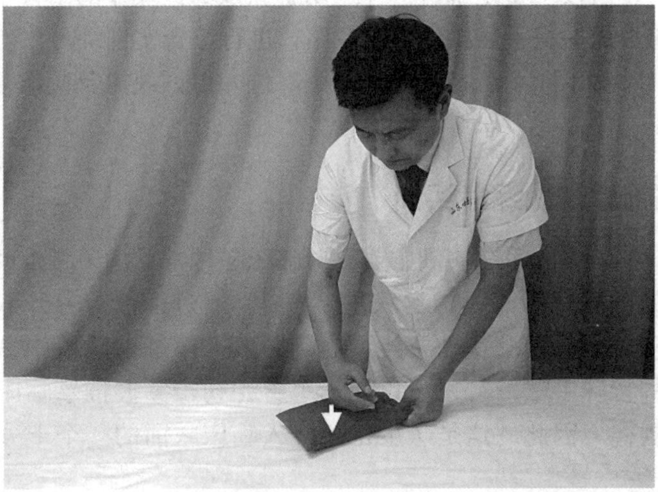

图 2–3　擦法

2. 实训内容

（1）定点实训　米袋练习的初级阶段，一般先练习各种手法的定点操作能力，即所谓手法的“定力”与“吸定”功夫。

（2）走线实训　术者应沿米袋的纵轴线，往返缓慢移动练习，为以后在人体进行“循经络，推穴道”的操作技术奠定基础。

3. 实训要求

（1）动作规范　从预备姿势到动作姿势，按照手法的操作规范进行严格训练。开始练习的重点应放在“动作是否规范准确”这一环节上，不要急于加力。通过一段时间的实训，使手法动作规范，操作熟练。

（2）强度训练　在手法动作练习准确后，后期的米袋练习主要是进行强度训练，要逐渐延长每次手法的练习时间，并增加手法的练习力度，使手法达到持久、有力。经过一段时间的米袋练习，基本掌握手法操作规范并具有一定的臂力、腕力、指力后，即可进入人体练习。

（3）交替练习　要在米袋上进行左、右手交替练习，使双手都能熟练掌握各种手法的操作规范。

二、人体单个手法实训

1. 实训内容　本阶段主要是术者按照手法的操作规范与要领，在其所适用的人体特定部位上，进行单个手法的定点或走线练习。

2. 实训要求　掌握每一种手法在人体不同部位的操作方法，重点练习手法的“形神兼备”。

三、人体各部手法综合实训

1. 实训内容　本阶段主要是术者选择适用于在该部位操作的多种手法，按一定的路线与次序，编排组合成一组手法操作常规套路，进行综合实训练习。

2. 实训要求　掌握不同手法在人体某一个部位的组方规律及操作程序，重点练习各种手法的操作连贯有序。

四、常见病推拿常规综合实训

1. 实训内容　本阶段的手法实训主要是对临床各种常见病（腰椎间盘突出症、颈椎病、肩周炎等）的推拿操作常规，逐一进行练习。通过模拟练习，不但能使学生比较熟练地掌握各种常见病的推拿操作常规，学到一般人体练习阶段中没有涉及的、治疗各种疾病时专用的特殊手法，且还可以使其了解并初步掌握推拿临床辨证取穴和运用手法的组方治疗规律。因此，这是学生正式进入临床之前的一个十分重要的手法实训过程。

2. 实训要求

（1）学会辨证选择软组织类手法进行练习。如按法、揉法、擦法、滚法、推法、摩法和拿法等。

（2）学会在阿是穴或者有结节、条索状等病理改变处进行弹拨、点按、颤按及缠法等手法的实训练习。

（3）学会辨证选择适宜的骨关节类手法进行练习。如摇法、扳法、背法、拔伸法等，纠正“筋出槽、骨错缝”，恢复关节组织的灵活性、协调性及生理活动范围。

第四节　推拿介质与器具

一、推拿介质

1. 推拿介质的概念　在推拿过程中，涂搽在治疗局部并配合手法操作的药物制剂称为推拿介质。《五十二病方》最早记载了膏摩法，“膏摩”一词首见于张仲景的《金匮要略》。

2. 推拿介质的作用　推拿治疗时应辨证选用介质，不仅可发挥药物的治疗作用，而且可发挥润滑作用，保护受术者皮肤，有利于手法操作，进而提高临床疗效。正如《圣济总录·治法》所曰：“若疗伤寒以白膏摩体，手当千遍，药力乃行，则摩之用药，又不可不知也。”

3. 常用推拿介质

（1）*滑石粉*　四季均可应用，夏季多用，有敛汗爽肤的作用。在治疗局部敷以滑石粉可保护患者和术者的皮肤，便于操作。

（2）*冬青膏*　将冬青油（水杨酸甲酯）与医用凡士林混合成为冬青膏，春秋冬季多用。配合此膏应用擦法或按揉法可加强手法的透热效果，若加入少量麝香更能增强活血化瘀、搜风通络的功效。

（3）*按摩乳*　四季均可应用。如擦法和摩法操作时配用此药，能增强活血化瘀、通经活络的功效。

（4）*麻油*　擦法操作时涂上少许麻油，可增强手法的透热功效。另外，小儿久病成虚也可用麻油配合手法以加强补益作用。

（5）*姜汁*　将新鲜的生姜洗净切片，捣烂取汁后，加少许清水即可应用。多用于冬春季，有润滑皮肤、散寒解表、温中止痛、健脾暖胃、固肠止泻的作用。一般用于小儿外感发热、咳嗽、腹痛、腹泻等病症。

（6）*薄荷水*　取少量薄荷叶，用水浸泡后滤汁去渣，即可应用。多用于夏季，能够润滑皮肤、清热解表、消暑退热。一般用于小儿外感风热或暑热导致的发热、咳嗽。

（7）*鸡蛋清*　取鸡蛋1个，去其蛋黄，所剩蛋清即可应用。有润滑皮肤、清热润肺之功效，常用于小儿肺热咳喘等。

（8）*水*　即清水，具有清凉、退热之功效，并能保护皮肤。如推法操作时常蘸水后操作，能够治疗小儿发热。

二、推拿器具

1. 刮痧板　刮痧板（图2–4）是刮痧的主要器具，一般用本色玄黄的砭石或天然水牛角制成。目前常用的刮痧板有牛角

图2–4　刮痧板

刮痧板、玉石刮痧板、砭石刮痧板、磁疗刮痧板等。通过刮痧可刺激人体的相关经络、穴位，达到活血化瘀、疏通经络、行气止痛、清热解毒、健脾和胃、调和阴阳、温经散寒、行气活血、改善脏腑功能及增强免疫功能之功效。

2. 桑枝棒

（1）制作方法 ①取材：在春末夏初时节采集呈长圆柱形、少有分枝的桑枝。采集时要求桑枝粗细均匀无毛节，去叶，去皮，每根桑枝长 60cm，直径 0.5cm。②储备：去皮后的桑枝需立即储放在水中，保持新鲜并浸出浆汁以防其失去韧性，直至使用时再取出。③制作：取出储放在水中的桑枝，使用前先阴干，再用绵纸将每根桑枝包裹起来（盘旋式包裹），三根为一束，再用棉线固定。四束为一捆，共由 12 根桑枝组成，整捆桑枝外层用纱布包裹，放至于棉套中，最终成为桑枝棒（图 2–5）。

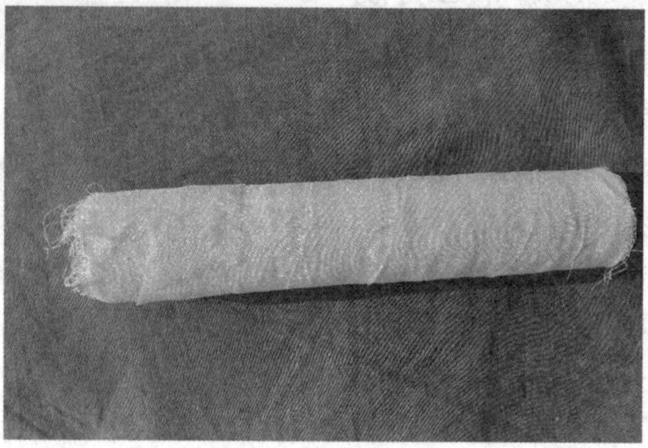

图 2–5 桑枝棒

（2）临床应用 桑枝棒常用于棒击法操作，属强刺激手法。术者手握桑枝棒的一端，用棒体的前 2/3 部分着力平击治疗部位。操作时用腕力有节律的击打，如蜻蜓点水状，击打方向应与肌纤维方向平行，不可用棒尖击打，不可抽动，以免损伤组织。击打力度由轻到重，以病人能耐受为度，一般同一部位击打 3 ～ 5 次即可。击打部位以腰背、四肢为主，胸腹部位不宜击打。主要治疗痹证、麻木、陈伤、经络不通及半身不遂等病症。

3. 其他按摩器具 临床常用的还有角形按摩器（图 2–6）、按摩轮（图 2–7）、按摩球（图 2–8）、按摩槌（图 2–9）等。

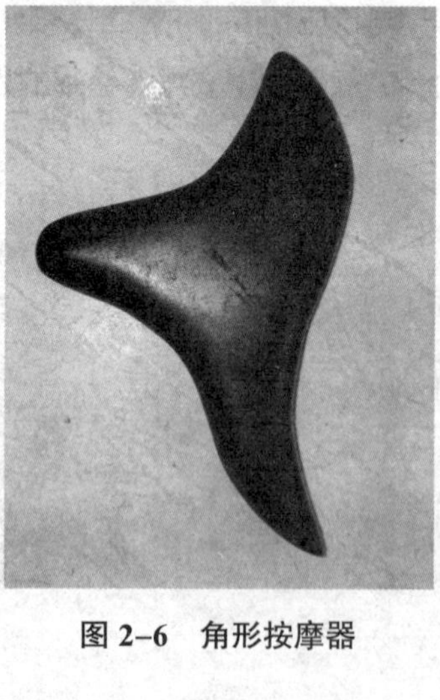

图 2–6 角形按摩器

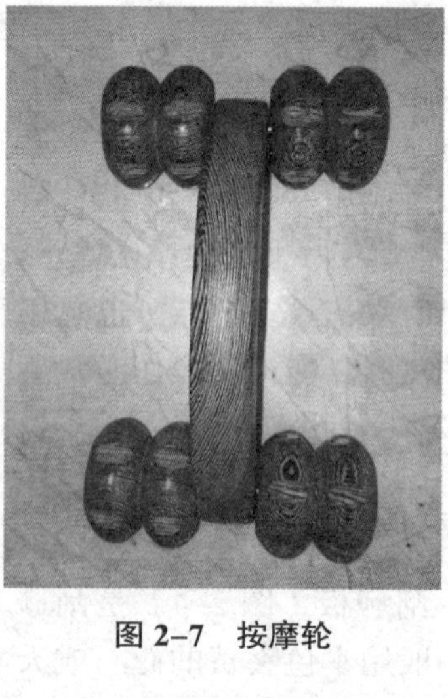

图 2–7 按摩轮

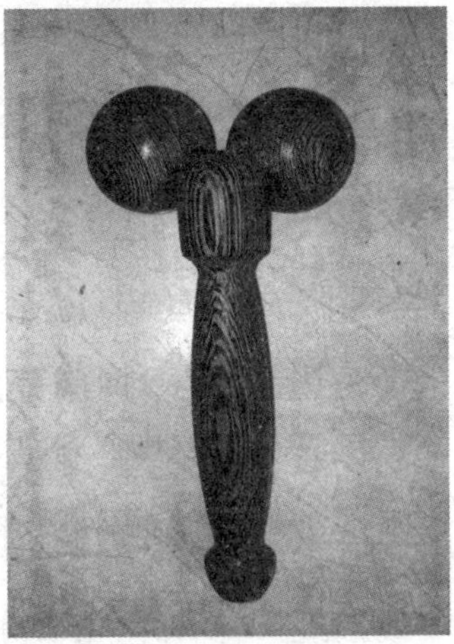

图 2–8　按摩球

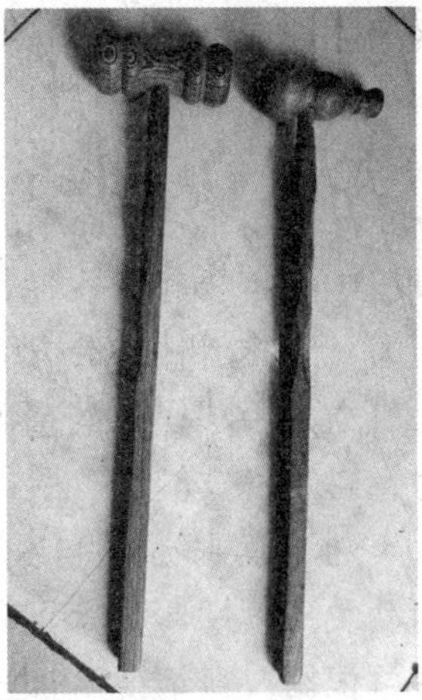

图 2–9　按摩槌

第五节　推拿手法实训体位

手法实训时应根据操作手法及受术部位不同选择合适的体位与姿势，包括受术者体位和术者体位。所选体位应保证受术部位肌肉放松以增加手法的深透性，应保证受术者舒适并能维持较长时间接受治疗，应保证术者便于发力和持久操作。

一、受术者体位

1. 仰卧位　受术者头下垫薄枕，仰面而卧，肌肉放松，呼吸自然，双下肢伸直，上肢自然置于身体两侧。在颜面、胸腹及四肢前侧等部位施术时常采用此体位。

2. 俯卧位　受术者腹侧向下，背面向上而卧，头转向一侧或向下，胸下垫薄枕，或面部向下放在治疗床之呼吸孔上，上肢自然置于身体两旁或屈肘向上置于头部两侧，双下肢伸直，肌肉放松，呼吸自然。在肩背、腰臀及下肢后侧施术时常采用此体位。

3. 侧卧位　受术者侧向而卧，两下肢均屈曲位，或上侧下肢屈曲，下侧下肢伸直。在臀部及下肢外侧施术时常采用此体位。

4. 端坐位　受术者端正而坐，肌肉放松，呼吸自然，受术者所坐凳子的高度最好与膝后窝至足跟的距离同高。在头面、颈项、肩及上背部施术时常采用此体位。

5. 俯坐位　受术者端坐后，上身前倾，略低头，两肘屈曲支撑于膝上或两臂置于桌（或椅背）上，肩背部肌肉放松，呼吸自然。在项背部、肩部施术时常采用此体位。

二、术者体位

术者应根据受术者体位、所选用手法及受术部位的不同选择一个合适的体位，以易于术者发力和手法操作。如受术者取坐位，在其项背部操作㨰法时，术者应采用站立位，取丁字步或站势（双脚分开与肩等宽）。

此外，术者的体位与姿势应根据手法操作的需要，随时做相应的调整、变换，使之进退自如，转侧灵活，以保证施术过程中全身各部位的动作协调一致。

第六节　推拿手法实训自我防护

在手法实训过程中必定要耗力、耗气，时间一长易感觉疲劳、肌肉酸痛、心浮气躁等。术者必须在气力、肢体、精神等方面进行自我防护。

1. 气力自护　气力是手法操作的基础。若手法用力不当，时间过长，或用蛮力，必定消耗术者的气力，影响身体健康。所以，术者要注意以下几个方面。

（1）自我练功　推拿医师通过自我练功，可恢复体能，缓解疲劳，改善久立、久坐、腕部超负荷运动及持续性弯腰等不良姿势所造成的气血运行偏颇，保证推拿医师的身体健康。操作者可根据自身情况辨证选择“易筋经”“少林内功”“抱球式站桩”等功法进行练习，以增强身体素质，使气力倍增。

（2）掌握手法技巧　推拿手法是一种技巧性很强的技术，术者应悉心揣摩、研究每一种手法的动作要领，全面理解手法操作的力学原理，巧妙运用各种省力原则，使手法的技巧与力量完美结合，减少体能的消耗。

（3）量力而行　术者对形体高大、强壮的受术者施术时，若自觉力量相差悬殊，有些手法可不必勉强为之，如扳法、背法，切勿施用暴力、蛮力，强拉硬扳。可灵活选用其他手法代替，如用肘按法代替指按法，既能使术者减少能量消耗，又能使手法达到有效刺激量。反之，若一味加重手法力度，既过度消耗术者的体能，又易引起肌肉紧张僵硬、关节韧带损伤，使手法操作生硬不协调。总之，术者用力的基本原则是用最小的力，消耗最少的体能，既保证身体健康，又能取得良好的治疗效果，避免不良反应的产生。

2. 肢体自护　主要包括骨关节和肌肉的自护。临床操作时，术者应注意以下几个方面。

（1）手法操作应规范　按照操作规范进行施术，才能保证手法的安全、有效，而且对预防推拿职业性损伤（如手指变形、肌肉劳损、腰椎疾病）都具有重要的意义。如一指禅推法操作时必须按照操作规范操作，要求沉肩、垂肘、悬腕，靠前臂及腕关节的摆动带动拇指指间关节的屈伸。只有这样操作，术者上肢的肌肉才能处于交替放松的最佳状态，不容易疲劳。

（2）体位正确　术者在手法操作过程中，采取正确的体位与姿势既便于发力及手法操作，同时又可预防骨关节及肌肉的损伤。如㨰法操作时，要含胸拔背收腹，不要塌肩屈背，避免腰背部肌肉的损伤。

（3）双手操作　双手交替操作可防止某一侧肢体的过度劳损，以适应长时间、繁重的临床工作。

3. 精神自护　手法操作的最高境界是心平气和，手随心转，法从手出。操作时最好有一个安静的环境，术者应呼吸均匀，气沉丹田，全神贯注，用心操作。否则，会出现屏气，精神紧张，心浮气躁的状态，影响术者的身心健康。

第七节　推拿手法实训评价方法与考核

一、评价方法

（一）评价内容

推拿手法实训结束后应对手法优劣进行考核评价。手法实训考核包括“形”“神”两个方面的内容。“形”是指手法的运动学和动力学特征，主要包括时间、力量、速度、幅度、频率等；“神”是指手法符合基本技术要求，如软组织类手法操作应做到“持久”“有力”“均匀”“柔和”“深透”十字要领；骨关节类手法应做到“稳”“准”“巧”“快”四字要领。

（二）常用评价方法

常用的评价方法有目测法、体测法和机测法。目测法注重测试手法的动作外形，即测“形”；体测法注重测试手法操作的整体感受，即测“神”；机测法注重客观测试手法操作的波形、频率、力量、幅度等运动学和动力学特征。三种评价方法均有各自的优缺点，建议在考核中配合使用。

1. 目测评价法　考核人员通过眼睛直接观测考生手法动作的基本姿势、幅度、速度、频率、发力部位及运动轨迹等手法动作外形，评价手法操作是否规范。该法侧重于手法的运动学和动力学特征，具有直观性、易操作性和评价人数多的特点，成为目前最常用的手法操作技能考核方法。

2. 体测评价法　考核人员通过体验考生所做手法的整体感受，评价手法是否符合基本技术要求。考核时，重点体验手法的施术部位、操作要领、动作技巧、力量大小及舒适程度等。此法能从主观上评价手法操作的整体效应，或是否符合手法的基本技术要求。该评价方法能真实反映考生的手法技能水平，比较贴近临床，亦是比较常用的手法操作技能考核方法。

3. 机测评价法　推拿手法力学信息测定仪（图 2–10）可以同步测定、显示并记录推拿手法操作时在垂直、纵向、横向 3 个方向上的力及旋转力矩的大小、频率、动态波形曲线等力学参数，以了解手法的力量大小、方向及其传递形式，并做出运动学分析。通过该仪器可记录考生操作时显示的波形曲线图（图 2–11），然后与手法名家或教师的操作波形曲线图进行比对，评价学生的推拿手法技能水平。若考生的波形曲线与标

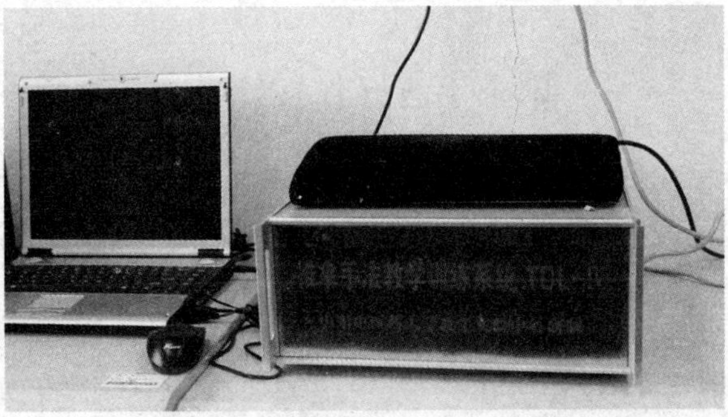

图 2–10　推拿手法力学信息测定仪

准波形曲线越相似或越接近，表明手法操作技能水平越好。此法能客观反映学生的手法力度、频率及波幅等技术参数，是评价考生手法操作是否规范的重要方法之一。因目前推拿手法测试仪系统不够完善等原因，一般仅作为考核方法的补充。

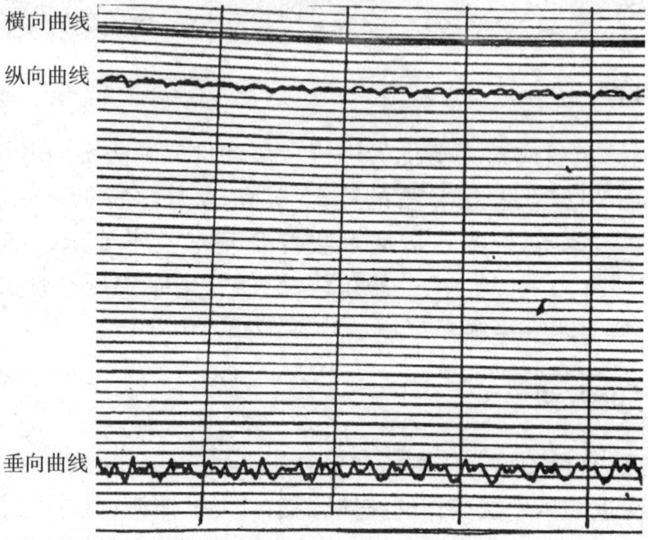

图 2-11　一指禅推法动态曲线图

总之，目测评价法和体测评价法均为主观测试法，此两法分别从手法的“形”“神”两个方面对手法进行考核，通过考核人员的眼观和亲身感受来评定学生手法操作技能水平，实用性较强。机测评价法为客观测试法，此法对于手法操作的正确与否提供了一种较为客观的测试手段。但机测法目前仅限于一指禅推法、擦法、滚法、揉法、推法、摩法、振法、按法等手法，且由于手法测试仪设计还不够完善，测试结果误差较大，故目前一般只作为手法评价的参考和补充。

除上述考核方法外，还有同学之间的角色互换考核、标准化病人及真实患者身上操作考核等考核方法。因同学对手法操作规范理解的差异及标准化病人和患者来源受限，这些考核评价法并不常用。

二、手法考核要点

（一）单个手法操作技能考核

主要从准备工作、姿势体位、操作规范、动作要领及熟练程度五个方面对单个手法进行考核。

1. 准备工作

（1）器具准备　包括查验推拿手法试题卡，检查推拿用具及用品是否完备，推拿室地面是否干净卫生，室内光线是否适宜，室内空气是否流通，温度、湿度是否适宜等。

（2）自身准备　包括个人卫生、着装等。

（3）模特准备 指导模特排空大小便、脱下外套、取下皮带、卡片和钥匙扣等硬物，选择合适体位，方便手法操作。

（4）试题卡随机抽签 在所提供的手法试题卡中随机抽签后等待操作。

2. 姿势体位 根据不同的手法选择合适的体位姿势。其原则是要有利于受术者的身体放松并能保持较长时间，有利于术者手法操作和发力。

3. 操作规范

（1）手法施术部位、发力方式准确。

（2）手法受术部位准确。

（3）动作和体位符合传统操作习惯或者符合临床运用的需要。

（4）动作外形正确，符合手法操作的运动学和动力学特征。

4. 动作要领

（1）达到手法操作的基本技术要求。

（2）达到力量与技巧的结合。

（3）避免了手法操作的常见错误。

（4）达到呼吸、体位、动作的完美结合。

5. 熟练程度

（1）手法操作轻松、自然、灵活。

（2）手法用力刚柔相济。

（3）手法动作变换自如，操作流畅。

（4）反应迅速，抽签后能快速理解并操作。

（二）推拿手法综合操作技能考核

主要从准备工作、姿势体位、操作规范、动作要领、熟练程度、手法协调配合及操作有序七个方面进行考核。

1. 准备工作

（1）器具准备 包括查验手法试题卡，检查推拿用具及用品是否完备，推拿室地面是否干净卫生，室内光线是否适宜，室内空气是否流通，温度、湿度是否适宜。

（2）自身准备 包括个人卫生、着装等。

（3）模特准备 指导模特排空大小便、脱下外套、取下皮带、卡片和钥匙扣等硬物，选择合适体位，方便手法操作。

（4）试题卡随机抽签 在所提供的手法试题卡中随机抽签后等待操作。

2. 姿势体位 根据不同手法选择合适的体位与姿势。其原则是有利于受术者的身体放松并能保持较长时间，有利于术者手法操作和发力。

3. 操作规范

（1）手法受术部位选择和顺序安排合理。

（2）手法操作体位与施术部位安排合理。

（3）手法选择符合具体运用的需要。

（4）手法操作符合基本技术要求，达到娴熟、美观、省力的要求。
（5）开始手法、主治手法和结束手法的选择和搭配合理。

4. 动作要领

（1）根据受术部位不同，选择合适的力量、幅度、频率等。
（2）综合运用手法操作的各种技巧，发挥力学效应和治疗效果。
（3）手法操作要领准确。
（4）整个操作流程达到呼吸、体位、动作的完美结合。

5. 熟练程度

（1）在整个操作中，能够轻松、自然、灵活的操作。
（2）符合手法操作的基本技术要求，能控制好单个手法和整个流程的时间。
（3）手法操作力量、幅度、频率、方向变换自如，操作流畅。
（4）反应迅速，抽签后能快速理解并操作。

6. 手法配合协调

（1）整个流程操作中手法之间相互交叉运用。
（2）不同部位之间变换自然，未产生滑动或拖动。
（3）不同手法变换自如，未产生停顿或撞击感。
（4）操作中与受术者交流到位，能及时调整手法，动作连贯，手法娴熟。

7. 操作有序

（1）操作程序准确，主次分明。
（2）对手法和部位的安排恰当，主次得当。
（3）手法整体操作动作流畅有序，时间把握准确。
（4）操作完整，整体效果好。

三、具体考核

详见附录表1～4。表格名称如下：

表1　单式手法操作技能考核手法库
表2　单式手法操作技能考核评分表（目测及体测法通用）
表3　人体各部手法综合操作技能考核表（目测及体测法通用）
表4　全身保健推拿手法综合操作技能考核表（目测及体测法通用）

第三章 推拿手法临床应用

【学习目的】

掌握推拿手法的施术原则、适应证及禁忌证；熟悉手法刺激量的概念、临床应用原则及手法补泻的影响因素；了解手法操作意外及预防。

第一节 推拿手法施术原则

安全、有效、舒适是手法临床应用的最基本要求。因此，临床应用手法时应遵循明确诊断、辨证施法、宜精宜少、筋骨并调、直达病所及三因制宜的施术原则，才能保证手法的安全有效。

一、明确诊断

《正骨心法要旨·手法总论篇》曰："用手细细摸其所伤之处，或骨断、骨碎、骨歪、骨整、骨软、骨硬、筋强、筋柔、筋歪、筋正、筋断、筋走、筋粗、筋翻、筋寒、筋热，以及表里虚实，并所患之新旧也。先摸其或为跌仆，或为错闪，或为打撞，然后依法治之。"此时已经认识到必须利用望、闻、问、切四诊手段，仔细了解损伤部位，并对局部进行触摸，掌握肌肉受伤后的翻转离合等情况，然后再施行手法。正确诊断是保证手法安全、有效的前提和基础。因此，治疗前必须结合中医学及现代医学的检查手段，全面了解患者病情，对疾病进行综合分析，得出准确的中西医诊断，然后才能辨病、辨证施法。如果对疾病的诊断不明确，对疾病的规律失去正确的认识，手法就会应用不当，直接影响临床疗效或发生推拿意外。

二、辨证施法

传统医学强调辨证施法的重要性。《正骨心法要旨·手法总论篇》曰："盖一身之骨体，既非一致，而十二经筋之罗列序属，又各不同，故必素知其体相，识其部位，一旦临证，机触于外，巧生于内，手随心转，法从手出。"现代推拿更强调辨病辨证施术。由于病情、病变部位或同一疾病所处的病理阶段不同，宜采取不同的推拿手法进行施术。

三、宜精宜少

目前临床常用的推拿手法有30余种，推拿医生应根据患者的体质、病证、病性、病位等不同，选择与之相适宜的手法进行施术。手法的数量不在于多，而在于少而精，在于直达病所，才能提高临床疗效。

四、筋骨并调

中医学认为，“骨错缝、筋出槽”是伤科疾病的基本病理特征。人体的各种急慢性筋骨损伤，首先是筋伤引起骨错缝，进而骨错缝又导致筋伤，最后形成筋骨并伤的病理改变。因此，临床治疗伤科疾病时，既要理筋，又要整骨，达到骨正筋柔、筋柔骨正的治疗效果。既不能一味片面强调“整骨手法”的应用，亦不能一味片面强调理筋手法的应用。临床应用手法时，应辨病或辨证施法，达到筋骨并调。正如《素问·调经论》所曰：“病在筋，调之筋；病在骨，调之骨。”

五、直达病所

推拿治疗伤科疾病特别强调手法作用力一定要直达病所，只有手法作用力直达病所，才能发挥较好的治疗效果。应用骨关节类手法时，一定让手法作用力作用于病变关节处，才能起到整复关节、纠正错位的作用。在治疗软组织损伤疾病时，“阿是穴”常常是软组织损伤的部位或疾病的反应点，因此，抓住“阿是穴”是推拿治疗的关键，可使手法直达病所，提高临床疗效。临床“阿是穴”有很多的病理表现形式，常见的有痛觉过敏、痛性结节、条索状的反应物、痛觉减退处等。

六、三因制宜

三因制宜是指临床应用手法时应根据患者体质、推拿时间及地域不同，选择相适宜的手法，从而保证手法的安全、有效。如患者体质强，手法刺激量可大一点，患者体质弱，手法刺激量可小一点；夜间推拿不宜采用兴奋型手法，白天推拿可采用兴奋型手法；中国北方寒冷，北方人肌肤腠理致密结实，施术时手法宜有力深透才能取效，而南方人肌肤细腻，施术时用力宜轻而柔。

第二节　推拿手法适应证与禁忌证

一、适应证

推拿手法适应证主要涉及伤科疾病、儿科疾病、内科疾病、妇科疾病、五官科疾病及亚健康保健等方面。

1. 伤科疾病　颈椎病、落枕、肩关节周围炎、胸椎小关节紊乱、腰椎小关节紊乱、急性腰扭伤、第三腰椎横突综合征、骶髂关节错缝、臀中肌损伤、梨状肌综合征、踝关节扭伤、骨关节炎、肱二头肌长头腱鞘炎、肱二头肌短头腱鞘炎、肱骨内（外）上髁炎、桡骨茎突狭窄性腱鞘炎等病症。

2. 儿科疾病　感冒、咳嗽、哮喘、发热、泄泻、呕吐、厌食、便秘、夜啼、口疮、汗证、遗尿、鼻炎、近视、眼疮、小儿肌性斜颈、小儿麻痹后遗症、臂丛神经损伤、桡骨小头半脱位、脑性瘫痪等病症。

3. 内科疾病　感冒、头痛、眩晕、失眠、咳嗽、哮喘、胁痛、胃脘痛、胃下垂、呕吐、呃逆、便秘、泄泻、阳痿、遗精等病症。

4. 妇科疾病　急性乳腺炎、痛经、产后缺乳、月经不调、闭经、产后耻骨联合分离症、产后身痛、围绝经期综合征、慢性盆腔炎等病症。

5. 五官科疾病　近视、慢性鼻炎、牙痛、慢性咽炎、急性扁桃体腺炎、耳鸣、耳聋等病症。

6. 亚健康保健　主要用于躯体亚健康（疲劳亚健康、睡眠失调亚健康、疼痛性亚健康）的防治。

二、禁忌证

推拿手法的应用范围很广，但是推拿手法的临床运用也有一定的局限性，存在着不适宜施用手法或施用手法有一定潜在风险等情况，即手法的禁忌证。目前，大多数学者认为推拿禁忌证有以下几点：

1. 各种急性传染性（如肝炎等）疾病、感染性疾病、皮肤病（湿疹、癣、疱疹、脓肿），不宜应用手法。

2. 诊断不明确的急性脊柱损伤、寰枢关节半脱位患者，不宜应用手法，否则有可能加重脊髓损伤的程度。

3. 肿瘤患者一般不宜应用手法治疗。如某患者表现腰部疼痛伴双下肢疼痛 1 月余，但核磁共振检查于冠状面 [图 3–1（1）]、横断面 [图 3–1（2）] 显示胸椎椎管内脊膜瘤，就不适宜手法治疗。

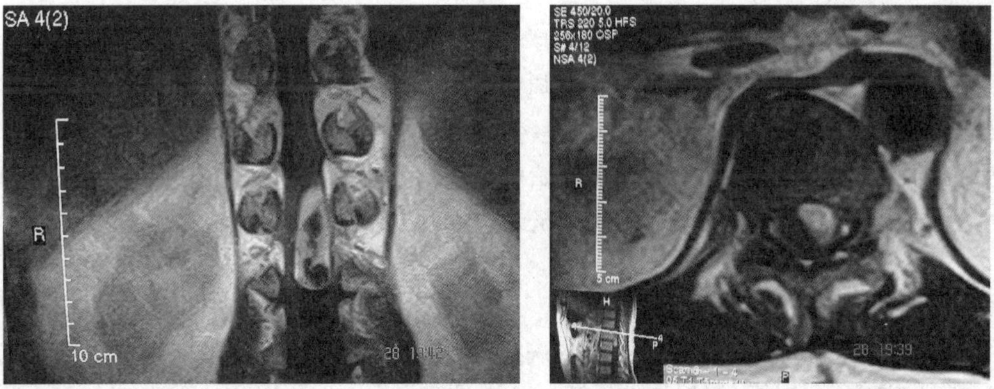

（1）　　　　　　（2）

图 3–1　胸椎椎管内脊膜瘤

4. 结核病（如腰椎结核、髋关节结核等）、化脓性疾病（如化脓性关节炎等）所引起的运动系统病症，不宜用手法治疗，以免加重病情。

5. 有血液病或出血倾向的患者，如血友病、恶性贫血、紫癜等，应慎用手法。脑出血的患者，应在出血停止病情稳定后再行手法治疗。

6. 治疗部位有皮肤破损（如烫伤、烧伤）者，不宜应用手法，以免引起局部感染。

7. 有严重心、脑、肺、肾等器质性病变者，禁止手法治疗。

8. 妇女在妊娠期、月经期，其腰骶部和腹部不宜手法治疗，也不宜在四肢感应较强的穴位采取强刺激手法，其他部位需要手法治疗，也应以轻柔舒适手法为宜，以免出现流产和出血过多现象。

9. 剧烈运动后、饥饿、极度劳累及体质极度虚弱者，不宜应用手法治疗，以免发生晕厥现象。

第三节　推拿手法刺激量

一、手法刺激量的概念

手法刺激量是指每种手法对人体可造成的刺激强度以及从手法的阈刺激至伤害刺激之间的强度范围。

手法刺激量不单是指手法作用力的大小，还包括操作时间、频率、加速度等物理量在内的力学综合参数。如一指禅推法强调手法操作“以柔和为贵”，但在一定的条件下，柔能克刚，仍然可以起到较强刺激的治疗效果；而有些用力大的叩击类手法，由于是在瞬间完成，则亦可以是一种刺激量适宜的有效手法。

二、手法刺激量的临床应用原则

选择适宜的刺激量是保证手法安全、有效的关键，应用手法时应遵循以下应用原则。

（一）一般应用原则

首先，手法刺激应达到一定的阈上刺激强度，以引起机体的应答性反应而产生治疗效果，刺激过轻则无效，过重则损伤。一般在患者生理刺激阈范围内，有量小作用弱、量大作用强的规律。其次，疾病治疗开始前，手法宜轻，治疗一段时间后，手法的刺激量可逐渐加重，随着病情的改善，刺激量又可逐渐减轻。

（二）辨证应用原则

1. 辨病、辨证选用刺激量　不同的病症需要不同的刺激量，同一病的不同阶段亦需要不同的刺激量。如软组织损伤的早期，刺激量宜小，宜选用柔和的手法如小鱼际擦法、擦法、摩法等以活血消肿止痛；损伤后期，刺激量宜大，用较重的手法如弹拨法等以松解粘连。对于杂病来说，疼痛剧烈者，宜在某一特定穴位选用刺激量大的手法治疗，如胆绞痛，用刺激量大的按法、点法在肝俞、胆俞或相应痛点重刺激，以缓解胆绞痛；而慢性疼痛或属于功能低下的病症，宜选用刺激量小的手法治疗，如胃肠功能虚弱，选用㨰法、揉法，用较长时间的轻柔刺激，可使胃肠活动加强，平滑肌张力增高，症状得以缓解。总之，临床应根据不同的病症，选择合适的刺激量，从而达到治疗的目的。

2. 辨部位选用刺激量 一般情况下，病变范围较广、部位较深、肌肉比较丰厚的部位，可选用刺激量大的手法，如腰臀部手法操作，用肘按法、肘揉法、滚法等；而病变范围虽然较广，但部位较浅、肌肉较薄弱的部位，则用接触面积大而柔和、刺激量小的手法，如在头面部、胸胁部、腹部操作时，多采用刺激量小而柔和的手法，如一指禅偏峰推法、抹法、扫散法、摩法等。

3. 因人而宜选用刺激量 在临床应用手法时，还应根据受术者的年龄大小、体质强弱、性别不同，选择适宜的刺激量。如对青壮年手法的刺激量宜大，对老年人、妇女及小儿手法刺激量宜小。

总之，临床选择手法刺激量应根据受术者的性别、年龄、体质、疾病部位及病证性质等因素综合考虑，灵活运用，才能保证手法的安全有效。

第四节 推拿手法补泻

补虚泻实是推拿治疗的基本治则，尤其是治疗小儿疾病特别强调手法补泻的运用。手法补泻是指通过手法作用力的大小、操作的方向、时间及频率的不同给予机体一定的刺激，发挥手法补泻效应，从而达到防治疾病的目的。影响手法补泻的因素主要有以下几个方面。

一、轻重补泻

一般规律而言，轻手法为补，重手法为泻。即作用时间较短的重刺激，可抑制脏器的生理功能，谓之“泻”；作用时间较长的轻刺激可兴奋脏器生理功能，谓之“补”。在实际运用时，推拿手法的补泻作用其实是同时存在的。例如，推拿手法对软组织损伤治疗的补泻作用，既可以加强局部血液循环，改变相应软组织的系统功能，提高该组织的痛阈，起到补的作用；又能促进局部炎性水肿、血肿的吸收，从而起到泻的作用。两者相互促进，方能起到较好的治疗效果。

二、方向补泻

手法通常可沿多方向进行操作，如经脉循行方向、气血运行方向、顺逆时针方向及淋巴循环方向等。因此，关于方向补泻的操作方式较多。如手法顺经脉走向操作为补法，逆经脉走向操作为泻法；手法操作以促进气血向心运行为补，离心为泻，或由外向里为补，由里向外为泻；逆时针摩腹为补，顺时针摩腹为泻。

此外，小儿推拿中还有以特定穴方向补泻的原则来施术。如推上七节骨具有止泻作用，推下七节骨具有通便作用，即推上为补，推下为泻；推肺经旋推为补，直推为泻；清天河水由腕推向肘为泻，推上三关由腕推向肘为补等。虽然这些补泻方法和一般的方向补泻规律不同，但在临床上作为一种特殊的补泻方法还在应用。

三、频率补泻

《厘正按摩要术·摩法》曰：“缓摩为补，急摩为泻。”在推拿补泻中，一定的频率是受术部位得气、发生传递并维持其治疗效应的基本条件，也是手法作用于机体，起到调整阴阳、补虚泻实作用的基本条件。一般而言，手法徐缓、频率低、幅度小，适合于病程长、病情缓、体质弱的患者，有扶正补虚的作用；手法疾快、频率高、幅度大，适合于病势急、病情重、体质强壮的患者，有开窍醒脑、活血化瘀、消肿止痛等泻实的作用。

四、时间补泻

手法操作时间的长短，也是调控手法补泻效应的重要因素。一般而言，刺激重而操作时间较短的手法为泻，刺激轻而操作时间较长的手法为补。

总之，在临床治疗时，并不是单凭以上某一个因素就可以达到补虚泻实的目的，而是上述因素综合应用才能实现。一般情况下，凡用力轻浅、操作柔和、频率舒缓、顺经操作或逆时针摩腹，并持续时间较长的操作手法为补法，对人体有兴奋、激发与强壮作用；反之，凡用力深重、操作刚韧、频率稍快、逆经操作或顺时针摩腹，并持续时间较短的操作手法为泻法，对人体有抑制、镇静和祛邪作用。若手法的强度、频率与操作时间适中，在经络走向上来回往返操作，或在腹部顺逆方向等量施术的手法为平补平泻。同时，手法补泻的效果还受到个体差异、病变部位、穴位及病情轻重缓急等因素的影响。因此，有关于手法补泻作用的操作，必须遵循辨证施治的原则，灵活应用方能取得较好的临床疗效。

第五节　手法操作意外及预防

手法操作时，若误用手法，或手法操作不当，或刺激量过大，可能导致骨关节及软组织的损伤，甚至危及受术者生命。因此，手法实训及应用时，应明确诊断，严格掌握手法的适应证、禁忌证、适用部位及操作要领，养成良好的职业习惯，预防推拿意外的发生。如果一旦发生推拿意外，应当及时正确处理。临床常见推拿意外有以下几种，简述如下。

一、软组织损伤

【病因】

1. 违背手法操作基本技术要领　初学推拿者，手法生硬粗暴，不能做到持久、柔和、均匀，从而损伤皮肤、肌肉、肌腱等软组织；或骨关节类手法操作超过生理活动范围亦会导致肌肉、韧带、关节的损伤。

2. 手法刺激量太大　手法操作用力过猛或时间过长，易造成皮肤损伤。如掐法、擦法、推法等手法操作时若刺激量过大易致皮肤损伤。其次，长时间在局部进行手法操作，导致痛阈提高，皮肤感觉迟钝，则易致皮肤损伤。

3. 误诊误治　若受术者患有血液病，或局部存在韧带、肌腱断裂等，没有明确诊断，进而误用手法，易致皮下血肿或肌腱韧带损伤。

【临床表现】

1. 症状 皮肤损伤者局部表现明显的灼热感或剧痛；肌肉、肌腱、韧带损伤则表现出局部红肿热痛，伴有局部关节功能活动受限；关节囊损伤表现出关节肿胀疼痛，功能活动受限。

2. 体征 皮肤起泡或破损，皮下可见大小不等的瘀斑，皮下出血的局部皮肤张力增高，有压痛；肌肉痉挛，甚至有关节腔积液。

3. 辅助检查 MRI 检查可明确诊断韧带、肌腱是否断裂。

【预防】

1. 手法操作规范 施术者应加强手法基本功训练，正确掌握各种手法的操作规范及动作要领。对初诊患者要注意手法的强度，力量宜由轻到重，以患者能耐受为度。

2. 配合介质 进行摩擦类手法操作时，一定要配合使用油膏、滑石粉等介质以保护皮肤。如在面部使用推法或擦法时，可配合使用油性介质。

3. 明确诊断 临床应用手法治疗前，一定要明确诊断，排除手法禁忌证。如伴有肌腱韧带断裂或关节囊严重损伤者，禁止手法操作；如伴有血小板减少的患者，或有血友病病史的患者，禁止手法治疗，以免造成软组织或关节内出血。

【处理】

1. 皮肤损伤 一般无需特殊处理，但一定要保持伤口的清洁消毒，以防局部继发感染。若组织液渗出较多时，可外涂紫药水，不要包扎，数日后即可痊愈。

2. 皮下轻微出血 首先是制动，局部可用轻快的摩、揉手法，以疏通气血，散瘀消肿，促进渗出液的吸收。

3. 皮下血肿 手法刺激后引起肌肉或关节内出血，形成皮下血肿者，应做局部和全身治疗。

4. 肌腱韧带断裂 诊断明确后，转外科手术治疗。

二、晕厥

【病因】

1. 手法刺激量过大 推拿治疗过程中，若使用强刺激的手法，容易造成痛性晕厥。

2. 体质虚弱 患者在空腹、过度疲劳、剧烈运动后接受手法治疗，容易出现晕厥。

【临床表现】

1. 症状 烦躁不安、表情淡漠、反应迟钝、嗜睡、意识模糊甚至昏迷不醒。

2. 体征 面色苍白，口唇、甲床轻度紫绀，四肢皮肤湿冷，脉搏细弱而快，血压下降，呼吸深而快，尿量明显减少等。

【预防】

1. 严格掌握推拿的禁忌证 为了防止手法操作诱发晕厥意外，临床上空腹患者、剧烈运动后或过度劳累后的患者不予推拿治疗。

2. 选择适宜的手法刺激量 尽量避免使用重刺激手法，若必须应用时以患者能够耐受为度。

【处理】

1. 停止手法操作 患者出现晕厥时应立即终止手法操作，卧床休息。若仅表现为头晕、恶心、心慌气短、皮肤苍白、出冷汗时，应立即取平卧位，或头低足高位，予口服糖水或静脉注射50%葡萄糖进行治疗，一般很快就会恢复。

2. 抗休克治疗 若病情较重，应立即给予抗休克治疗，补充血容量，维持水、电解质和酸碱平衡，应用血管扩张剂，以维持心、肺、肾脏的正常功能，必要时立即请内科医生会诊。

三、肩关节脱位

【病因】

1. 诊断不明确 推拿治疗肩部疾病时，局部患有器质性病变（如肿瘤、结核、骨质疏松等），若诊断不明确，误用手法，容易导致肩关节损伤。

2. 手法操作不规范 手法操作不当，或暴力推拿，或操作骨关节类手法时超过肩关节正常活动范围，特别是在麻醉下进行无规范的手法操作，就可能造成医源性的肩关节脱位，甚至合并肱骨大结节骨折、肱骨外科颈骨折等。

【临床表现】

1. 症状 肩部疼痛，功能活动障碍。

2. 体征 肩部失去正常圆形膨隆的外观，而变为平坦的方肩。肩峰下部有空虚感，如旋转肱骨干时，可在脱出处扪到滑动的肱骨头。杜格征阳性（即患手不能触及健侧肩部）。

3. 辅助检查 X线片可明确肩关节脱位类型，或有无骨折并发症。

【预防】

1. 掌握关节的解剖结构及生理活动范围 术者应熟悉肩关节的解剖结构和关节正常的活动范围，手法操作的运动幅度要由小到大，顺势而行，切不可急速、猛烈、超生理活动范围强行操作。

2. 明确诊断 排除肩关节的其他病变（如骨质疏松、肿瘤等）。

3. 手法操作规范 推拿治疗时禁止使用强刺激手法及做大幅度的肩关节外展、外旋的被动运动。对肩周炎患者做外展、外旋被动运动时以仰卧位操作为佳。

【处理】

1. 单纯肩关节脱位 可使用手牵足蹬法进行复位。受术者取仰卧位，术者立于患侧，用双手握住患肢腕部，把足底放在患肢腋下（左肩用左足，右肩用右足），缓慢地做纵向拔伸牵引患肢，同时逐渐地向外旋转患肢，此时可将肱骨头自前方（锁骨下、喙突下、盂下）离开，从关节囊的破裂口滑入关节盂内，完成整复。

2. 肩关节脱位合并骨折 若合并肱骨大结节骨折，骨折块无移位者，脱位经整复后，骨折块也随之复位；若推拿肩部时造成肱骨外科颈骨折，应分析其骨折类型，明确整复手法，必要时转科行手术治疗，以免贻误治疗。

四、寰枢关节脱位

【病因】

1. 诊断不明确 当上段颈椎患有炎症或肿瘤病变，或存在齿状突发育不良等先天异常，在未明确诊断情况下施用手法。

2. 手法操作不规范 手法操作不当，或暴力推拿，或做超关节正常生理活动范围的颈部被动运动，均可能引起寰椎横韧带的损伤，导致寰枢关节脱位。

【临床表现】

1. 症状 颈部疼痛，僵硬不适，颈部活动受限，活动后可引起剧烈疼痛；枕部有麻木感，自觉头颅向前下坠，无力支撑；上肢麻木无力，手指精细动作障碍，下肢无力，走路不稳，有踩棉花感。

2. 体征 颈肌痉挛，第 2 颈椎棘突向后隆突并偏歪，头部前倾或伴有颏部旋转；第 2 颈椎棘突压痛，枕大神经区压痛，项肌压痛。若脊髓受压，肱二、三头肌肌腱反射亢进，霍夫曼征阳性，上肢肌力减弱，深感觉减退，下肢膝腱、跟腱反射亢进，巴彬斯基征阳性，并有深感觉障碍。

3. 辅助检查 X 线检查是诊断寰枢关节脱位最可靠的依据。正位片显示齿状突与寰椎侧块两侧间隙不对称，患侧间隙变窄、消失和重叠（只有当投照位置正确，门齿中缝对准齿状突中线时，两侧间隙不对称才有临床意义）。侧位片显示寰椎前弓后面与齿状突前缘间隙增宽（正常为 3 ～ 6mm）。此外，炎症性寰枢关节自发性半脱位，骨质可出现缺钙现象，尤以寰椎前弓最明显，但无骨质破坏。

【预防】

1. 明确诊断 由于寰枢关节有自发性脱位的倾向，无需强大的颈部旋转外力，即可致寰枢关节的脱位；颈部、咽后部感染，可引起寰枢韧带损伤，而逐渐发生脱位。因此，推拿治疗之前（特别是做颈椎旋转类手法之前），应常规拍摄颈椎正、侧位 X 线片，做血常规和红细胞沉降率等检查，以排除寰枢关节异常、颈咽后部及其他感染病灶。

2. 手法操作规范 颈部旋转的幅度不超过颈椎正常生理活动范围，不要片面追求弹响声。

3. 慎用旋转类手法 10 岁以下的儿童，因韧带松弛，颈部活动范围较大，或齿状突发育不良等先天异常，轻微外伤可引起脱位。因此，特别是对 10 岁以下的儿童更要慎用颈部旋转类手法。

【处理】

1. 正确搬运有骨折、脱位的患者，尤其是高位脊柱损伤者。若急救时搬运不当，往往会对脊髓造成不可挽救的严重损伤。

2. 明确诊断后，急转外科手术治疗。

五、肋骨骨折

【病因】

1. 手法用力过大 在推拿治疗时，由于过度挤压胸廓的前后部，使胸腔的前后径缩短，左右径增长，导致肋骨侧部发生骨折。如患者俯卧位，医者在其背部使用双手叠掌按法或肘压法等重刺激手法时，易造成肋骨骨折。

2. 误诊误治 对肋骨有器质性病变者（如骨质疏松、肿瘤等）未进行明确诊断，误用重刺激手法，导致肋骨骨折。

【临床表现】

1. 症状 局部疼痛，深呼吸、咳嗽、喷嚏或转动躯体时疼痛加剧。若出现胸闷、气急、呼吸短浅、咯血、皮下气肿时，应考虑肋骨骨折导致胸部并发症。若出现胸壁下陷，在呼吸运动时与正常胸廓步调一致，出现反常呼吸，属多根肋骨多处骨折所造成。

2. 体征 局部肿胀，见皮下血肿、瘀血等痕迹；明显压痛，有时可摸到骨擦音，两手前后位或左右位挤压胸廓均可引起骨折处剧痛。

3. 辅助检查 胸部X线片检查，可以明确骨折部位、根数及有无胸部并发症。

【预防】

1. 选择适宜的手法 因人而异选用手法，勿用暴力推拿。如在上背部俯卧位推拿时，要根据患者年龄、体质，慎重选用重刺激手法，尤其是老年人，由于肋骨逐渐失去弹性，在受到外力猛烈挤压时易造成肋骨骨折。

2. 诊断明确 若患者肋骨有转移性恶性肿瘤或严重骨质疏松，在诊断明确的情况下，上背部及胸部的按压手法应禁止使用。

【处理】

1. 单纯的肋骨骨折 由于固有肋间肌的固定，骨折很少发生移位。因此，可用胶布固定法固定胸廓，限制胸壁呼吸运动，让骨折端减少移位，以达到止痛目的。胶布固定法对多根骨折、老年、肥胖及有皮肤过敏的患者不宜使用。

2. 肋骨多处骨折或伴有胸部并发症 若患者出现胸壁下陷，伴有反常呼吸，属多肋多处骨折所造成；若患者出现胸闷、气急、呼吸短浅、咯血、皮下气肿，应考虑肋骨骨折所引起的胸部并发症，应及时转胸外科会诊、治疗。

六、胸腰椎压缩性骨折

【病因】

1. 暴力推拿 手法操作时，当患者取仰卧位，过度地屈曲双侧髋膝关节，使胸腰段椎体前缘明显受到挤压，在此基础上，若再骤然增加屈髋、屈腰的冲击力，则易造成胸腰段椎体压缩性骨折。

2. 误诊误治 若患者胸腰椎存在严重骨质疏松或有肿瘤转移的情况下，未明确诊断，误用手法操作，则易导致胸腰椎压缩性骨折。

【临床表现】

1. 症状 胸腰部有局限性自发性疼痛，脊柱功能活动受限，活动时疼痛加剧。

2. 体征 局部有向后成角畸形，局部压痛、叩击痛。若伴有脊髓损伤者，出现大小便障碍，下肢腱反射亢进，病理征阳性。

3. 辅助检查 X线摄片检查可以确定脊柱骨折损伤的部位、程度及类型。

【预防】

1. 杜绝暴力推拿 屈膝屈髋手法操作时，禁止暴力或超关节活动范围操作手法，且双下肢屈髋、屈膝的同时，不能再加大腰部前屈的冲击力，可以避免腰椎压缩性骨折。

2. 辨证施法 手法操作前，特别是对于老年人、体质较弱或伴有骨质疏松的患者，一定要全面了解患者病情及身体状态，对患者病情进行评估，再辨病或辨证施法。

【处理】

1. 搬运要恰当 若搬运不当，可引起脊髓不可挽回的严重损伤。即使对于脊柱损伤的可疑患者，也应按脊柱损伤的方法进行搬运。

2. 及时治疗 对于单纯性椎体压缩性骨折，若椎体压缩变形小于二分之一，无脊髓损伤者，可采用非手术疗法，指导患者锻炼腰背伸肌，可以使压缩的椎体复原。对于脊柱不稳定的损伤，若椎体压缩变形大于二分之一，同时伴有棘上、棘间韧带损伤或附件骨折者，或伴有脊髓损伤者，应以手术治疗为主。

七、脑血管意外

【病因】

1. 手法刺激强度过大 患有高血压或脑血管畸形者，若手法刺激强度过大，可能导致血压骤然升高，引起脑出血或蛛网膜下腔出血。

2. 误诊误治 若患者在颈部血管壁上存在附壁血栓，此时在颈部粗暴的误用骨关节类手法，导致栓子脱落，可引起脑栓塞。

【临床表现】

1. 蛛网膜下腔出血 突发剧烈头痛及呕吐，面色苍白，冷汗，脑膜刺激征阳性以及血性脑脊液或颅脑 CT 见颅底各池、大脑纵裂及脑沟中积血等。少数患者，特别是老年人头痛等临床症状不明显，应注意避免漏诊，及时做腰穿或颅脑 CT 检查可明确诊断。

2. 脑出血 大多数发生在 50 岁以上高血压病患者。发病多较突然，病情进展迅速，严重时在数分钟或数小时内恶化，病人出现意识障碍、偏瘫、呕吐和大小便失禁等，并可有头痛和血压升高。脑脊液压力增高，多数为血性，头颅 CT 扫描可确诊。

3. 脑栓塞 发病急骤，症状多在数分钟或短时间内达到高峰。部分患者可有意识障碍，较大栓塞或多发性栓塞时患者可迅速进入昏迷，出现颅内压增高症状。局部神经缺失症状取决于栓塞的动脉，多为偏瘫或单瘫、偏身感觉缺失、偏盲及抽搐等。主侧半球病变时可出现失语、失用等。脑脊液除压力增高外多正常。CT 检查常有助于明确诊断，同时还可发现脑水肿及有无脑室受压、移位及脑疝形成等。

【预防】

1. 及早发现脑血管畸形 若发现脑血管畸形的患者，应禁止使用重刺激手法。

2. 手法刺激强度不宜过大 推拿治疗时，对有严重高血压、出血倾向、凝血酶原缺乏或有动脉血管硬化的患者，应尽量避免应用重刺激手法治疗。

【处理】

若初步诊断为脑血管意外，应及时转到神经内科或神经外科进行救治，以免贻误治疗。

成人推拿手法实训篇

第四章 软组织类手法实训

第一节 摆动类手法

【实训目的】

掌握一指禅中峰推法、㨰法、滚法、掌指关节㨰法及大鱼际揉法的操作规范、实训要领及临床应用；熟悉一指禅罗纹推法、一指禅偏峰推法的操作规范、实训要领及临床应用；了解扶持一指禅罗纹推法、缠推法及跪推法操作规范、实训要领及临床应用。

一指禅中峰推法

术者端坐，沉肩、垂肘、悬腕、掌虚，以拇指中峰着力于一定部位，肘关节主动屈伸带动前臂，前臂带腕，腕带拇指做屈伸和内外摆动的手法，称为一指禅中峰推法。

【实训示范】

1. 预备姿势 术者端坐位，沉肩、垂肘、悬腕、掌虚、指实[图 4–1（1）]。

沉肩：肩关节周围肌肉放松，肩关节外展并向前外方伸出 15°～ 30°，使腋窝容纳一拳大小的空间。

垂肘：肘关节屈曲 90°～ 120°，在着力指支撑下自然下沉，使肘尖指向外下方，肘略低于腕。

悬腕：腕关节自然屈曲下垂，使桡骨下端与第 1 掌骨的夹角在 90°～ 110°，腕部桡侧略高于尺侧。

掌虚：食指、中指、无名指及小指自然屈曲，握成空拳。

指实：拇指盖住拳眼，以拇指指端自然、垂直的作用于治疗部位上。

2. 操作　从起始位开始，先以肱三头肌发力，使肘关节伸直，并带动前臂、腕部与拇指向外摆动约 45°，即到外摆位 [图 4–1（2）]；然后肱二头肌发力使肘关节屈曲，并带动前臂、腕部及拇指从外摆位向内经过起始位再向内摆动 30°左右，即到内摆位 [图 4–1（3）]；如此往复内外摆动，带动拇指指间关节做连续的伸屈运动，使功力持续不断地作用于治疗部位。

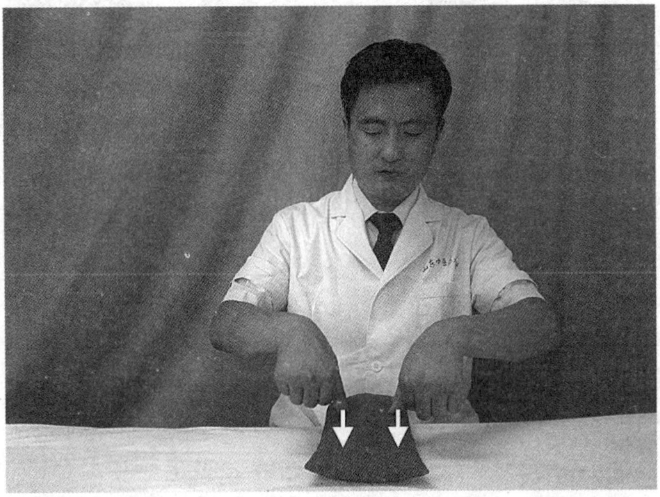

（1）

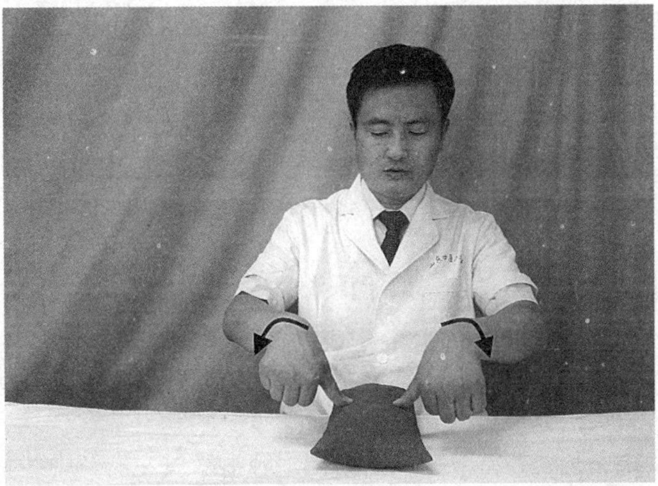

（2）

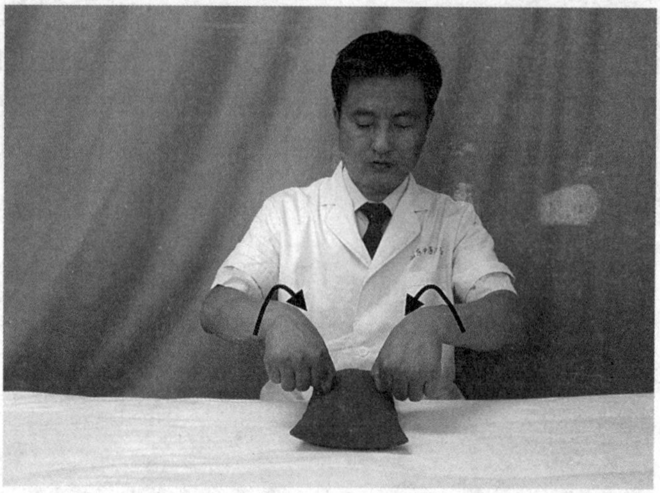

（3）

图 4–1　一指禅中峰推法

【实训要领】

1. 沉肩、垂肘、悬腕、掌虚、指实。

2. 端平吸定，前臂始终要放平，着力点要始终“吸定”在治疗部位上。

3. 自然着力，不要主动用力下按，以免手法僵硬、呆滞。

4. 内外摆动时动作变换要自然、流畅，摆动幅度、频率要均匀。

5. 操作时强调肩松、肘松、腕松，才能蓄力于掌，发力于指。

6. 紧推慢移，频率为 120 ～ 160 次 / 分。

【手法实训】

1. 米袋练习

（1）单手定点练习　单手拇指中峰按在米袋左右旁中线的中点进行一指禅中峰推法练习。

（2）双手同步或交叉定点练习　双手拇指中峰分别按在米袋左右旁中线的中点，进行双手同步或交叉定点一指禅中峰推法练习。

（3）单手走线练习　单手拇指中峰沿米袋左右旁中线紧推慢移，往返移动，进行走线练习。

（4）双手同步或交叉走线练习　双手拇指中峰沿米袋左右旁中线紧推慢移，进行同步走线练习；或双手一前一后沿左右旁中线做前后交叉走线练习。

2. 人体练习

（1）单手定点练习　受术者仰卧，术者用右手拇指中峰面于百会、肩井、中脘、心俞、肾俞、肩髃、肩髎、肩贞、臂臑、天宗、曲池、手三里、膻中、上脘、中脘、天枢、气海、承山、足三里等穴进行定点练习，要求吸定，防止滑移。

（2）单手走线练习　①受术者取坐势，术者用右手自风府至大椎穴进行走线练习；②用右手自风池沿项部两侧的肌肉推至肩外俞进行走线练习；③用右手沿大杼到膈俞一线做走线练习；④用右手沿肝俞到肾俞一线做走线练习；⑤用右手自风门穴沿着膀胱经内侧线推至胃俞穴进行走线练习。

【临床应用】

1. 力学特点 刚柔相济，以柔和为贵。

2. 适用部位 全身经穴、点状或线状部位。

3. 作用 具有平衡阴阳、调和营卫、疏通经络、调整脏腑及消积导滞等功效。

4. 适应证 治疗内、外、妇、儿、骨伤、五官等各科常见病症，尤擅治头痛、眩晕、肝郁、痹证等内科杂病。

一指禅罗纹推法

术者取端坐位，沉肩、垂肘、悬腕、掌虚，拇指罗纹面着力，指间关节处于背伸位，肘关节主动屈伸带动前臂，前臂带动腕部及拇指做内外摆动的手法，称为一指禅罗纹推法。

【实训示范】

1. 预备姿势 术者取端坐位，沉肩、垂肘、悬腕、掌虚，拇指罗纹面着力。

2. 操作 从起始位开始，肘关节主动屈伸带动前臂、腕部与拇指做内外摆动，摆动时拇指掌指关节随之屈伸，但指间关节始终处于背伸位，不做屈伸运动，摆幅较大，频率稍慢，使拇指功力持续、平稳的作用于治疗部位上（图 4–2）。

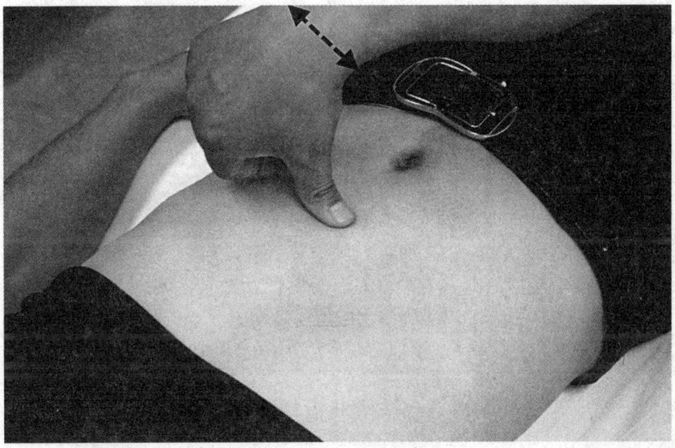

图 4–2 一指禅罗纹推法

【实训要领】

1. 沉肩、垂肘、悬腕、掌虚、指实、紧推慢移。

2. 不要主动用力下按，强调自然着力，以免所产生的作用力僵硬、重滞。

3. 操作时指间关节始终处于背伸位，而拇指掌指关节随之屈伸运动。

【手法实训】

1. 单手定点练习 受术者仰卧，术者用右手于气海、中脘、关元等穴进行定点练习一指禅罗纹推法。

2. 单手走线练习 ①受术者仰卧，术者用右手沿上脘、中脘至下脘一线做走线练习；②头面部：用右手拇指罗纹面自攒竹穴经阳白穴至太阳穴再向上至头维穴，往返操作，左右相同；③用拇指罗纹面自左睛明沿上眼眶向外，随后沿下眼眶向内至目内眦推向右睛明穴，按上眼眶向外、下眼眶向内的顺序成“∞”字形环转操作；④用右手拇指罗纹面自睛明推至迎香穴，随后经地仓向上到下关穴，向下至颊车穴再推向人中穴，环唇推至承浆穴。往返操作，左右相同。

【临床应用】

1. 力学特点 刚中有柔，重实而深透。

2. 适用部位 腹部经穴。

3. 作用 具有平衡阴阳、调和营卫、疏通经络、调整脏腑等功效。

4. 适应证 以治疗消化系统与妇科病症见长。

附：扶持一指禅罗纹推法

【实训示范】

术者取端坐位，沉肩、垂肘、悬腕，拇指罗纹面着力，其余四指附着于肢体的另一侧。肘关节主动屈伸带动前臂、腕部与拇指做内外摆动，通过拇指指间关节的屈伸，使产生的功力持续、平稳的作用于治疗部位上（图 4–3）。

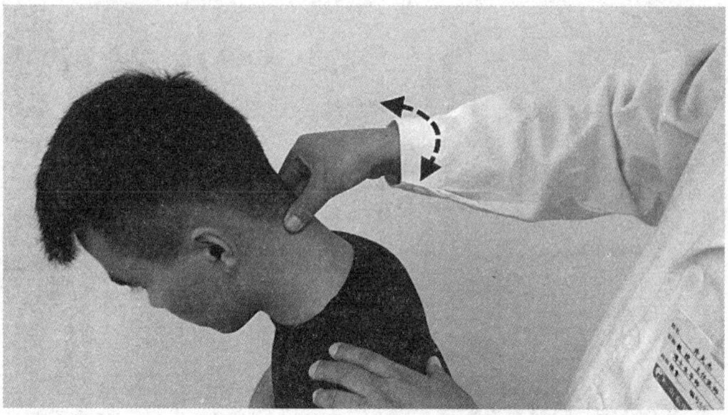

图 4–3 扶持一指禅罗纹推法

【实训要领】

1. 沉肩、垂肘、悬腕、指实、紧推慢移。
2. 内外摆动时，动作变换要自然、流畅、平稳，不能跳动。

【手法实训】

1. 单手定点练习 受术者坐位，术者用右手于肩部阿是穴、肩髃、肩贞、手三里及肱二头肌长头肌腱、肱二头肌短头肌腱处进行定点扶持一指禅罗纹推法练习。

2. 单手走线练习 受术者坐位，术者用右手于颈项部沿膀胱经进行走线练习。

【临床应用】

1. 力学特点　刚柔相济，重实而深透。

2. 适用部位　颈项部、上肢部。

3. 作用　具有平衡阴阳、调和营卫、行气活血、舒筋通络等功效。

4. 适应证　治疗颈椎病、肩关节周围炎及关节筋骨酸痛等病症。

一指禅偏峰推法

术者用拇指偏峰即桡侧少商穴处着力，其余四指自然伸直，做内外摆动的手法，称为一指禅偏峰推法。

【实训示范】

术者取端坐位，沉肩、垂肘、腕关节自然伸直略背伸，前臂稍内旋，用拇指桡侧少商穴处着力，其余四指自然伸直，肘关节主动屈伸带动前臂、腕及拇指指间关节做内外摆动的手法（图 4–4）。

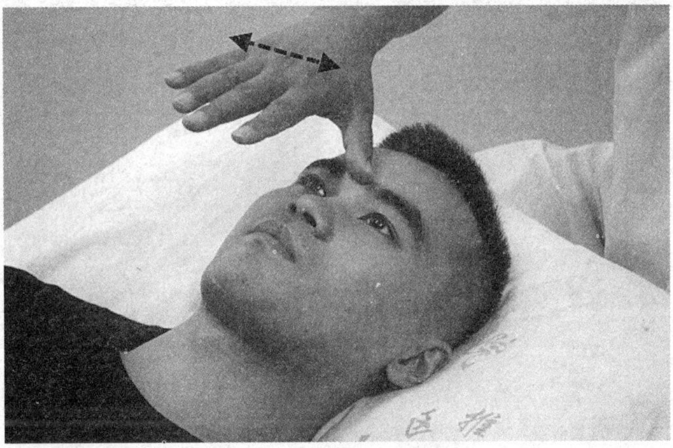

图 4–4　一指禅偏峰推法

【实训要领】

1. 腕关节放松，前臂带腕，腕带拇指，使作用力自然地传导到治疗部位。
2. 操作频率为 120 ～ 160 次 / 分。
3. 前臂稍内旋，腕关节略背伸。
4. 拇指桡侧吸定治疗部位。

【手法实训】

1. 米袋练习

（1）双手米袋定点练习　双手拇指偏峰按放在沙袋左右旁中线的中点进行练习。

（2）双手米袋走线练习　双手拇指偏峰按放在沙袋左右旁中线进行来回走线练习。

2. 人体练习

（1）单手定点练习　于外劳宫、百会、太阳、神庭、膻中、中脘等穴进行一指禅偏峰推法练习。

（2）单手走线练习　①受术者仰卧，术者用右手拇指偏峰自印堂穴推向神庭穴，做往返操作走线练习；②术者用右手拇指偏峰自攒竹穴经阳白穴至太阳穴再向上至头维穴，往返操作，左右相同；③用右手拇指偏峰自左睛明沿上眼眶向外，随后沿下眼眶向内至目内眦推向右睛明穴，按上眼眶向外、下眼眶向内的顺序成“∞”字形环转操作；④用右手拇指偏峰自睛明推至迎香穴，随后经地仓向上到下关穴，向下至颊车穴再推向人中穴，环唇推至承浆穴，往返操作，左右相同。

（3）双手同步定点练习　受术者正坐，头略前倾，术者站或坐其身后，用双手拇指偏峰按放在左右风池穴上做双手同步定点练习一指禅偏峰推法，又称蝴蝶双飞势（图4–5）。

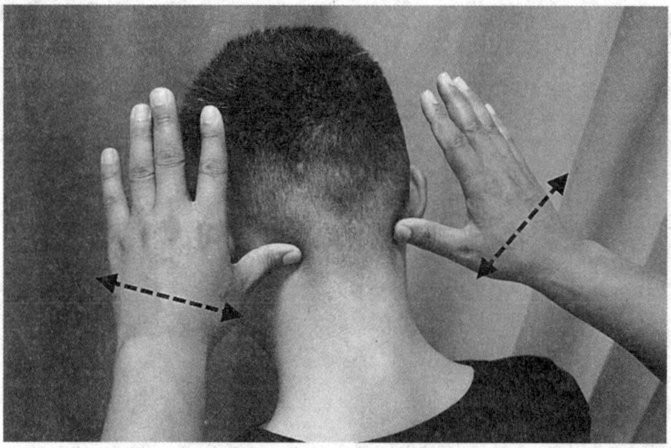

图 4–5　蝴蝶双飞势

【临床应用】

1. 力学特点　着力面积较大，作用力轻浅柔和。

2. 适用部位　头面部、胸腹部及损伤红肿处。

3. 作用　具有祛风散寒、活血化瘀、健脾和胃等功效。

4. 适应证　治疗头痛、鼻炎、面瘫、失眠、高血压等病症。

缠推法

术者沉肩、垂肘、悬腕、掌虚，以拇指指端或稍偏桡侧为着力点，做快速小幅度内外摆动的手法，称为缠推法。

【实训示范】

术者端坐，沉肩、垂肘、悬腕、掌虚，以拇指指端或桡侧为着力点，肘关节主动屈伸带动前臂、腕及拇指做快速小幅度内外摆动的手法（图4–6）。

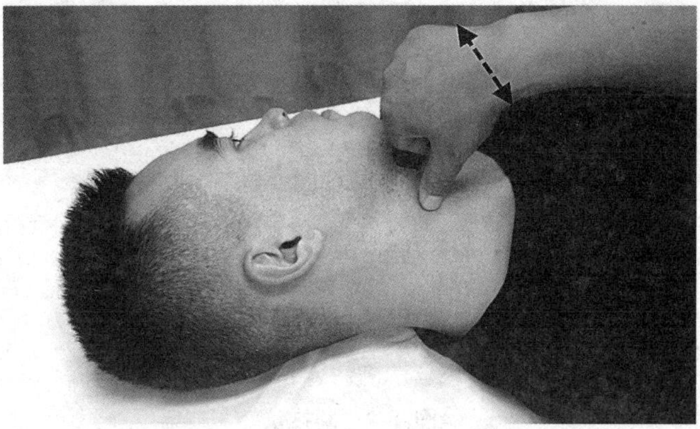

图 4-6　缠推法

【实训要领】

1. 摆幅小，拇指指间关节只做微屈到伸直位之间的运动而无过伸动作。

2. 操作频率为 200 ～ 250 次 / 分。

3. 整个动作轻快、连贯、流畅。

4. 尤重意念的主导作用，以意引气，以气发力，手随心转，法从手出。

【手法实训】

1. 米袋练习

（1）单手定点练习　单手拇指中峰按在米袋左右旁中线中点，进行定点练习。

（2）单手走线练习　单手拇指中峰按在沙袋左右旁中线进行往返走线练习。

2. 人体练习

（1）单手定点练习　受术者仰卧，术者坐位，单手拇指中峰分别按在扶突、人迎、廉泉进行定点练习。

（2）单手走线练习　受术者仰卧，术者坐位，单手拇指指端按在足阳明胃经的喉结旁线，从人迎、水突至气舍穴进行走线练习。

【临床应用】

1. 力学特点　着力点小，频率快，轻巧而深透力强。

2. 适用部位　全身各部经穴，尤适合在颈前、颏下、咽喉等骨缝处及新伤红肿局部和痈疖初起之周围处使用。

3. 作用　具有活血祛瘀、生肌托毒、消散止痛等功效。

4. 适应证　治疗乳痈、咽喉肿痛、扁桃腺炎等病症。

跪推法

术者以拇指指间关节背侧突起部着力于治疗部位，做内外摆动的手法，称为跪推法。

【实训示范】

术者端坐，沉肩、垂肘、悬腕，手握空拳，拇指抵在食指中节桡侧缘，用拇指指间关节背侧突起偏桡侧处着力，在治疗部位上做内外摆动的手法（图 4-7）。

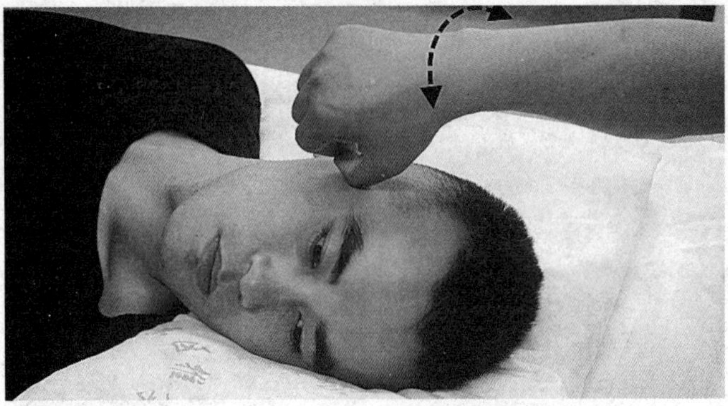

图 4-7 跪推法

【实训要领】

1．腕指关节放松，不能主动加力下压。

2．腕关节摆幅宜小而灵活。

3．着力点要吸定，不要与受术部位产生摩擦。

4．操作频率为 120 ～ 160 次 / 分。

【手法实训】

1. 米袋练习

（1）单手定点练习 术者端坐，用单手拇指指间关节背侧突起部按在米袋左右旁中线中点，进行定点练习。

（2）单手走线练习 术者端坐，用单手拇指指间关节背侧突起部按在米袋左右旁中线进行往返走线练习。

2. 人体练习

（1）单手定点练习 受术者取坐位或仰卧位，术者取站位或坐位，用单手拇指指间关节背侧突起部分别按在肩井、肾俞、足三里、太阳、头维、百会穴进行定点练习。

（2）单手走线练习 受术者坐位，术者站位，一手扶持其前额，另一手用拇指沿风府到大椎进行跪推法走线练习。

【临床应用】

1. 力学特点 着力稳，刚劲有力。

2. 适用部位 头面、颈项部、骨缝处等部位。

3. 作用 具有舒筋通络、活血止痛等功效。

4. 适应证 治疗颈项酸痛、掌指或足背酸麻等病症。

㨰 法

术者丁字步站立，沉肩、垂肘、立臂、竖掌，以小指掌指关节背侧吸定在治疗部位上，肘关节主动屈伸，带动前臂与腕关节做外旋屈曲、内旋伸直的联合运动，使小鱼际与手背尺侧半在治疗部位上做来回滚动的手法，称为㨰法。

【实训示范】

1. 预备姿势　术者取丁字步站立，上身略前倾，沉肩、垂肘、立臂、竖掌。沉肩：肩关节放松，肩部不要耸起；垂肘：上臂肌肉放松，肘部自然屈曲 120°～ 140°，肘尖指向外下方；立臂：腕关节自然伸直，前臂处于中立位；竖掌：手掌竖起，以小鱼际紧贴治疗部位，手掌与治疗部位垂直，掌指与指间关节呈自然屈曲状。第 1 掌骨与拇指内收，拇指与小指相对，从而使手背弓成圆弧形 [图 4–8（1）]。

2. 操作　术者以小指掌指关节背侧吸定于治疗部位上，肘关节主动伸直，带动前臂外旋及腕关节屈曲，使手掌从小鱼际滚到掌背尺侧 1/3 ～ 1/2 处，至外摆位 80°左右 [图 4–8（2）]；然后，肘关节主动屈曲，带动前臂内旋及腕关节略背伸，使手掌从掌背尺侧 1/3 ～ 1/2 处滚回至小鱼际处，至内摆位 40°左右 [图 4–8（3）]。如此做周期性的内外摆动，使小鱼际与手背尺侧半在治疗部位上做来回滚动。

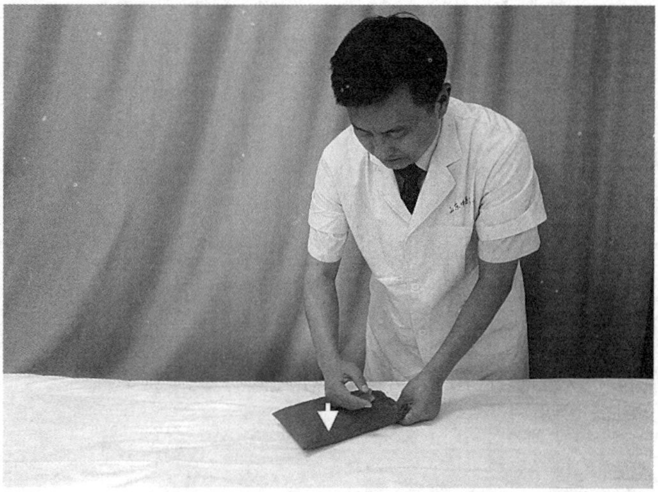

（1）

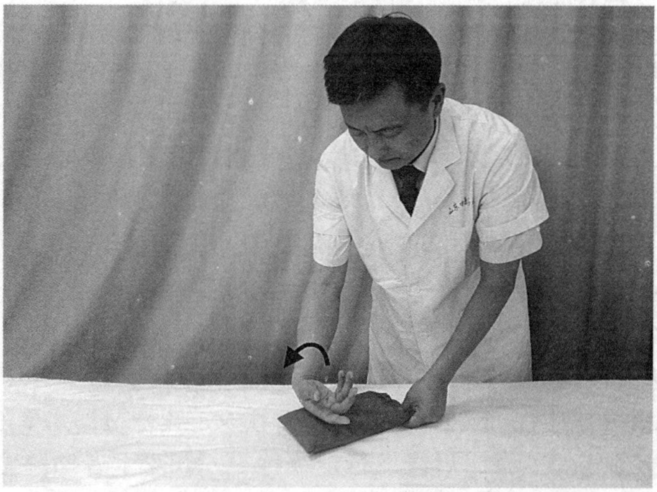

（2）

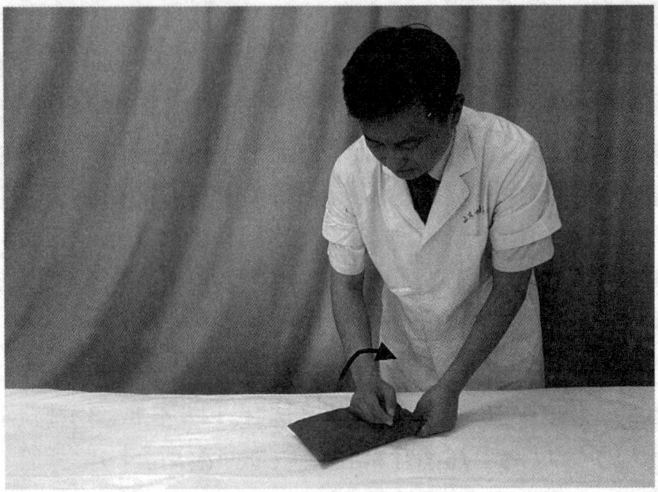

（3）

图 4-8　㨰法

【实训要领】

1. 小指掌指关节背部吸定在治疗部位，不能产生摩擦或上下跳动。

2. 力度与节律均匀一致，不能时轻时重或忽快忽慢。

3. 掌指与指间关节保持自然屈曲的姿势，禁止做主动捏拢与伸展的动作。

4. 肘关节屈曲 120°～ 140°，滚动幅度控制在 120°左右（向外 80°，向内 40°）。

5. 操作频率为 120 ～ 160 次 / 分。

6. 动作协调而有节奏感，外旋偶屈腕，内旋偶伸腕。

【手法实训】

1. 米袋练习

（1）定点练习　术者丁字步站立，米袋中轴线与术者面向呈 45°角。术者以小指掌指关节背侧吸定在米袋中轴线中点上，然后按照本法操作规范进行练习。亦可双手交替练习。

（2）走线练习　术者丁字步站立，米袋中轴线与术者面向呈 45°角。用右手小指掌指关节背侧及小鱼际着力，沿米袋中轴线往返滚动练习。亦可双手交替练习。

2. 人体练习

（1）单手定点练习　术者以小指掌指关节背侧着力，在肩井、天宗、手三里、脾俞、胃俞、肾俞、大肠俞、殷门、承山、伏兔、足三里等穴位上进行定点练习。

（2）单手走线练习　选择人体某部位、某肌束、某段经络线或相关经穴的连线上进行本法练习。①受术者坐位，术者站于其左后方，沿左侧巨骨、肩井、肩中俞、大杼、风门直至膈俞一线，做右手㨰法走线练习；②受术者取坐势，自枕骨下经风府、大椎、肩中俞、肩外俞进行往返走线练习，同时配合颈椎屈伸、侧屈、旋转摇法；③受术者俯卧，术者站其左侧，沿背腰、下肢部膀胱经进行往返走线练习；④受术者取坐位，术者用㨰法，在肩关节前缘、外缘、后缘进行走线练习；⑤受术者仰卧位，术者用右手㨰法，沿下肢前侧足阳明胃经进行往返走线练习。

【临床应用】

1. 力学特点　刺激力度大，深透性强。

2. 适用部位　人体肌肉较丰厚的部位，如肩背部、颈项部、腰骶部、臀部及四肢部等。

3. 作用　具有舒筋活血、消肿止痛、滑利关节等功效。

4. 适应证　治疗颈肩腰背痛、肢体麻木、关节不利、瘫痪等病症。

附：掌指关节㨰法

【实训示范】

术者丁字步站立，沉肩、垂肘、立臂、竖掌，以小指掌指关节背侧吸定在治疗部位上，前臂与受术面呈 45°～ 60°角，肘关节主动屈伸，带动前臂与腕关节做外旋屈曲、内旋伸直的联合运动，使食指、中指、无名指及小指的掌指关节背侧部在治疗部位上做来回滚动的手法（图 4–9）。

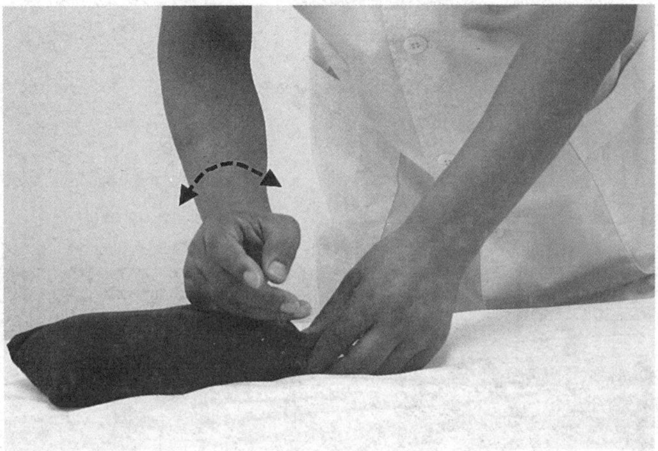

图 4–9　掌指关节㨰法

【实训要领】

1. 操作时，腕关节屈伸幅度大，前臂旋转幅度小。

2. 操作频率为 120 ～ 160 次 / 分。

3. 施术部位以掌指关节背侧骨突部为主。

【手法实训】

1. 米袋练习　实训练习同小鱼际㨰法实训。

2. 人体练习　实训练习同小鱼际㨰法实训。

【临床应用】

1. 力学特点　以骨突部着力，产生压力较大，深透性强。

2. 适用部位　背部、腰臀部及下肢后侧等肌肉丰厚部位。

3. 作用　具有舒筋活血、疏通经络、滑利关节等功效。

4. 适应证　治疗肌肉酸痛、麻木、肢体瘫痪、软组织慢性损伤等病症。

滚 法

【实训示范】

术者手握空拳，用食指、中指、无名指、小指近侧指间关节背侧骨突部着力，肘关节主动屈伸，带动前臂内外摆动及腕关节的伸屈运动，使拳顶在治疗部位上做来回滚动的手法，称为滚法（图 4–10）。

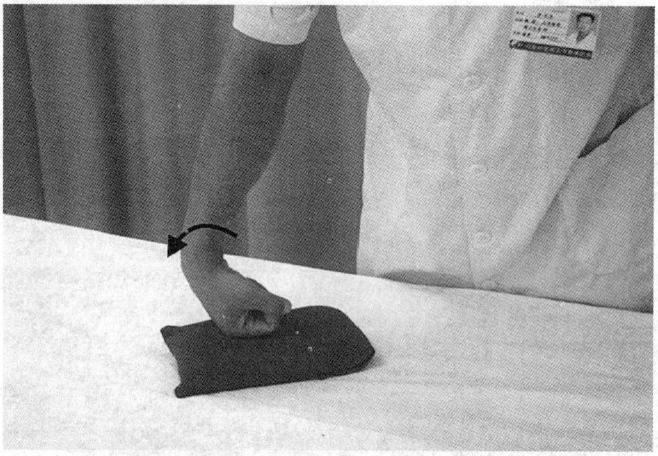

（1）

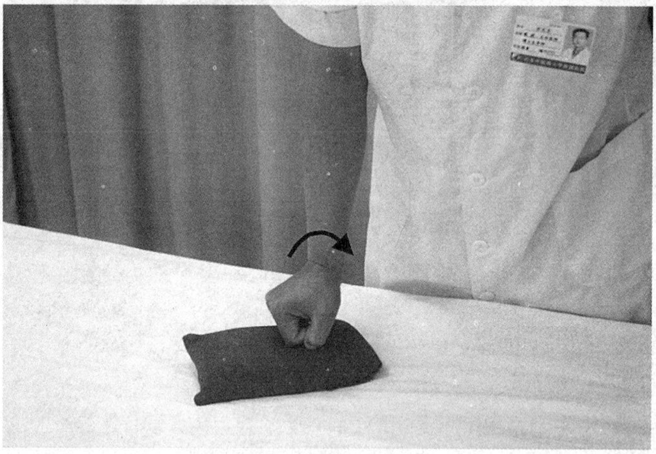

（2）

图 4–10　滚法

【实训要领】

1. 以食指、中指、无名指、小指的近侧指间关节背侧为着力点，不可产生摩擦运动。
2. 腕关节放松，摆动要灵活，摆动幅度要控制在 90°之内。
3. 频率为 100 ～ 120 次 / 分。
4. 压力、频率要均匀一致。

【手法实训】

1. 米袋练习

（1）定点练习　术者丁字步站立，手握空拳，用食指、中指、无名指、小指的近侧指间关节背侧着力于米袋中轴线中点，然后按照本法操作规范进行定点练习。

（2）走线练习　术者丁字步站立，手握空拳，用食指、中指、无名指、小指的近侧指间关节背侧着力于米袋中轴线中点，然后沿中轴线往返滚动，进行走线练习。

2. 人体练习

（1）定点练习　选择百会、率谷、肩井、天宗、肾俞、环跳、承扶、风市、承山等穴按照操作规范进行定点练习。

（2）走线练习　①受术者俯卧位，术者站其左侧，用右手沿左侧背腰、下肢足太阳膀胱经一线，往返滚动练习；②受术者仰卧位，术者坐其右侧，沿右侧下肢外侧足少阳胆经、足阳明胃经进行往返走线练习。

【临床应用】

1. 力学特点　骨突部着力，刺激量大，深透性较强。

2. 适用部位　头顶部、肩背部、腰骶部及四肢肌肉丰厚处。

3. 作用　具有清利头目、滑利关节、舒筋通络等功效。

4. 适应证　治疗失眠、头痛、头晕、颈椎病、腰背部酸痛、棘上和棘间韧带损伤、腰椎后关节紊乱等病症。

大鱼际揉法

术者以大鱼际吸定在治疗部位上，肘关节主动屈伸带动前臂，前臂带腕，腕带大鱼际，做轻柔缓和的内外摆动或环旋运动的手法，称为大鱼际揉法。根据操作方式不同可分为大鱼际摆动式揉法和大鱼际回旋式揉法。

【实训示范】

术者沉肩、垂肘，腕关节放松，大拇指内收，其余四指自然伸直，大鱼际吸定在治疗部位上，肘关节主动屈伸带动前臂，前臂带腕，使大鱼际在治疗部位上做轻柔缓和的内外摆动或环旋转动（图 4–11）。

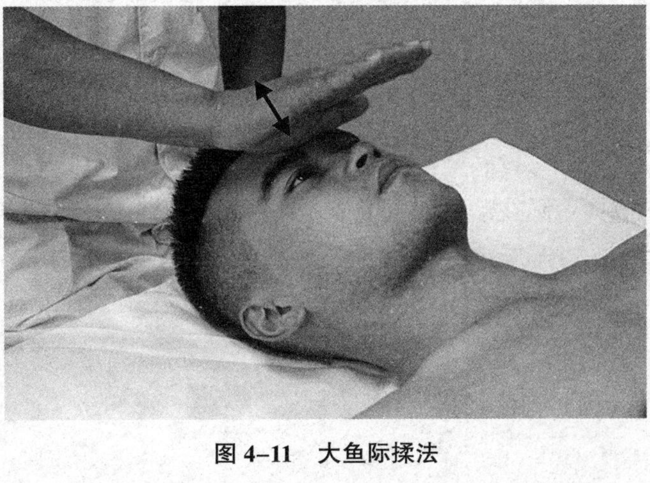

图 4–11　大鱼际揉法

【实训要领】

1. 沉肩，垂肘，腕关节自然放松。

2. 大鱼际紧贴皮肤，带动皮下组织，不能在皮肤上产生拖擦和滑移。

3. 力度和节律要均匀，不能忽快忽慢或时轻时重。

4. 操作频率为 120 ～ 160 次 / 分。

【手法实训】

1. 米袋练习

（1）定点练习　术者取端坐位，大鱼际放在米袋中轴线中点，按照操作规范定点练习大鱼际摆动式或回旋式揉法。

（2）走线练习　术者取端坐位，按照操作规范，在米袋中轴线上往返进行大鱼际摆动式揉法练习。

2. 人体练习

（1）定点练习　①受术者仰卧，术者坐位，用大鱼际着力于外劳宫、伏兔穴定点练习大鱼际摆动式或回旋式揉法；②受术者仰卧，术者坐位，用大鱼际着力于前额、腕部、踝部、中脘、气海等部位定点练习大鱼际摆动式或回旋式揉法；③受术者侧卧，术者坐位，用大鱼际着力于胁肋部定点练习大鱼际摆动式或回旋式揉法。

（2）走线练习　受术者仰卧，术者坐其一侧，用大鱼际着力沿前额左右线、肋间隙一线或髀关至梁丘一线，往返做大鱼际摆动式或回旋式揉法走线练习。

【临床应用】

1. 力学特点　动作灵活，力量轻柔和缓。

2. 适用部位　全身各部位，以头面、胸腹和四肢关节部最为常用。

3. 作用　具有舒筋通络、活血散瘀、健脾和胃、宽胸理气等功效。

4. 适应证　治疗头痛、面瘫、胸胁痛、脘腹胀痛及四肢软组织急性损伤等病症。

第二节　摩擦类手法

【实训目的】

掌握摩法、擦法、推法及揉法的操作规范、实训要领及临床应用；熟悉搓法、抹法、拘抹法及扫散法的操作规范、实训要领及临床应用；了解推荡法、膊运法、搔法及托摩法的操作规范、实训要领及临床应用。

摩　法

术者用指、掌或大鱼际在治疗部位上，做环形摩动的手法，称为摩法。根据施术部位不同，可分为指摩法、掌摩法和大鱼际摩法。

【实训示范】

1. 指摩法 术者沉肩、垂肘，腕关节屈曲并保持一定的紧张度，以食指、中指、无名指指面置于一定部位，肘关节主动屈伸，带动腕关节及手指指面做环形摩动（图4–12）。

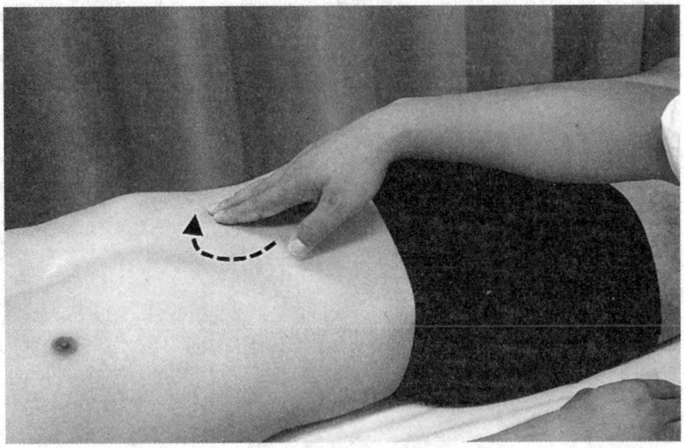

图 4–12 指摩法

2. 掌摩法 术者坐位，沉肩、垂肘，腕关节放松，将手掌平放于治疗部位，以肘关节主动屈伸带动前臂及手掌做环形或直线摩动（图 4–13）。

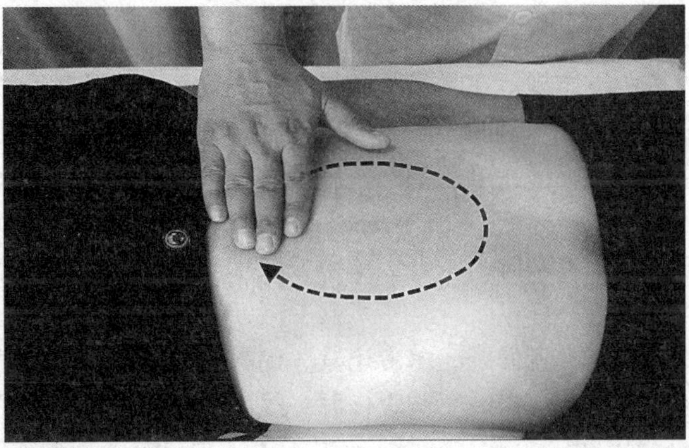

图 4–13 掌摩法

3. 大鱼际摩法 术者坐位，沉肩、垂肘，拇指与第 1 掌骨内收，其余四指自然伸直，以大鱼际着力于治疗部位，肘关节主动屈伸带动前臂及大鱼际做环形摩动（图4–14）。

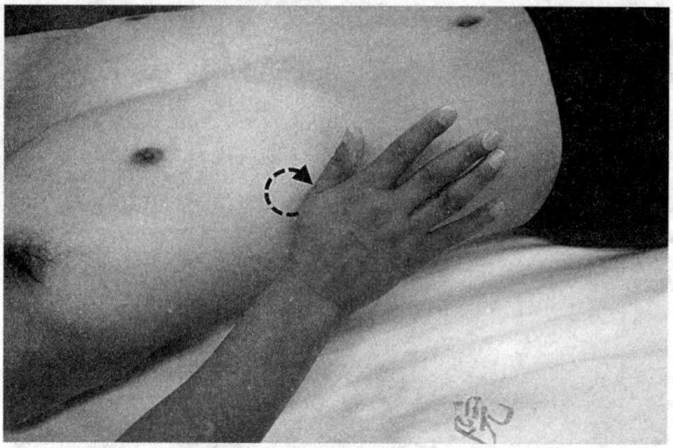

图 4–14 大鱼际摩法

【实训要领】

1. 配合介质，不宜带动皮下组织。

2. 轻摩以肩带肘；重摩以肘、腕关节主动用力下压。

3. 指摩法要求腕关节略屈并保持一定的紧张度；掌摩法要求腕关节放松。

4. 指摩法频率为 120 次 / 分；掌摩法频率为 100 次 / 分。

5. 手法补泻效应与操作频率和方向有关。

【手法实训】

1. 米袋练习

（1）定位练习　术者坐位，以单手食指、中指、无名指、小指面着力，或大鱼际肌腹，或手掌着力，按照操作规范在米袋上做指摩法、鱼际摩法及掌摩法定位练习。

（2）移动练习　术者从米袋的一端至另一端，分别做指摩法、鱼际摩法或掌摩法移动练习，使运动轨迹呈螺旋形。可双手交替练习。

2. 人体练习

（1）面部练习　受术者仰卧，术者以单手或双手于额部、面颊部做指摩法定位或移动练习。

（2）胸胁部练习　受术者仰卧，术者坐其一侧，于中府、膻中、期门及大包穴进行指摩法、鱼际摩法的定位练习；或于胸腹任脉一线、肋间隙进行掌摩法、鱼际摩法的移动练习。

（3）摩腹　受术者仰卧，术者坐其右侧，用掌摩法，以脐为中心，做顺时针或逆时针方向摩动练习。

（4）摩穴位　术者以指摩法或掌摩法或鱼际摩法，于中脘、神阙、气海、关元穴做环形摩动练习。

（5）摩腰骶部　受术者俯卧，术者以掌摩法，横向或环形摩腰骶部，用力稍重。

（6）膏摩　术者以指摩法或掌摩法，配合一定的推拿介质在上述部位或穴位进行膏摩法练习。

【临床应用】

1. 力学特点　用力轻，刺激舒适柔和。

2. 适用部位　全身各部位，以面部、胸胁部及腹部最为常用。

3. 作用　具有宽胸理气、补肾益气、宣肺止咳等功效。

4. 适应证　治疗脘腹胀痛、便秘、泄泻、消化不良、咳嗽等病症。亦可用于美容按摩。

擦　法

术者以指面、小鱼际、大鱼际或掌面为着力面，在治疗部位上做直线往返移动的手法，称为擦法。根据施术部位不同，可分为指擦法、掌擦法、大鱼际擦法和小鱼际擦法。

【实训示范】

1. 指擦法　术者坐位，沉肩、垂肘，腕关节伸直，以肘关节主动屈伸带动食指、中指、无名指三指面在治疗部位上做快速直线往返移动（图 4–15）。

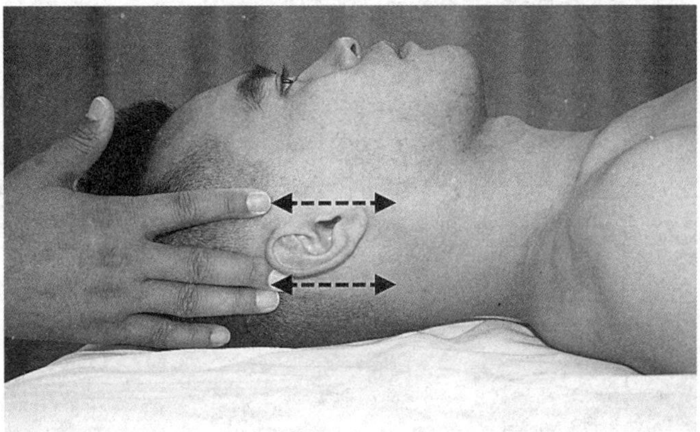

图 4–15　指擦法

2. 掌擦法　术者站位，沉肩、垂肘，前臂内侧与治疗部位相对，腕、掌与五指伸直，以肩关节为支点，前臂主动运动，带动手掌面在治疗部位上做快速直线往返运动（图 4–16）。

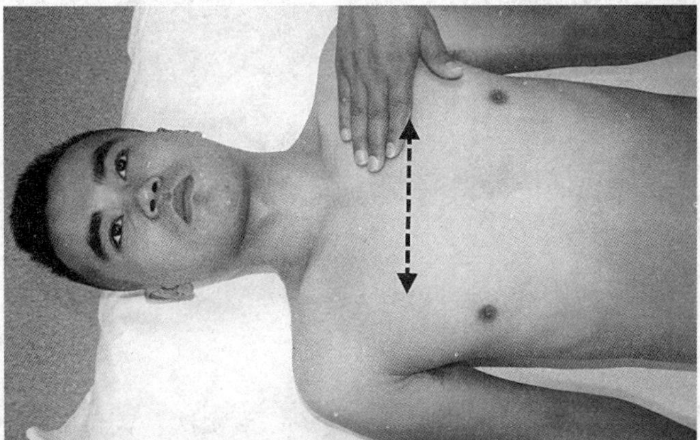

图 4–16　掌擦法

3. 大鱼际擦法 术者站位，沉肩、垂肘，前臂旋前，掌面朝下，拇指伸直与第 1 掌骨内收和食指并拢，以肩关节为支点，前臂主动运动，带动大鱼际在治疗部位上做快速直线往返运动（图 4–17）。

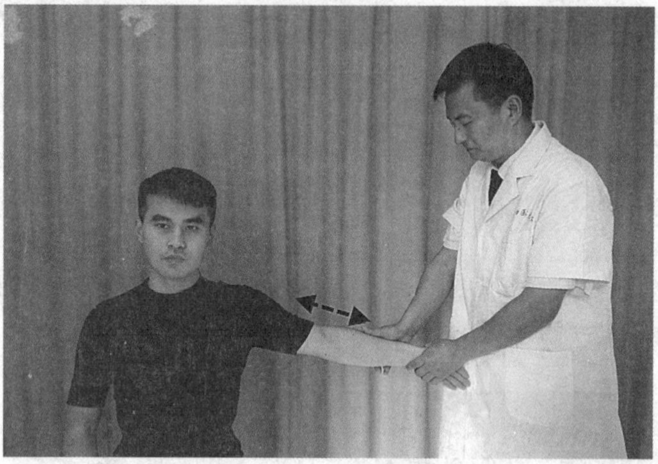

图 4–17 大鱼际擦法

4. 小鱼际擦法 术者站势，沉肩、垂肘，前臂取中立位，腕、掌与手指用力伸直，五指并拢，以肩关节为支点，前臂主动运动，带动小鱼际在治疗部位上做快速直线往返运动（图 4–18）。

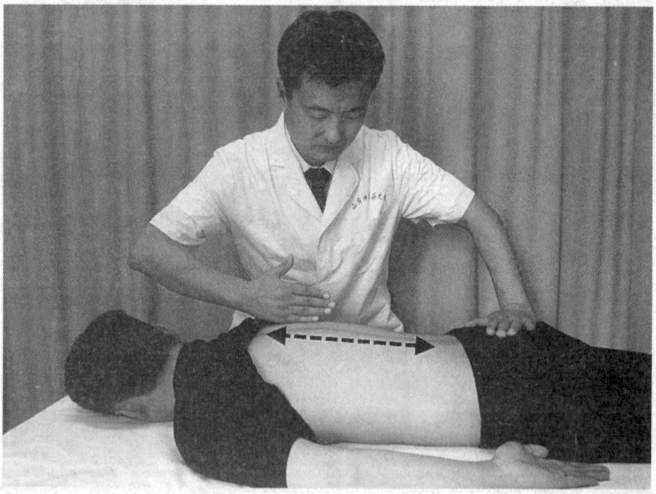

图 4–18 小鱼际擦法

【实训要领】

1. 腕部伸直，快速直线往返移动。

2. 指擦法时应以肘关节为支点，擦动距离短；掌擦法、大鱼际擦法及小鱼际擦法均以肩关节为支点，擦动距离长。

3. 着力部位紧贴体表，压力均匀适中。

4. 呼吸自然，切忌屏气。

5. 动作连续而有节奏，频率为 100 ～ 120 次 / 分。

6. 暴露治疗部位，配合介质，以透热为度，不要擦破皮肤。

7. 擦法结束后，可配合湿热敷。

【手法实训】

1. 米袋练习

（1）指擦法练习　术者以食指、中指、无名指指面着力，在米袋上沿中轴线做直线往返擦动。可双手交替练习。

（2）大鱼际擦法练习　术者拇指与第 1 掌骨内收，四指掌指关节屈曲，指间关节伸直，以大鱼际着力，在米袋上沿中轴线做直线往返擦动。可双手交替练习。

（3）小鱼际擦法练习　术者四指并拢，腕部挺直，立掌，以尺侧小鱼际肌腹着力，在米袋上沿中轴线做直线往返擦动。可双手交替练习。

（4）掌擦法练习　术者四指并拢，以全手掌面着力，在米袋上做直线往返擦动。可双手交替练习。

2. 人体练习

（1）指擦鼻、耳部　①受术者仰卧，术者以双手中指指面，分别放于鼻翼两侧，做上下往返直线擦动，以鼻部发红、发热为度；②术者以双手食指、中指指面分别置于耳前、耳后胆经，在耳前、耳后做上下往返直线擦动，以透热为度。

（2）大鱼际擦上肢　受术者取正坐位。术者以大鱼际着力，按照操作规范，于上肢桡侧、尺侧及肩部进行擦法练习，以透热为度。

（3）掌、小鱼际擦肩背、腰骶部　①受术者正坐，头略前倾，暴露大椎穴，术者立于受术者侧后方，手掌置于大椎穴处，做快速直线往返擦动，以局部透热为度；②术者以掌擦法，沿左右方向横擦背部、腰部、骶部；③术者以小鱼际擦法或掌擦法，在背部督脉和脊柱两侧膀胱经做纵向擦法练习，重点在肩背部（大椎、至阳、风门、肺俞、心俞等）、背腰部（脊中、命门、肝俞、胆俞、脾俞、胃俞、肾俞、志室等）练习；④术者以小鱼际擦法，横擦腰骶八髎穴，或在八髎穴做“八”字形分擦；⑤受术者坐位，术者立其体侧，双掌分别置于其肩前、肩后，上下交替做掌擦法，均以透热为度。

（4）掌、大鱼际擦下肢　①受术者仰卧或俯卧，术者以大鱼际擦法或掌擦法，擦下肢前侧（髀关、伏兔、足三里等穴）、外侧（风市、膝阳关等穴）、后侧（殷门、委中、承山等穴）、足部（涌泉穴），以透热为度；②受术者仰卧位屈髋屈膝，术者坐其体前侧，以双手掌分别置于受术者膝关节内外两侧，同时或交替做掌擦法，上下快速往返，以局部透热为度。

（5）掌擦胸部、腹部　①受术者坐位，术者以掌擦法，横擦上胸部，由锁骨下缘移至平剑突处，若受术者为女性，仅做由天突至膻中的掌擦法；②受术者仰卧，术者以掌擦法自上而下横擦腹部，以局部透热为度。

（6）指、掌擦胁肋　①受术者坐位，双手十指交叉抱枕。术者坐或站在其后侧，以双手分别在两侧胁肋处沿肋间隙方向由后上向前下做斜向掌擦法，以透热为度，若在受术者右胁肋部操作，用力宜稍轻；②受术者坐位，术者立于其体后，双掌十指分开，指面分别置于其两侧胸胁部，沿肋间隙方向交替做指擦法。

（7）合擦颈项部　受术者坐位，颈部前屈，求者站其前侧。术者两手指交叉，以两掌根于颈后部做前后或上下来回擦动，从透热为度。

【临床应用】

1. 力学特点　刺激强度大，“温”“力”并行。

2. 适用部位　头面、颈项、肋间隙、四肢部、肩背、胸腹、脊柱两侧及腰骶部。

3. 作用　具有宽胸理气、止咳平喘、疏肝理气、健脾消食、祛风散寒、舒筋通络、温肾壮阳、暖宫调经、升阳举陷等功效。

4. 适应证　治疗咳嗽、气喘、脘腹胀满、胸胁胀痛、饮食积滞、感冒、风湿痹痛、肩背痛、慢性腰肌劳损、阳痿、遗精、遗尿、痛经、月经不调等病症。

推荡法

术者拇指外展与四指垂直，以手掌与拇指桡侧着力，在治疗部位上做直线来回摩擦运动的手法，称为推荡法。

【实训示范】

1. 预备姿势　术者取站势，沉肩，腕关节与掌指关节伸直，四指并拢，拇指外展，与四指垂直。以全掌（包括掌、四指掌面与拇指桡侧缘）着力，紧贴在治疗部位上。

2. 操作　首先肩向前伸，同时肘关节顺势伸出，使手掌沿直线向前推去，拇指用力向前推荡，并由外展位向食指桡侧靠拢；然后，肩再后伸，同时屈肘，使手掌沿原来的路线轻轻地推擦到起始位，并恢复到原来的掌式（图 4–19）。

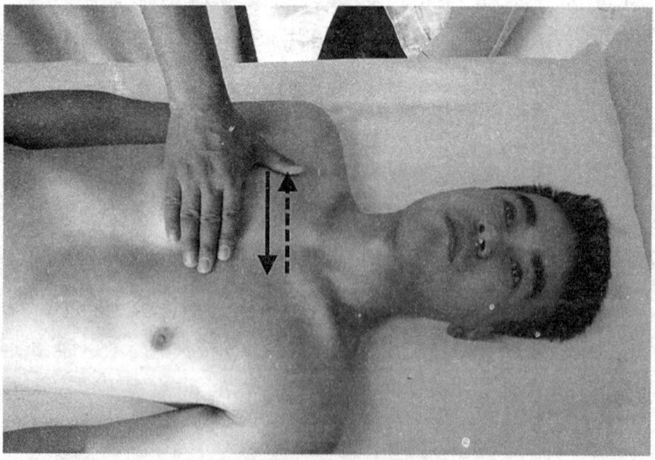

图 4–19　推荡法

【实训要领】

1. 操作时，向前推擦时用实力，往回推擦时用虚力。

2. 动作要舒展，操作路线应尽量拉长。

3. 操作时，呼吸自然，切忌屏气。

4. 受术部位要充分暴露，配合介质，如滑石粉、红花油等。

5. 频率约为 100 次 / 分。

【手法实训】

1. 胸背部推荡法练习　①推荡上胸部：受术者坐位，术者以推荡法，由锁骨下缘移至平剑突处进行练习，若受术者为女性，仅做由天突至膻中的推荡法；②推荡背部：受术者俯卧位，术者从上向下横向推荡背部。

2. 腹部、腰骶部推荡法练习　受术者仰卧位或俯卧位，术者以推荡法自上而下横向推荡腹部及腰骶部。推荡练习时注意拇指主动展收与加力的动作方法与发力形式。

【临床应用】

1. 力学特点　“温”“力”并行的手法，

2. 适用部位　胸腹部、背部及腰骶部。

3. 作用　具有开胸顺气、止咳平喘、健脾和胃、疏肝理气及壮腰补肾之功效。

4. 适应证　治疗胸闷、胸痛、胸痹、心绞痛、肺气肿、哮喘、气短、久咳、脘腹胀痛、肝气郁滞、肾虚腰痛等病症。

推　法

术者用指、掌、拳或肘在治疗部位上做单向直线推动的手法，称为推法。根据施术部位不同可分为指平推法、掌平推法、拳平推法、肘平推法和刨推法。

【实训示范】

1. 指平推法　包括拇指平推法、屈指平推法、三指平推法。

（1）拇指平推法　术者沉肩垂肘，以拇指桡侧面或罗纹面着力于治疗部位，其余四指扶持固定，肘关节主动屈伸，带动拇指做短距离的单向直线推动（图 4–20）。

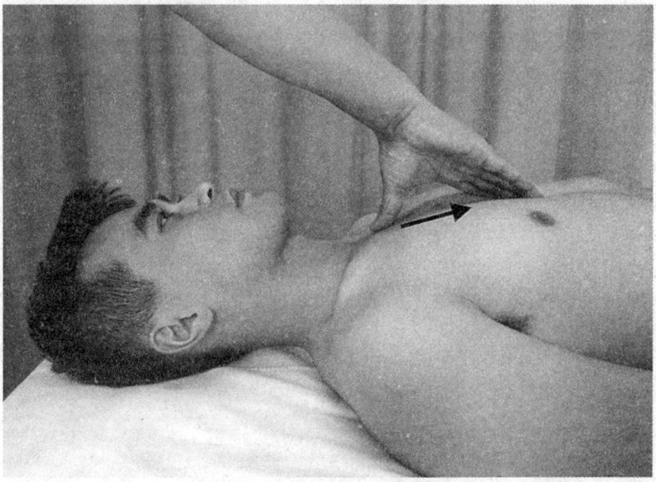

图 4–20　拇指平推法

（2）屈指平推法　受术者取俯卧位，术者取站势，屈拇指时，以拇指指间关节背侧突起部着力，其余四指扶持固定，做单向直线推动 [图 4–21（1）]；屈食指、中指时，以食指、中指的近侧指间关节背侧突起部着力，手握实拳，以手指及腕部主动施力，做单向直线推动 [图 4–21（2）]。

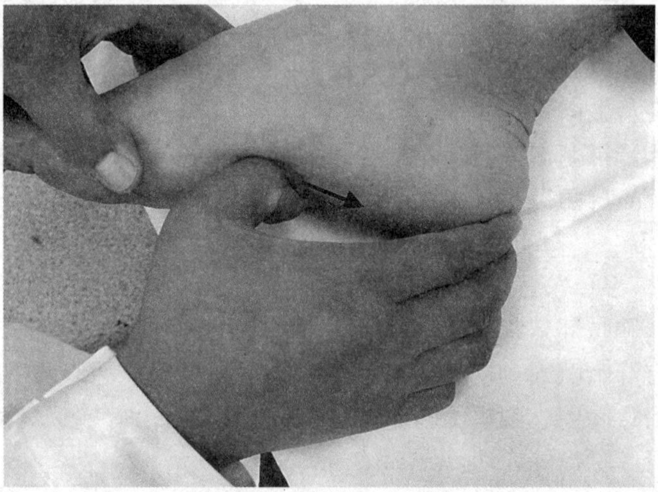

（1）

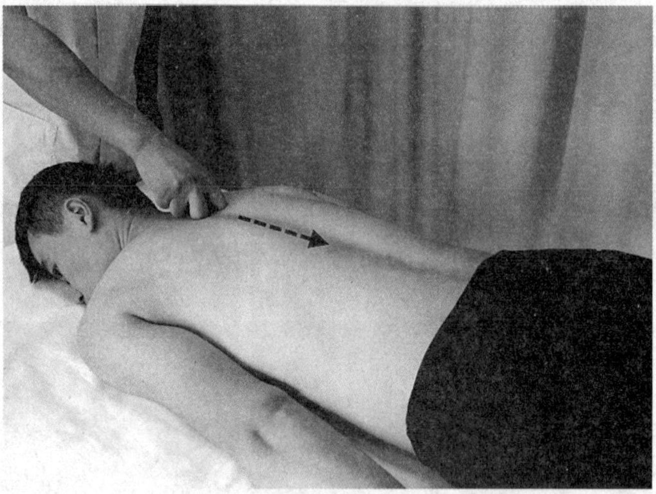

（2）

图 4–21　屈指平推法

（3）三指平推法　术者取站势，食指、中指、无名指三指并拢，腕部略掌屈，以三指指面着力，肘关节主动屈伸，带动三指在治疗部位上做单向直线推动（图 4–22）。

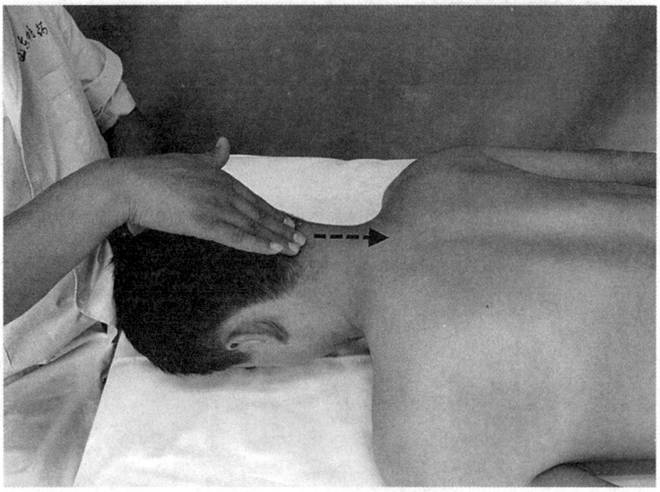

图 4–22　三指平推法

2. 掌平推法　术者取站势，沉肩，以全掌着力，通过肘关节屈伸带动全掌在治疗部位上做单向直线推动（图 4–23）。

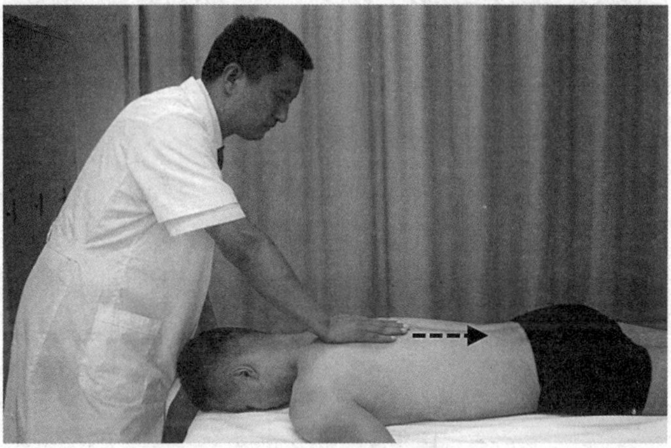

图 4–23　掌平推法

3. 拳平推法　术者取站势，沉肩，拳心向下，腕部伸直，手握实拳，用食指、中指、无名指和小指的近侧指间关节背侧突起部着力，肘关节主动屈伸带动四指背侧骨突部在治疗部位上做单向直线推动（图 4–24）。

4. 肘平推法　术者取站势，上身前倾，以自身重力按压在治疗部位上，以肩关节为支点，使肘尖在治疗部位上做单向直线推动。也可用另一只手握住施术手，协同用力下压施术（图 4–25）。

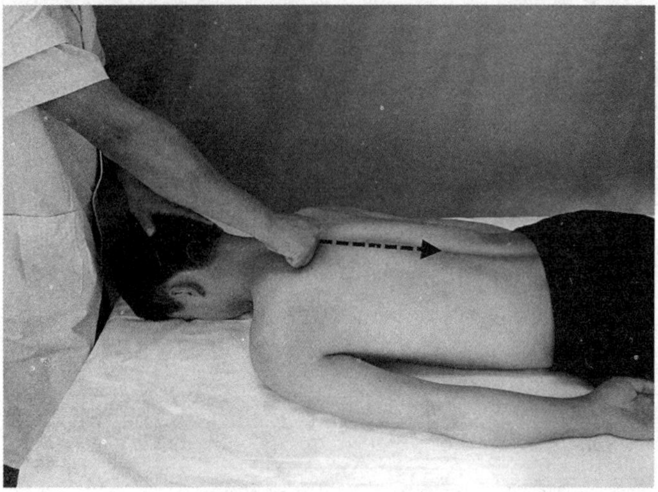

图 4-24 拳平推法

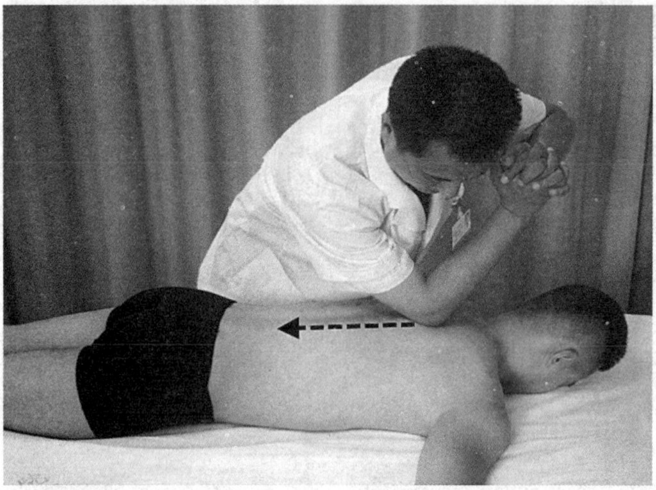

图 4-25 肘平推法

5. 刨推法 术者取站势，拇指与其余四指分开，握持住治疗部位，或虎口向前，拇指与其余四指分开呈“八”字形紧贴治疗部位，肩肘发力，使全掌在治疗部位上做单向直线推动（图 4-26）。

【实训要领】

1. 着力部位要紧贴体表，压力均匀适中，推动宜缓慢。
2. 单向直线，不可歪斜。
3. 指平推移动距离宜短；掌平推、拳平推和肘平推移动距离宜长。
4. 屈指平推法、拳平推法和肘平推法应顺肌纤维方向推动，并避开骨性突起。
5. 操作时，呼吸自然，不宜屏气。
6. 操作时配合冬青膏、红花油、滑石粉等介质。

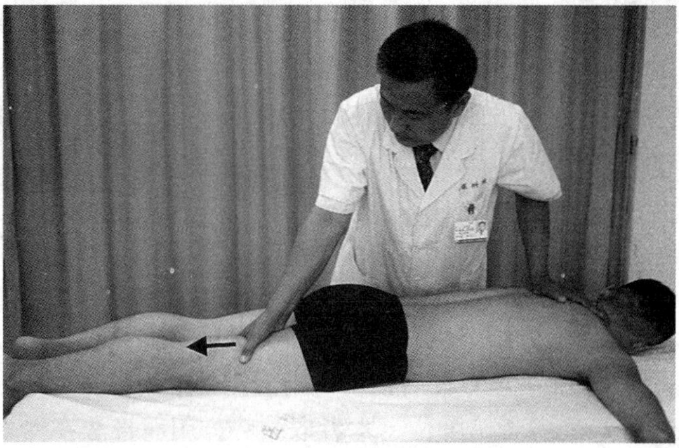

图 4–26　刨推法

【手法实训】

1. 米袋练习

（1）指平推法　①拇指平推法：术者以拇指指端或罗纹面着力，在米袋上沿中轴线做短距离的单向直线推动；②屈指推法：术者以拇指指间关节背侧骨突，或以食指、中指的近侧指间关节背侧骨突着力，在米袋上做单向的直线推动；③三指平推法：术者食指、中指、无名指三指并拢，以三指指面着力，在米袋上做单向直线推动。

（2）掌平推法　术者以全掌着力，在米袋上做单向直线推动，也可双手叠掌协同用力。

（3）拳平推法　术者手握实拳，用食指、中指、无名指和小指的近侧指间关节突部着力，在米袋上做单向直线推动。

（4）肘平推法　术者用肘尖着力，在米袋上做单向直线推动。

（5）刨推法　术者先将米袋整理成圆弧状，然后以虎口、五指指面及掌面着力，在米袋上做单向直线推动。

2. 人体练习

（1）推桥弓　受术者坐位或仰卧位，头略偏向一侧。术者用拇指平推法，在该侧桥弓穴，由上而下做推法，两侧桥弓穴交替平推，各推 5 ～ 10 次。

（2）屈指推华佗夹脊穴　受术者俯卧位，术者用屈指推法，在脊柱两侧华佗夹脊穴，由上而下做推法。双手交替练习。

（3）三指平推胸腹部　受术者仰卧位，术者用三指平推法，由天突至膻中或由天突至关元做推法。双手交替练习。

（4）掌平推或刨推胸腹、胁肋部　①受术者仰卧位，术者用掌平推法沿胸腹部的天突至关元一线做推法；②受术者仰卧位，术者用刨推法在两侧胸腹胁肋部，由上而下做推法。

（5）掌平推背腰部　受术者俯卧位，术者用掌平推法，沿背部督脉从大椎至长强一线或背腰部两侧的膀胱经，做由上而下的推法练习。

（6）掌平推或刨推四肢部　受术者取仰卧位或俯卧位，术者用掌平推或刨推法，在四肢部沿经络线，做由远端至近端，或由近端至远端的推法练习。双手交替练习。

（7）拇指推内劳宫　受术者坐位，上肢上举，掌心朝前，术者立于其体前，一手扶住其一手，另一手拇指指腹置于劳宫穴，配合腕关节摆动，利用腕劲，带动拇指指腹推内劳宫，操作 3 ～ 5 遍，以劳宫穴有发热感为度。

（8）分推前额　受术者仰卧位，术者坐于床头，双手拇指置于受术者前额，用拇指分推法从中间向两边分推。

（9）分推腰背部　受术者俯卧位，术者立于其体侧，身体前倾，双手前臂交叉，两掌置于受术者腰部，用掌推法从脊柱后正中线向两侧分推。

（10）肘推夹脊穴　受术者俯卧位，术者取站势，用肘推法在受术者背部一侧夹脊穴上做单向直线推动练习。

【临床应用】

1. 力学特点　缓慢沉稳有力。

2. 适用部位　拇指平推法适用于头面、颈项和四肢部位；屈指推法适用于颈项、四肢及脊柱；三指平推法适用于胸腹部；掌平推法适用于胸腹、背腰和四肢部位；拳平推法适用于背腰、四肢部位；肘平推法适用于背腰、臀和下肢肌肉丰厚部位；分推法常用于小儿及面部美容。

3. 作用　具有调和气血、清脑明目、平肝潜阳、宽胸理气、消胀除满、通便导滞、疏通经络、温经散寒、舒筋活血等功效。

4. 适应证　治疗头痛、头晕、失眠、胸闷、腹胀、便秘、食积、风湿痹痛、腰腿痛及感觉麻木迟钝等病症。

揉　法

术者以指、掌、拳、膊或肘尖为着力点，在治疗部位上带动皮肤一起做轻柔缓和的回旋运动，使皮下组织之间产生内摩擦的手法，称为揉法。根据施术部位不同可分为指揉法、掌揉法、膊揉法、肘揉法及拳揉法。

【实训示范】

1. 指揉法　术者以中指或拇指端按压在治疗部位上，带动皮肤做幅度由小到大、力度由轻渐重的环旋运动（图 4–27）。

2. 掌揉法　术者以手掌或掌根按压在治疗部位上，带动皮肤做幅度由小到大、力度由轻渐重的环旋运动（图 4–28）。

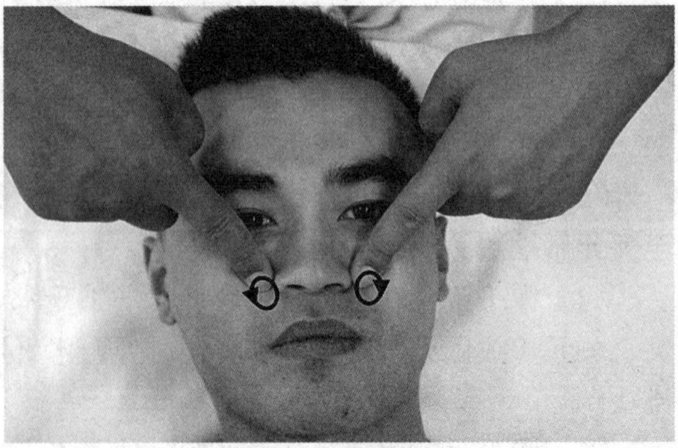

图 4–27　指揉法

3. 膊揉法　术者前臂呈中立位，手握空拳或自然伸直，以前臂尺侧肌肉丰厚处着力，通过肩关节小幅度环转发力，带动该处皮肤及皮下组织一起做回旋运动（图4–29）。

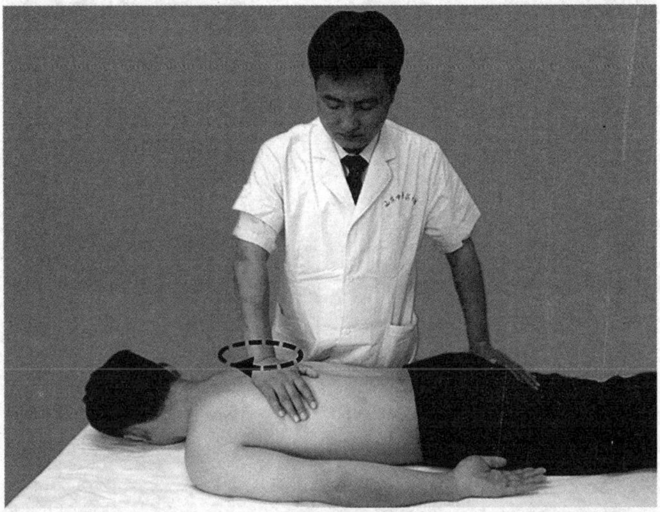

图 4–28　掌揉法

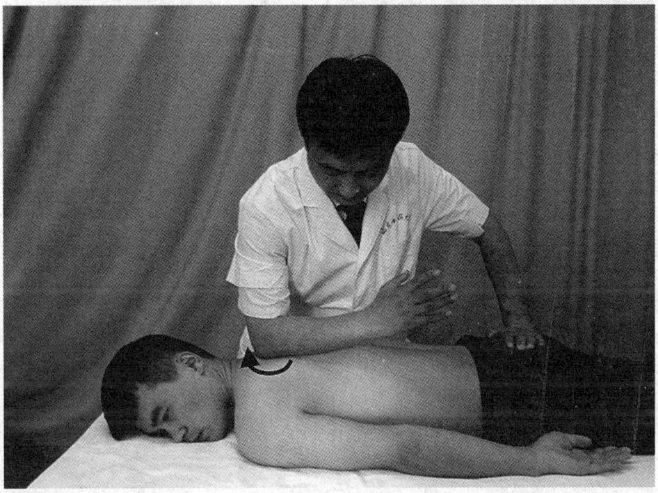

图 4–29　膊揉法

4. 肘揉法　术者以肘尖按压在治疗部位上，带动局部皮肤做幅度由小到大、力度由轻渐重的环旋运动（图 4–30）。

5. 拳揉法　术者手握空拳以四指近侧指间关节背侧突起部着力，按压在治疗部位上，带动皮肤做幅度由小到大、力度由轻渐重的环旋运动（图 4–31）。

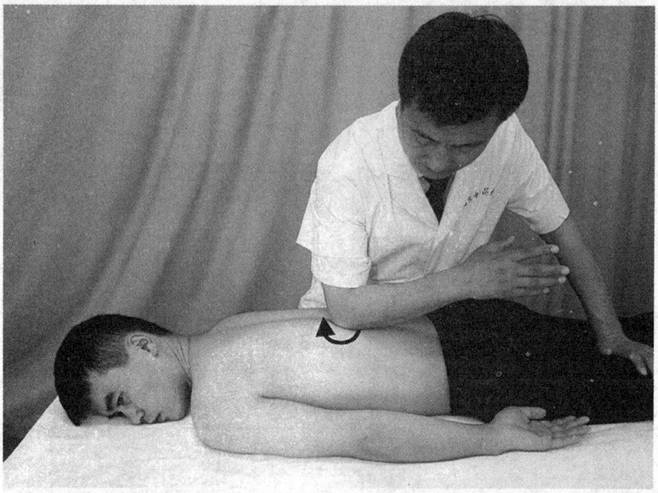

图 4–30　肘揉法

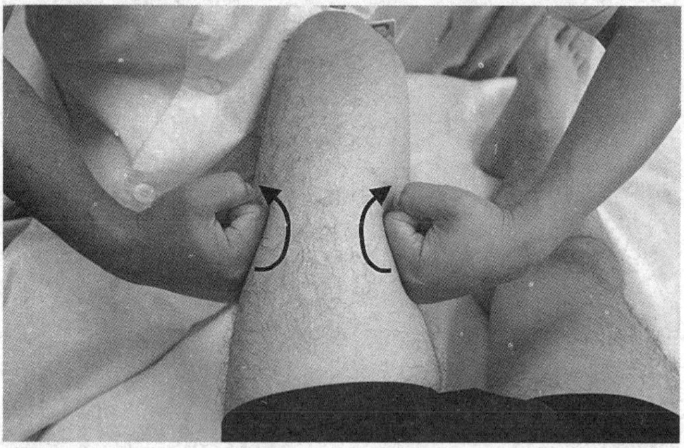

图 4–31　拳揉法

【实训要领】

1. 操作时贵在柔和，揉转的幅度应由小渐大，用力应由轻渐重。

2. 术手着力点要吸定在治疗部位上带动皮肤一起做回旋运动，不能在皮肤表面摩擦或滑动。

3. 操作频率为 100 ～ 160 次 / 分。

【手法实训】

1. 米袋练习　术者以指、掌、四指近侧指间关节背侧突起、前臂尺侧肌群肌腹或肘尖为着力点，按照操作规范，于米袋上进行揉法的模仿练习。

2. 人体练习

（1）指揉法　受术者仰卧位，术者用中指或拇指端于太阳、印堂、下关、头维、百会、合谷、曲池、手三里、足三里、三阴交、天枢、中脘等经穴进行指揉法定点练习。

（2）掌揉法　受术者俯卧位，术者用掌或掌根于背腰部及下肢膀胱经进行掌揉法定点或走线练习。

（3）拳揉法　受术者俯卧位，术者用空拳于背腰部、下肢膀胱经及下肢内外侧进行拳揉法定点或走线练习。

（4）膊揉法　受术者俯卧位，术者以前臂尺侧肌肉丰厚处着力，于背腰部、臀部及下肢后侧进行膊揉法定点或走线练习。

（5）肘揉法　受术者俯卧位，术者以肘尖着力，于背腰部夹脊穴、环跳、承扶、殷门等穴进行肘揉法练习。

【临床应用】

1. 力学特点　刺激强度大，力度缓和深透。

2. 适用部位　掌根揉法适用于腰背、臀部及四肢肌肉丰厚处；指揉法适用于全身各部经穴以及需要做点状刺激的部位；膊揉法适用于背腰、臀部及四肢肌肉丰厚处；肘揉法适用于深层组织的刺激。

3. 作用　具有宽胸理气、健脾和胃、活血化瘀、祛风散寒、镇静安神等功效。

4. 适应证　治疗头痛、眩晕、失眠、面瘫、脘腹胀痛、胸胁痛、便秘、腹泻及腰背、四肢软组织损伤等病症。

搓　法

术者用两掌夹住肢体的一定部位，相对用力做快速、小幅度、相反方向的搓动，并循序移动的手法，称为搓法。根据受术部位不同可分为搓肩及上肢、搓胁肋及下肢。

【实训示范】

1. 搓肩及上肢　受术者正坐位，术者取马步或弓箭步位于其侧前方，双手掌先在肩关节前后相对用力做回旋搓揉，然后夹持住上肢近端做快速、小幅度地来回搓揉，同时向远端移动至腕部（图 4–32）。

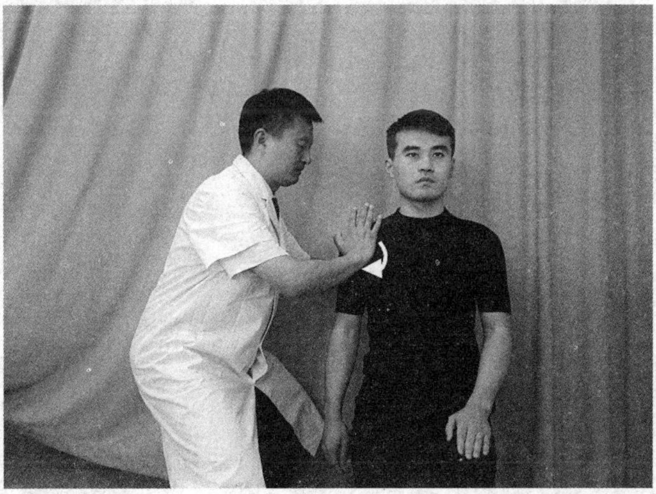

（1）

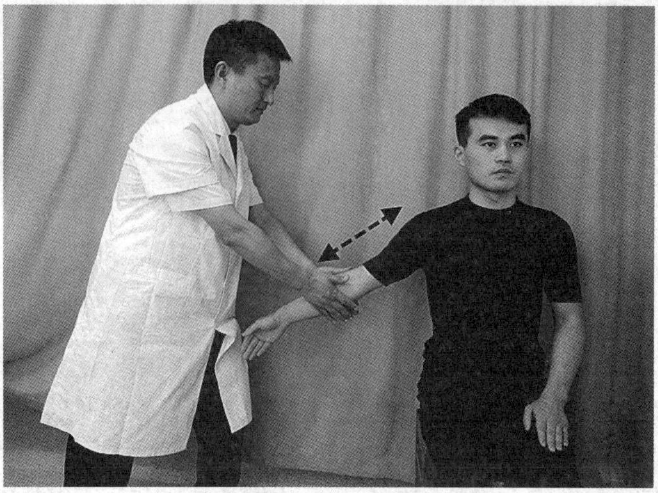

（2）

图 4–32　搓肩及上肢

2. 搓胁肋　受术者坐位或仰卧位，术者站其后方或体侧，以双掌夹持腋下胁肋两侧，相对用力做快速、小幅度的前后搓揉，并同时向下移动至腰眼处（图 4–33）。

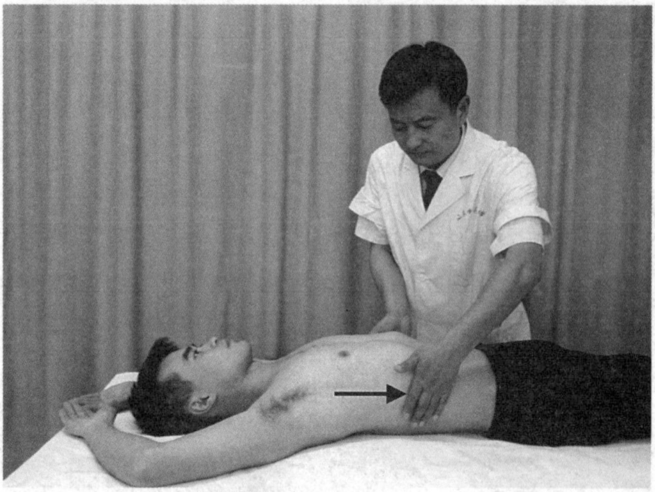

图 4–33　搓胁肋

3. 搓下肢　受术者仰卧位，术者站其右侧，左掌置于大腿根部外侧平髀关穴处，右掌紧贴膝关节内上方血海穴处，两掌相对用力做快速、小幅度地来回搓揉，同时左手边搓边向下移动至梁丘穴处，右手在原处不动（图 4–34）。

【实训要领】

1. 受术者肢体放松，不可用力对抗。

2. 操作时应快搓慢移。

3. 两掌对称用力，夹持力度适中，不可过轻或过重。

4. 操作时呼吸自然，不可屏气。

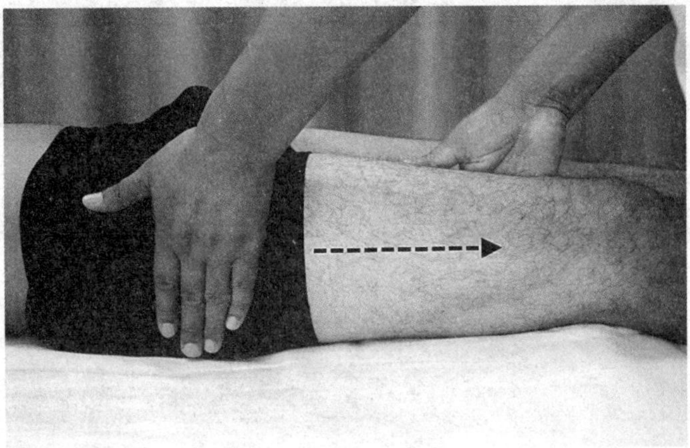

图 4-34　搓下肢

【手法实训】

1. 米袋练习　术者坐位，两掌夹持米袋进行搓法练习，待熟练后，再在人体上进行练习。

2. 人体练习

（1）搓上肢　受术者取坐势，术者站其侧前方，双掌夹持住肩及上肢，进行搓法练习。

（2）搓胁肋　受术者取坐势，术者站其后方，双掌夹持住其两胁部，自上而下进行搓法练习。

（3）搓下肢　受术者仰卧位，术者站其侧方，两掌夹持住其下肢内外侧进行搓法练习。

【临床应用】

1. 力学特点　刺激舒缓柔和。

2. 适用部位　上肢、下肢及胸胁部。

3. 作用　具有调和气血、理顺组织、舒筋通络、疏肝理气等功效。

4. 适应证　治疗颈椎病、肩周炎、四肢疼痛及胸胁屏伤等病症。临床常与抖法联合使用，作为治疗结束手法。

抹　法

术者用手指罗纹面或手掌掌面在治疗部位上做上下、左右直线或弧线抹动的手法，称为抹法。根据施术部位不同可分为拇指抹法、三指抹法和掌抹法。

【实训示范】

1. 拇指抹法　术者以拇指罗纹面置于治疗部位上，其余四指扶持助力，肘关节主动屈伸带腕，腕带拇指做上下、左右直线或弧线抹动（图 4-35）。

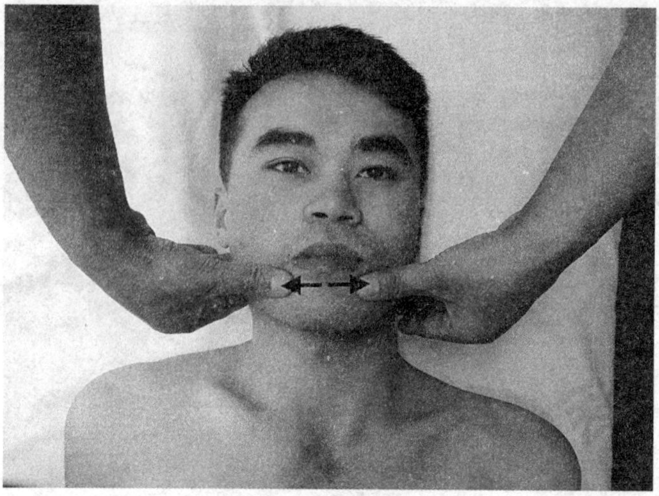

图 4–35 拇指抹法

2. 三指抹法 术者以食指、中指和无名指三指指面置于治疗部位上，肘腕用力，带动三指指面做上下、左右直线或弧线抹动（图 4–36）。

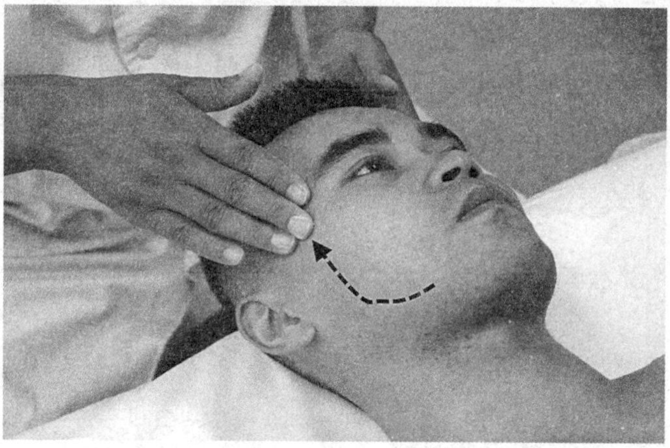

图 4–36 三指抹法

3. 掌抹法 术者以手掌掌面置于治疗部位上，肘腕用力，带动手掌掌面做上下、左右直线或弧线抹动（图 4–37）。

【实训要领】

1. 抹法可做直线或弧线运动；也可单向操作，或往返操作，常常双手交替或同步操作。

2. 自然着力，轻而不浮，重而不滞。

3. 抹动速度、压力要均匀，动作要灵活。

4. 配合介质使用，以保护皮肤，增强疗效。

5. 频率为 100 ～ 120 次 / 分。

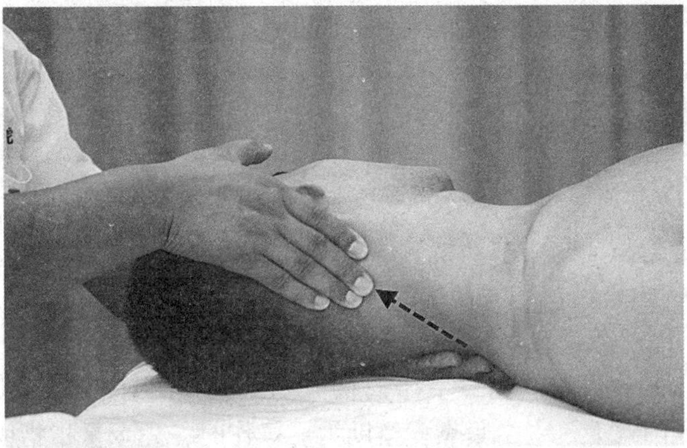

图 4–37　掌抹法

【手法实训】

1. 米袋练习

（1）指抹法　术者以单手或双手拇指罗纹面着力，在米袋上沿前后或左右方向，做直线或弧形抹动。

（2）掌抹法　术者以单掌或双掌面着力，在米袋上沿前后或左右方向，做直线或弧形抹动。

2. 人体练习

（1）抹头面部　受术者仰卧位，术者双手轻扶其头侧，以两拇指罗纹面着力，由印堂交替向上抹至神庭，反复数次；再由额正中线，分别向两侧分抹至太阳，反复数次；然后再依次分抹眉弓（攒竹→鱼腰→丝竹空一线）、由内向外分抹眶上缘、分抹双睛（受术者闭眼，从上眼睑抹过）、由内向外分抹眶下缘、分抹鼻旁（由睛明经鼻旁至迎香）、分抹双颊（承泣→颧髎→下关→耳前）、分抹人中（人中→地仓→颊车）、分抹承浆（承浆→大迎→颊车）。

（2）抹项后部　①受术者坐位，术者与其对面而立，以双手大鱼际或掌根着力，分别由两侧风池抹至肩井；②受术者仰卧位，术者坐于头侧，用双掌交替从大椎穴抹至风池穴。

（3）抹胸腹部　受术者仰卧位，术者用双手拇指罗纹面或手掌面着力，沿胸腹自上而下做双手交替抹法；或自上而下由胸腹正中线向两侧做分抹法。

（4）抹手部　受术者坐位或仰卧位，术者用双手握其手掌两侧，以双手拇指罗纹面或大鱼际着力，分别在其手背或手掌部，做上下、左右方向的抹法。

（5）抹下颌　受术者仰卧位，术者坐其头侧，以双手食指、中指和无名指螺纹面及掌面置于下颌部，沿下颌向脸颊交替或同时抹动。

【临床应用】

1. 力学特点　力度较轻，动作轻灵。

2. 适用部位　指抹法常用于头面部；掌抹法常用于项后部、胸腹部、腰背、四肢等部位。

3. 作用 具有醒脑明目、疏经通络、镇惊安神、宽胸理气、和胃降逆等功效。

4. 适应证 治疗感冒、头痛、失眠、面瘫、近视、颈椎病、落枕、胸闷、咳喘、脘腹胀满等病症。

拘抹法

术者以双手食指指面与中节的桡侧缘着力，自前向后沿弧线拘抹双侧太阳穴及颞、枕部的手法，称为拘抹法。

【实训示范】

受术者端坐，术者站其身后，双手拇指分别抵在其枕骨两侧，以双手食指指面着力，按放在两侧太阳穴上，中指紧靠食指助力。操作时，先令食指指面在太阳穴上揉动3～5遍，再逐渐向后上方沿少阳经做弧线推抹；至耳上方时，食指屈曲，以食指中节桡侧缘向后下推抹至枕骨两侧，与拇指合拢（图4–38）。

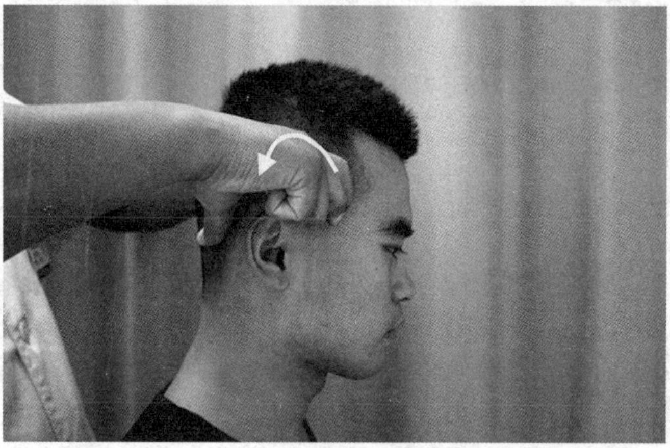

图4–38 拘抹法

【实训要领】

1. 操作时，食指桡侧缘紧贴头皮，用力要缓和而着实，不宜产生疼痛。

2. 食指指面在太阳穴处做运转揉抹。

3. 着力面过渡要自然连续，每次拘抹3～5次即可。

【手法实训】

拘抹法练习 受术者端坐，术者站其身后，按照操作规范在眼眶、头颞部进行拘抹法练习。

【临床应用】

1. 力学特点 刺激较为柔和，为一指禅推拿流派用于双侧颞部少阳经的特效手法。

2. 适用部位 头颞部、眼眶部。

3. 作用 具有平肝潜阳、醒脑明目、清眩止痛等功效。

4. 适应证 治疗头痛、头昏、头胀、头晕、失眠、心烦、耳鸣及高血压等病症。

扫散法

术者以拇指桡侧或食指、中指、无名指、小指指端着力，在受术者颞部沿少阳经自前向后，从上到下做快速来回短距离推擦的手法，称为扫散法。

【实训示范】

受术者端坐，术者面对受术者站立，腕部放松，一手扶其一侧颞部，另一手用拇指桡侧面或食指、中指、无名指、小指指端面着力。操作时，肘关节主动屈伸，带动腕关节摆动，使着力指从头维穴处开始，自前向后，从上到下，依次沿颞侧胆经三线，做快速、短距离来回推擦，并边扫散边沿经络线向后移动（图 4–39）。

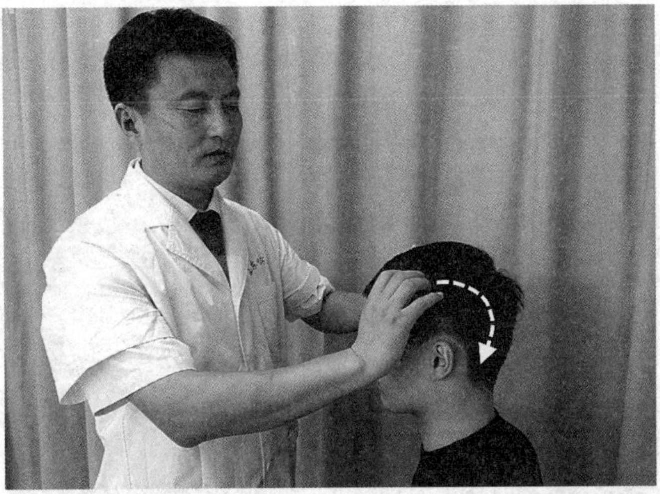

图 4–39　扫散法

【实训要领】

1. 施术部位应紧贴头皮，要求轻而不浮，重而不滞。

2. 操作时遵循自前向后顺经操作的原则。

3. 操作时，一手要固定好头部，避免受术者的头部随操作而晃动，以防产生头晕不适等症状。

4. 头发较长者，手指应插入发根，紧贴头皮操作，防止牵拉头发而致痛。

5. 推擦距离宜短，频率约为 250 次 / 分。

6. 施术部位可用拇指桡侧；或用四指指端；或在耳前经线上用拇指桡侧，至耳后经线时用四指指端。

【手法实训】

1. 拇指扫散法　受术者坐位，术者站于其侧前方，一手扶住其侧头部，另一手以拇指桡侧着力，于受术者颞部从前向后、从上到下做弧形推擦扫散。

2. 四指扫散法　受术者坐位，术者站其侧前方，一手扶其侧头部，另一手以食指、中指、无名指、小指指端着力，于其颞部自前向后、从上到下做弧形推擦扫散。

【临床应用】

1. 力学特点 动作轻灵如拂尘状。

2. 适用部位 颞部手、足少阳经。

3. 作用 具有平肝潜阳、镇静安神、祛风散寒等功效，是内功推拿流派的特色手法。

4. 适应证 治疗头痛、偏头痛、高血压、失眠、眩晕、感冒等病症。

膊运法

术者以前臂尺侧腕屈肌群肌腹着力，在治疗部位上做环形摩动的手法，称为膊运法。

【实训示范】

术者站位，手握空拳或呈自然散手状，以前臂尺侧腕屈肌群肌腹隆起部位着力，上身略前倾。操作时以肩关节为支点，上臂主动施力，带动前臂着力部位在治疗部位做环形摩动（图 4–40）。

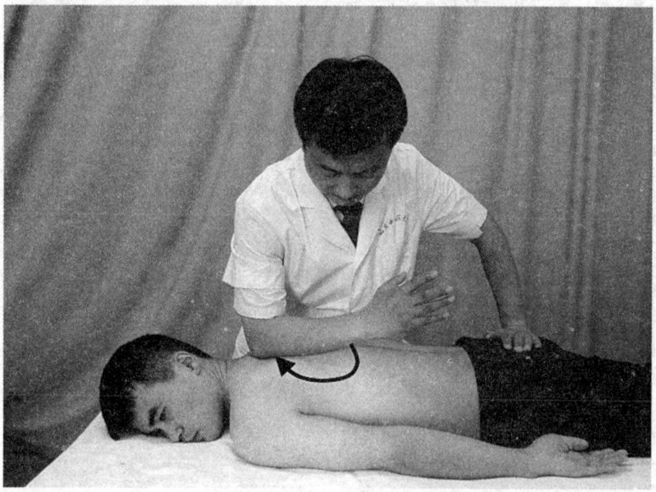

图 4–40 膊运法

【实训要领】

1. 操作时，术者前臂尺侧的接触面大小，可根据治疗部位和作用确定，一般以前臂尺侧肌肉丰厚处着力为宜，并要求紧贴体表移动。

2. 用力要均匀适中，频率宜稍慢，约 100 次 / 分，不宜带动受术部位皮肤。

3. 操作时，可以配合做膊揉法。

【手法实训】

1. 米袋练习 术者站立位，米袋置于桌面上。术者屈肘 90°，以前臂尺侧肌肉丰厚处着力，在米袋上做环形的摩擦移动。

2. 人体练习

（1）背腰、臀部膊运法 受术者俯卧位。术者以膊运法，在背腰部做环形摩动；或沿其脊柱两侧的足太阳膀胱经，边膊运边做上下方向的直线移动，双手交替练习。

（2）下肢部膊运法　受术者仰卧位或俯卧位，术者以膊运法，在其大腿的前面、外侧和后面，做上下往返移动。

（3）腹部膊运法　受术者仰卧位，术者用膊运法，轻轻用力在其腹部做环形摩动。

【临床应用】

1. 力学特点　用力轻柔缓和。

2. 适用部位　肩、背、腰、臀、下肢等肌肉丰厚部位。

3. 作用　具有疏通经络、活血化瘀、解痉止痛、温经散寒、疏肝和胃、调经活血等功效。

4. 适应证　治疗肩背肌肉酸痛、急性腰肌扭伤、慢性腰肌劳损、风湿痹痛、月经不调、痛经等病症。

搔　法

术者用五指指腹在头部做快速、轻柔、富有弹性的抓抚摩擦的手法，称为搔法。

【实训示范】

术者五指自然屈曲并略分开，单手或双手手指的指端着力。操作时，以掌指关节主动屈伸，使其手指面在头部做小幅度、快速、有节律的弹性抓抚摩擦，并自前而后反复操作（图 4–41）。

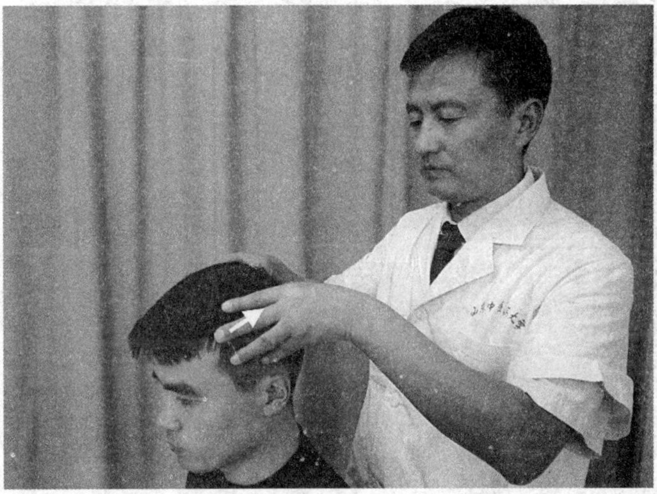

图 4–41　搔法

【实训要领】

1. 操作时，以五指指端着力，不宜用指甲抓挠。
2. 指间关节屈伸幅度小，用力轻柔缓和，动作轻快灵活而富有弹性。
3. 可在整个头部搔抓，也可循经操作。

【手法实训】

头部搔法练习　受术者坐位或仰卧位，术者站立或坐位，以双手五指指腹为着力点，在头部或循经络做轻柔、富有弹性的搔抓，并前后、上下方向或循经络移动。

【临床应用】

1. 力学特点 轻柔舒适，发力短促，富有弹性。

2. 适用部位 头部或头部经络。

3. 作用 具有健脑安神、祛风通络等功效。

4. 适应证 治疗头痛、头晕、失眠等病症。亦是头部保健按摩的常用手法。

托摩法

术者五指并拢，以小指及小鱼际尺侧着力，在腹部沿逆时针方向摩动并顺势将下垂之胃腑上托的手法，称为托摩法。

【实训示范】

1. 预备姿势 受术者仰卧，术者坐其体侧，五指并拢，掌指关节及指间关节微屈，使掌心略内凹。

2. 操作 术者以小指及小鱼际尺侧缘紧贴在胃大弯底部，余指顺势兜托住腹部，当受术者深呼气时，术手随之沿逆时针方向自左下至左上用力摩动将胃脘向上托起（图 4–42）。继而自右上向右下方用虚力轻摩。如此，左半周用实力向上托摩，右半周用虚力向下轻摩，周而复始。

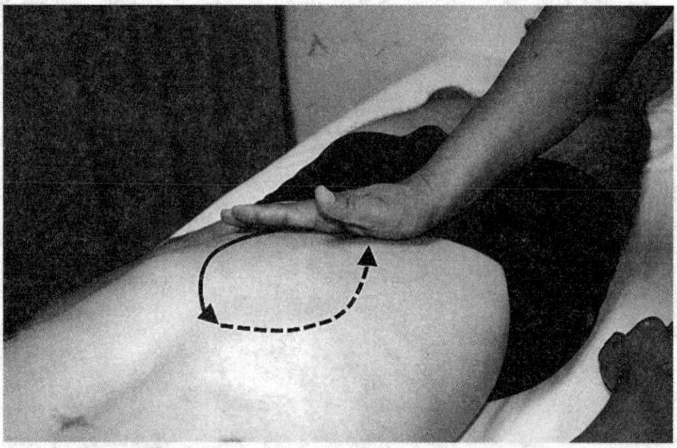

图 4–42 托摩法

【实训要领】

1. 呼气时手掌顺势向上托摩腹部。

2. 至胃大弯底部时，宜稍用力下压腹部向上托摩，待摩至上腹部时用力宜轻，不要用力下压。

3. 频率不宜太快，10 ～ 20 次 / 分。

4. 一般在餐后 2 小时再施术，防止胃气上逆而导致恶心、呕吐。

【技能训练】

托摩法练习　受术者仰卧位，术者坐其体侧，按照操作规范及要领在人体上腹部反复进行练习。

【临床应用】

1. 力学特点　轻柔舒适。

2. 适用部位　腹部。

3. 作用　具有升提胃腑、健脾和胃等功效。

4. 适应证　治疗胃下垂的主要手法。配合插法、一指禅推法、振法、揉法等，可治疗脾胃虚弱、中气下陷所致的脘腹坠胀食后益甚、大便溏薄、气虚乏力、体质羸弱等病症。

第三节　振动类手法

【实训目的】

掌握抖法的操作规范、实训要领及临床应用；熟悉振法的操作规范、实训要领及临床应用；了解颤法的操作规范、实训要领及临床应用。

抖　法

术者双手握住受术者肢体远端，用力做上下抖动的手法，称为抖法。根据受术部位的不同，可分为抖腕法、抖上肢法、抖下肢法及抖腰法。

【实训示范】

1. 抖腕法　受术者坐位，术者站其体侧，握住前臂下端做快速、小幅度的上下抖动，带动腕关节做被动屈伸运动（图 4–43）。

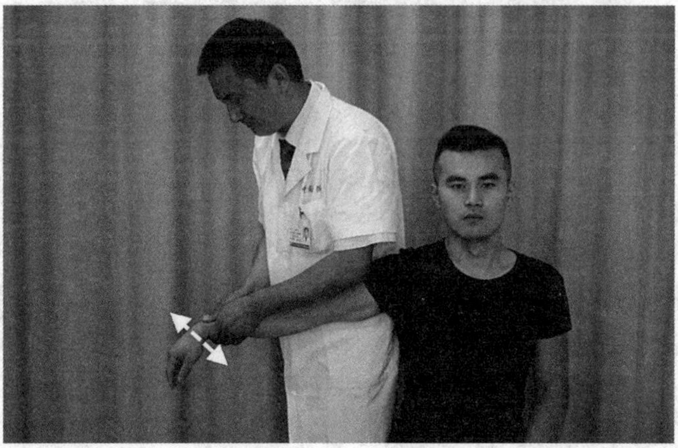

图 4–43　抖腕法

2. 抖上肢

（1）握腕抖法　受术者坐位，术者取马步站其侧方，双手握其腕关节，轻轻用力将上肢拉直，掌面向下，做快速、小幅度的上下抖动（图 4–44）。

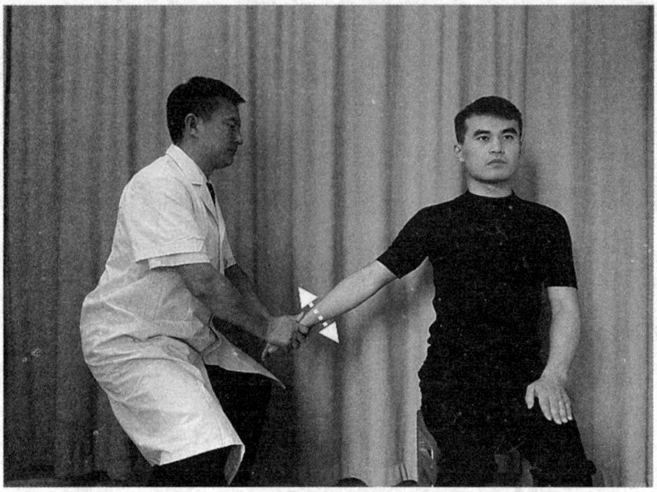

图 4-44　握腕抖法

（2）握手抖法　受术者正坐，术者站其侧后方，一手扶其肩，另一手握其手，使其上肢掌面向前。操作时另一手轻轻将其上肢牵拉至向前外侧位置，再做幅度由大到小、快速的前后抖动（图 4-45）。

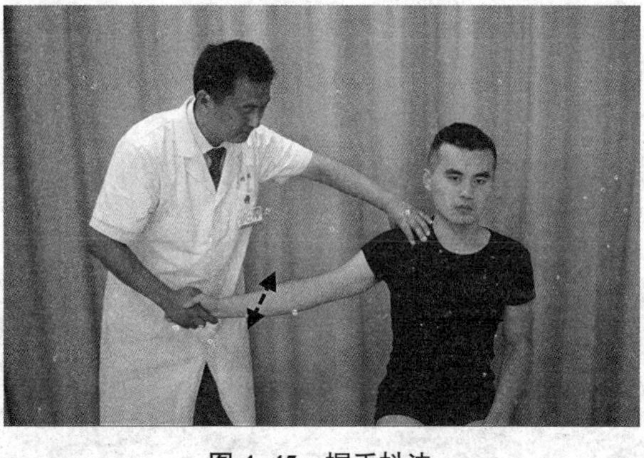

图 4-45　握手抖法

3. 抖下肢　受术者仰卧，术者站其足侧，用双手握住其一侧小腿下端。操作时先将下肢牵引至自然伸直并抬离床面约 30°角处，再做快速小幅的上下抖动（图 4-46）。

4. 抖腰法　受术者俯卧，术者站其足侧，用双手握其双侧小腿下端。操作时先用力将其双下肢拉直，再将其提起、放下数次，上提度数一次高于一次，最后将其腰腹快速提离床面，同时用力牵抖下肢（图 4-47）。

【实训要领】

1. 操作时固定肢体远端的双手不要握得太紧，否则动作滞涩。

2. 被抖动的肢体要自然伸直、放松，不要将其牵拉得太紧。

3. 上肢部抖动幅度宜小，频率宜快；下肢部抖动幅度宜稍大，频率宜稍慢；腰部抖动幅度宜较大，频率宜较慢。

4. 操作时，呼吸自然，不能屏气。

5. 抖腰法要掌握好发力时机。

6. 抖四肢时，每次操作 0.5 ～ 1 分钟左右；抖腰时，每次操作 1 ～ 2 次即可。

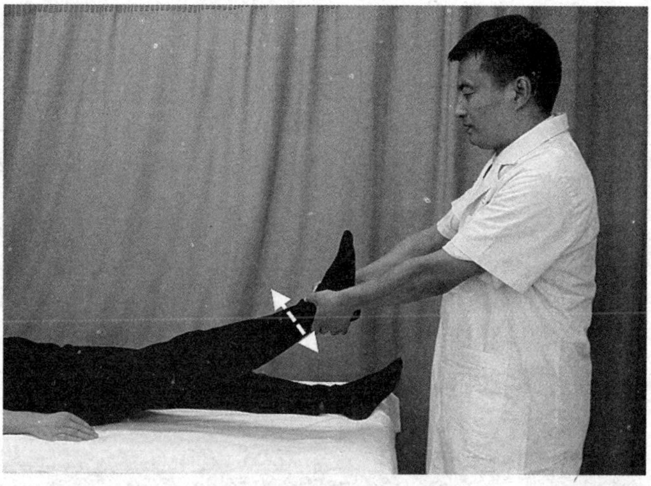

图 4–46　抖下肢

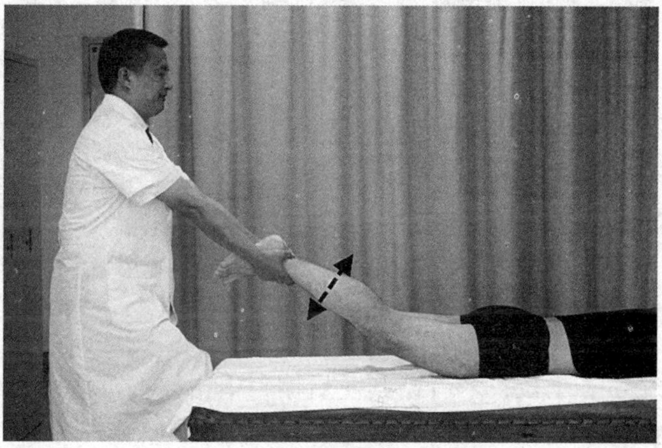

图 4–47　抖腰法

【手法实训】

1. 抖腕法　受术者坐位，术者站其体侧，按照操作规范练习抖腕法。

2. 抖上肢法　受术者坐位，术者弓步站其体侧，按照操作规范练习握腕抖法、握手抖法。

3. 抖下肢法　受术者仰卧位，术者站其足侧，按照操作规范练习抖下肢法。

4. 抖腰法　受术者俯卧位，术者站其足侧，按照操作规范练习抖腰法。

【临床应用】

1. 力学特点 轻快柔和，力达肌肉关节。

2. 适用部位 四肢部及腰部。

3. 作用 具有调和气血、舒筋通络、滑利关节、松解粘连等功效。

4. 适应证 治疗肩周炎、颈椎病、髋部伤筋、腰椎间盘突出症等病症。

振 法

术者以中指端或手掌自然着力，前臂屈腕肌群与伸腕肌群交替静止性用力产生的轻柔振颤，持续地作用于治疗部位上的手法，称为振法。根据施术部位不同，可分为中指振法与掌振法。

【实训示范】

1. 掌振法 受术者仰卧位，术者端坐位，手掌与治疗部位自然贴平，肘略高于腕，依靠前臂屈腕肌群与伸腕肌群持续、快速、交替、协调的收缩与舒张，使手掌持续振颤，作用于治疗部位上（图 4–48）。

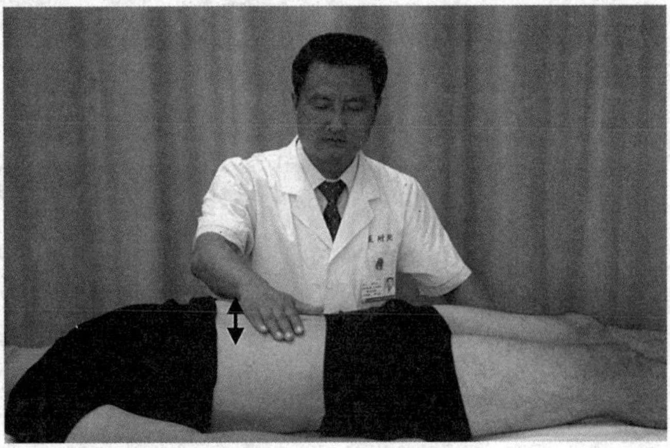

图 4–48 掌振法

2. 指振法 受术者坐位，术者站其左后侧，中指伸直，掌指关节屈曲 100°左右，腕关节略屈，或自然下垂屈曲 90°～ 100°，以指面垂直自然按压在治疗部位上，通过前臂屈腕肌群与伸腕肌群持续、快速、交替、协调的收缩与舒张，使手指持续震颤，作用于治疗部位上（图 4–49）。

【实训要领】

1. 中指或手掌不要主动加压，以自然着力为度。

2. 操作频率为 8 ～ 11 次 / 秒。

3. 操作时，术者意念要集中，呼吸匀和，气沉丹田，并用意念将气从丹田提起，引至手掌内劳宫穴或中指端，做到以意引气、以气生力、以力发振。切忌屏气，用强力“硬屏”而发振。

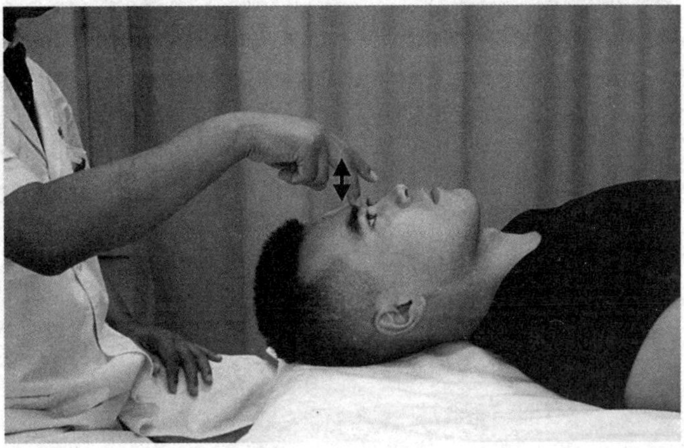

图 4-49 指振法

4. 本法需要长期训练方能运用自如。

【手法实训】

1. 指振睛明 受术者取仰卧位或坐位，术者用两手中指抵在受术者的睛明穴上，进行指振法练习。

2. 指、掌振腹部 受术者仰卧位，术者以指振法作用于其腹部中脘、气海、关元等穴，或用掌振法作用于腹部神阙穴进行掌振法练习。

3. 指、掌振腰骶部 受术者取俯卧位，术者于腰骶部命门、肾俞、腰阳关、关元俞、八髎等穴位或腰骶部，进行指振法或掌振法练习。

【临床应用】

1. 力学特点 轻快柔和，气力结合。

2. 适用部位 全身各部经穴，尤其适用于头面部与胸腹部。

3. 作用 具有镇静安神、明目益智、温中理气、消积导滞、调整脏腑功能等功效。

4. 适应证 治疗胃下垂、胃脘痛、头痛、失眠、咳嗽、气喘、形寒肢冷、腰痛、痛经、月经不调等病症。

颤 法

术者用单掌或双掌叠按，主动用力做快速、小幅度压放治疗部位的手法，称为颤法。根据施术部位不同，可分为单掌颤法和双掌颤法。

【实训示范】

受术者仰卧，术者站其腰腹一侧，用单掌或双掌叠起后对准治疗部位。操作时，术者主动用力，做快速、小幅度的一压一放动作，使受术部位持续振颤（图 4-50）。

【实训要领】

1. 术者主动用力振颤腹部时，振幅与压力不宜过大，以免引起腹部不适反应。

2. 操作时，不要将肘伸直，用肘关节的节律性小幅度屈伸带动手掌产生颤动。

3. 本法可用实掌，也可用虚掌按压治疗部位。

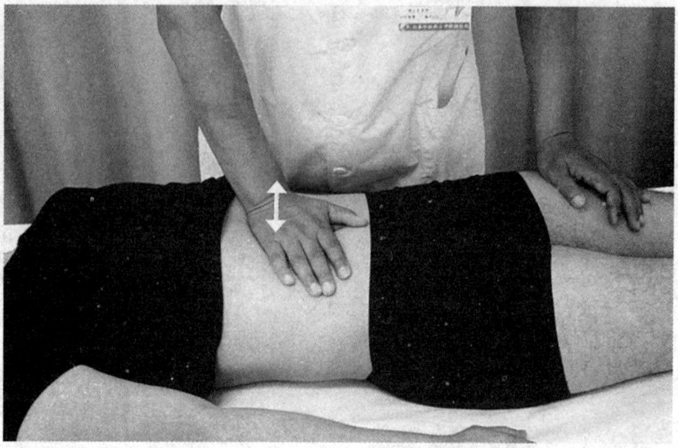

图 4–50　颤法

【手法实训】

掌颤法练习　受术者仰卧，术者站其腰腹一侧，用单掌或双掌叠起对准中脘、神阙、气海、关元等穴进行颤法练习。

【临床应用】

1. 力学特点　颤动幅度稍大而频率低，刺激温和而舒适。

2. 适用部位　腰腹部。

3. 作用　具有温中散寒、调理脾胃等功效。

4. 适应证　治疗寒性腹痛、胃脘胀满、消化不良、食欲不振、便秘、痛经、胃肠功能紊乱等病症。

第四节　按压类手法

【实训目的】

掌握按法、点法、拿法及弹拨法的操作规范、实训要领及临床应用；熟悉拿五经、捏法、掐法、捻法、勒法的操作规范、实训要领及临床应用；了解抵法、插法的操作规范、实训要领及临床应用。

按　法

术者用指、掌或肘尖着力，由轻渐重，由浅而深地反复按压治疗部位的手法，称为按法。根据施术部位不同，可分为拇指按法、中指按法、掌根按法、掌按法及肘按法。

【实训示范】

1. 指按法　术者以拇指，或中指指端，或双拇指叠加着力于治疗部位上，然后由浅而深，由轻渐重、缓缓向下用力，产生得气感后，停留 3 ～ 10 秒，然后再慢慢松开（图 4–51）。

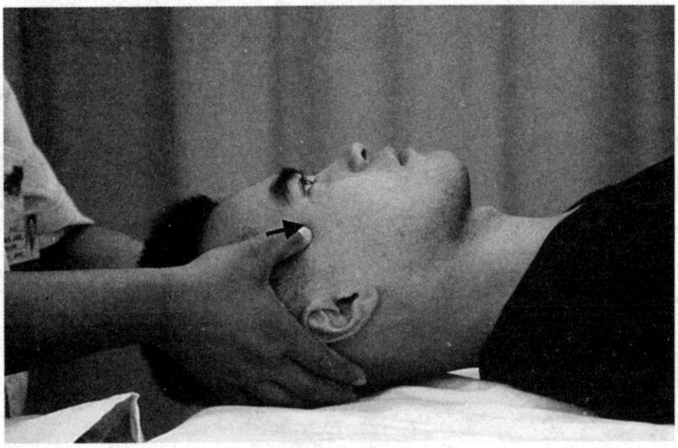

图 4–51　指按法

2. 掌按法　术者以掌根，或全掌，或双掌叠加着力于治疗部位上，然后由浅而深，由轻渐重，缓缓向下用力，产生得气感后，停留 3 ～ 10 秒，然后再慢慢松开（图 4–52）。

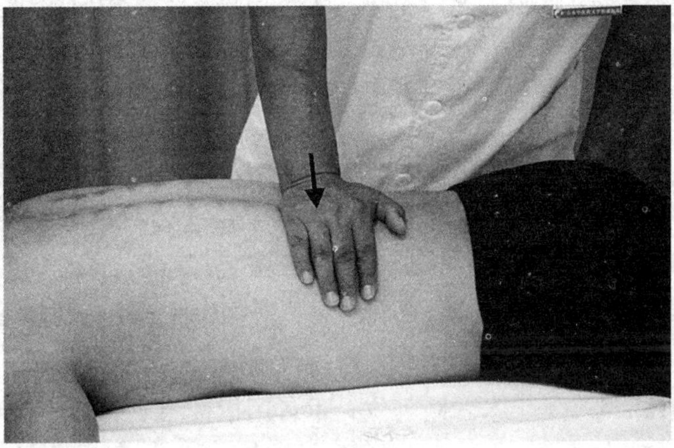

图 4–52　掌按法

3. 肘按法　术者以肘尖在治疗部位上着力，然后由浅而深，由轻渐重，缓缓向下用力，产生得气感后，停留 3 ～ 10 秒，然后再慢慢松开（图 4–53）。

【实训要领】

1. 按压的方向应与治疗面相垂直。
2. 用力要沉稳着实，由轻到重，由浅而深，不可骤然按压、骤然松开。
3. 双掌按压时可借助自身重力助力按压。
4. 按法常与揉法配合使用，在按压后施以揉法，即“按一揉三”。

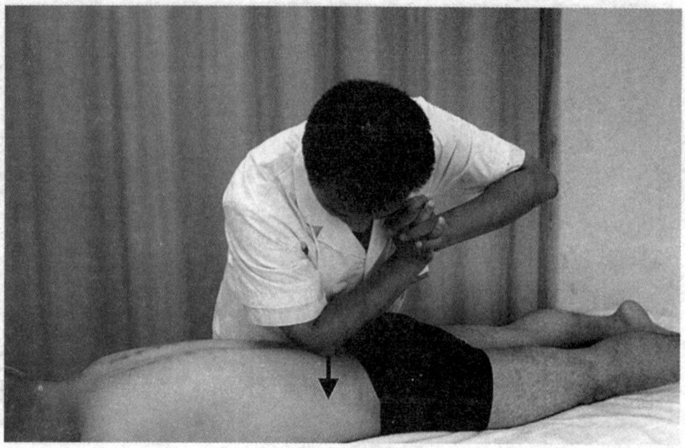

图 4–53　肘按法

【手法实训】

1. 定点练习

（1）头面部按法练习　受术者取仰卧位或坐位，术者用指按法于面部的睛明、攒竹、太阳、四白、印堂、神庭、迎香、颊车、下关等穴位进行按法练习，以得气为度。

（2）项背部按法练习　受术者取坐势，术者用指按法，或肘按法，或掌按法，于风池、大椎、肩中俞、肩外俞、肩井、天宗等穴进行按法练习，以得气为度。

（3）上肢部按法练习　受术者取坐势，术者用指按法于肩井、肩髃、肩髎、肩贞、天宗、臂臑、曲池、手三里、内关、外关、合谷等穴进行按法练习，以得气为度。

（4）胸腹部按法练习　受术者取仰卧位，术者以拇指按法于天突、膻中、上脘、中脘、下脘、天枢、气海、关元等穴位，按照“轻—重—轻”的发力原则进行按法练习，以得气为度。

（5）腰骶部按法练习　受术者取俯卧位，术者用拇指按法或叠掌按法于腰骶部肾俞、大肠俞、关元俞等穴进行按法练习，以得气为度。

（6）下肢部按法练习　受术者俯卧位，术者用指按法或肘按法或掌按法于秩边、环跳、承扶、殷门、委中、承山、昆仑、涌泉、太冲、太溪、解溪、足三里、阳陵泉、风市、三阴交、阴陵泉、血海等穴进行按法练习，以得气为度。

2. 走线练习

（1）指按腹中线或背部膀胱经：术者从中脘穴开始，沿腹正中线向下用双拇指交替点按，经中脘、下脘、水分、气海、关元，止于曲骨穴，反复进行点按。也可于背部点按膀胱经腧穴。

（2）术者以单掌或双掌于背腰部、下肢部膀胱经进行掌按法练习；或用拇指沿十四经络进行穴位按压练习。

（3）术者以肘尖按压脊柱两侧夹脊穴一线，或以双掌从上往下叠按督脉。

【临床应用】

1. 力学特点　中重度刺激，深透性强。

2. 适用部位　指按法用于穴位；掌按法用于腰腹部、四肢部；掌根按法用于面积较大、肌肉较丰厚的部位；肘按法与双拇指叠按法用于深层组织；双掌叠按法用于整脊。

3. 作用 具有开通闭塞、解痉止痛、舒筋活血、蠲痹通络、温阳解表、理筋整复及矫正脊柱畸形等功效。

4. 适应证 治疗内、外、妇、五官及伤科等疼痛病症。

附：抵法

术者用双掌或两拇指在治疗部位做对称性按压的手法，称为抵法。根据施术部位不同可分为掌抵法和指抵法。

【实训示范】

受术者坐位或仰卧位，术者取站位或坐位，用双掌或两拇指相对用力，在四肢关节或躯干相对部位上做由轻渐重的对称性按压（图 4–54）。

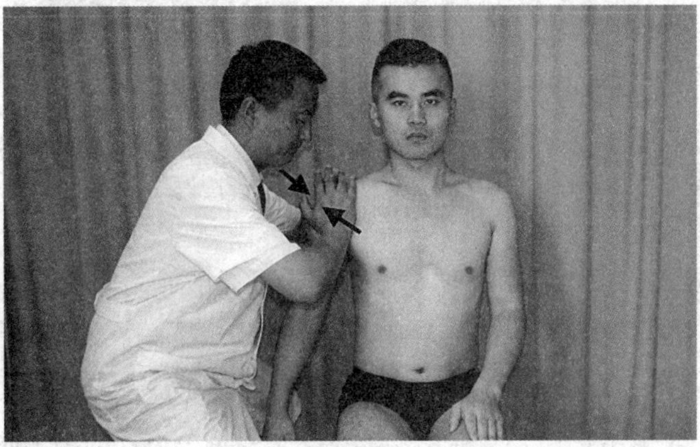

图 4–54 抵法

【实训要领】

1. 用力要由轻渐重，不可骤然按压。

2. 两掌或两指要对称垂直用力。

3. 每次操作可持续抵按数十秒，可反复操作 3 ～ 5 次。

【手法实训】

1. 抵按四肢部练习 术者按照操作规范，在人体四肢部进行抵法练习，如肩关节前后方、前臂内外侧、小腿内外侧、头部两侧、颈项部及膝部两侧等。

2. 抵按穴位练习 术者按照操作规范，在对称性穴位上操作，如双侧太阳穴，肩部前后方的肩贞、肩前穴。

【临床应用】

1. 力学特点 轻中度刺激，深透性强。

2. 适用部位 四肢部或对称性穴位。

3. 作用 具有疏通经络、舒筋活血、祛风解表等功效。

4. 适应证 治疗外感头痛、四肢酸胀、麻木及感觉迟钝等病症。

点　法

术者以指峰端、指间关节背侧骨突、肘尖部着力，由轻渐重强力按压治疗部位的手法，称为点法。按施术部位和操作形式不同，可分为指点法、指节点法、肘点法和拘点法。

【实训示范】

1. 拇指点法　术者拇指伸直，四指握拳，拇指内侧紧贴于食指桡侧并用力捏紧，以拇指端由轻渐重进行重力按压治疗部位，以得气为度，停留 5 ～ 10 秒，然后再由重渐轻恢复至起始位（图 4–55）。

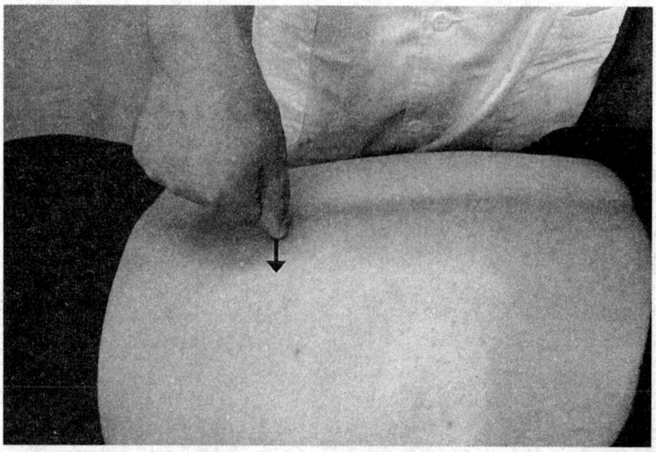

图 4–55　拇指点法

2. 中指点法　术者中指伸直，拇指、食指、无名指三指分别用力紧抵在其远侧指间关节周围，以中指指端由轻渐重进行重力按压治疗部位，以得气为度，停留 5 ～ 10 秒，然后再由重渐轻恢复至起始位（图 4–56）。

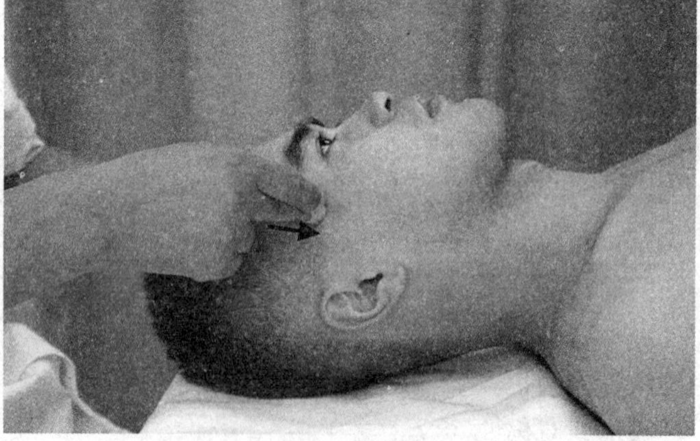

图 4–56　中指点法

3. 拇指指节点法　术手握成基本拳势，以拇指指间关节背侧突起部由轻渐重进行重力按压治疗部位，以得气为度，停留 5 ～ 10 秒，然后再由重渐轻恢复至起始位（图 4–57）。

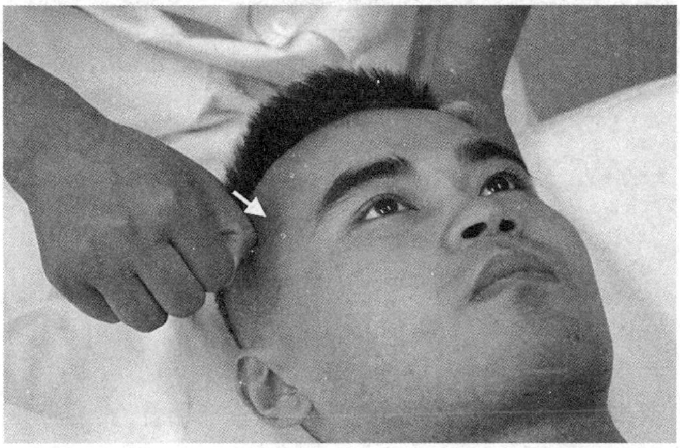

图 4–57　拇指指节点法

4. 食指、中指指节点法　术手握拳，食指或中指掌指关节略伸，并用其两旁手指将其指端夹紧，以其近侧指间关节背侧突起部由轻渐重进行重力按压治疗部位，以得气为度，停留 5 ～ 10 秒，然后再由重渐轻恢复至起始位（图 4–58）。

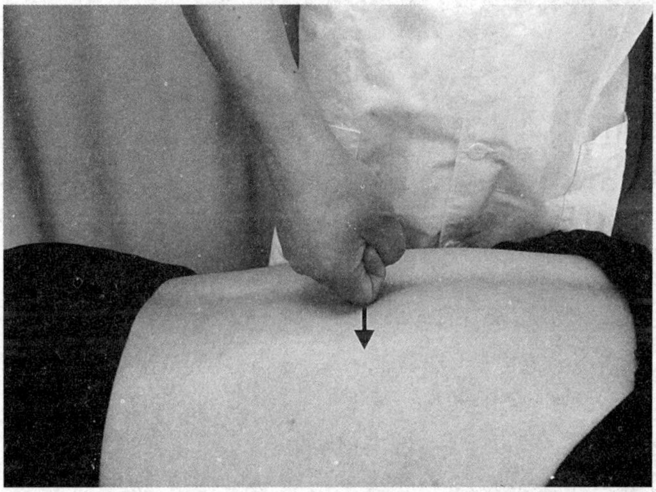

图 4–58　食指或中指指节点法

5. 肘点法　术者以肘尖部着力，由轻渐重进行重力按压产生强烈的得气感后，停留 5 ～ 10 秒，然后再由重渐轻恢复至起始位（图 4–59）。

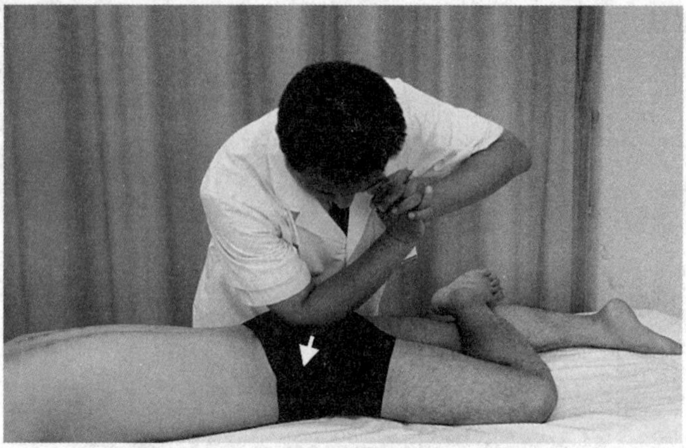

图 4-59 肘点法

6. 拘点法 术者将中指或四指屈曲成钩形，用其指端着力，自后向前或从下向上由轻渐重用力拘点治疗部位（图 4-60）。

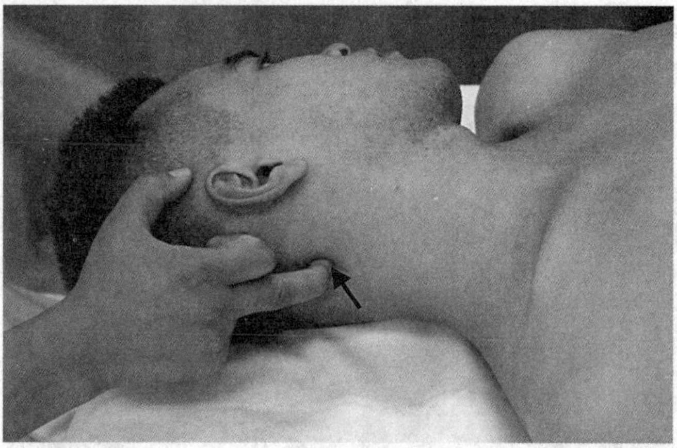

图 4-60 拘点法

【实训要领】

1. 点压的方向与受术部位相垂直。

2. 用力要由轻渐重，停留片刻，再由重渐轻。

3. 点法的力度要以患者能耐受为度，不可骤然按压或撤力。

4. 点法常与揉法复合使用，在点压后施以揉法，即“点一揉三”。

【手法实训】

（1）指点经穴法 术者以指点或指节点法于肾俞、天宗、合谷、曲池、大肠俞、居髎、环跳等穴进行点法练习。

（2）拘点法练习 ①受术者仰卧位，术者屈指，用四指指端着力在廉泉、委中、承山穴练习自下而上或由后向前用力的拘点法；②受术者坐位，术者屈指用中指端着力在天突穴由上而下用力拘点。

（3）肘点经穴法　按照操作规范于腰背部夹脊穴、居髎、环跳、承扶、殷门进行肘点法练习。

【临床应用】

1. 力学特点　作用点小而集中，深透性强。

2. 适用部位　全身各部，常用于肌肉或骨缝深处的陈伤或宿痹之顽痛点，具有明显的“以痛止痛”的功效。

3. 作用　具有开通闭塞、通经止痛、调整脏腑功能等功效。

4. 适应证　治疗脘腹疼痛、风湿顽痹、陈伤疼痛、肢痿瘫痪等病症。

掐　法

术者用拇指指甲着力于人体一定的部位或穴位，由轻渐重垂直掐压的一种手法，称为掐法。

【实训示范】

术者拇指屈曲以指甲中峰对准治疗穴点，其余四指在一侧扶持助力，由轻渐重垂直向下按压，以微微产生痛感为度（图 4–61）。

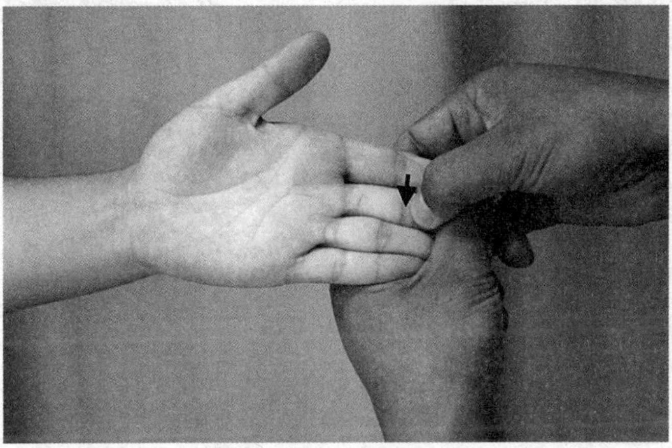

图 4–61　掐法

【实训要领】

1. 指甲垂直用力按压，用力由轻渐重，避免掐破皮肤。

2. 掐后常配合揉法，以减轻局部疼痛感。

3. 掐法次数不宜太多，中病即止，一般操作 3 ～ 5 次。

【手法实训】

1. 掐经穴练习　术者于人中、攒竹、鱼腰、太阳、百会、四神聪等头面部穴位进行掐法练习。

2. 小儿特定穴掐法练习　术者于威灵、精宁、十宣、四横纹、八卦穴进行掐法练习。

【临床应用】

1. 力学特点 刺激性较强。

2. 适用部位 全身各部穴位。

3. 作用 具有开窍醒神、镇惊止痛、发汗解表、温阳散寒等功效。

4. 适应证 治疗肢体痉挛、抽搐、昏厥、厌食、口舌生疮等病症。

捏 法

术者用拇指和其余四指相对用力，将治疗部位夹持提起，一捏一松，并循序移动的一种手法，称为捏法。根据施术部位不同可分为二指捏法、三指捏法和五指捏法。

【实训示范】

受术者坐位或仰卧位，术者站位或坐位，用拇指和食指，或食、中二指，或其余四指相对用力，夹持治疗部位的皮肤、肌肉或肌腱，一捏一松，并循序移动（图 4–62）。

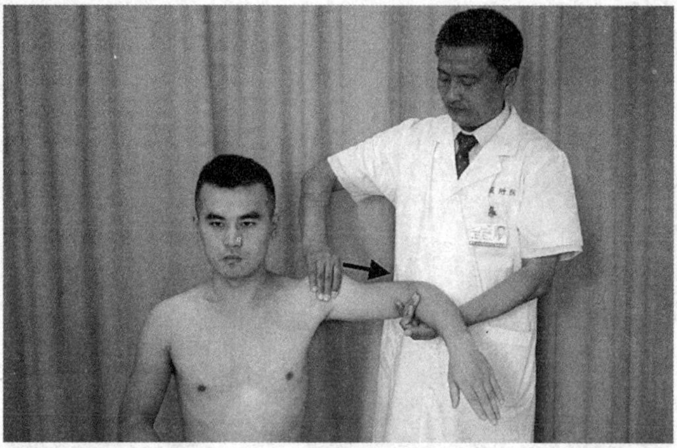

图 4–62 捏法

【实训要领】

1. 指面着力，避免抠掐。

2. 夹持力量大小适宜，提捏皮肤、肌肉量要适中。

3. 动作连贯有节奏性，用力均匀柔和。

【手法实训】

1. 上肢捏法练习 受术者坐位，术者站位，于三角肌、肱二头肌、肱三头肌及前臂桡侧、尺侧肌束进行捏法练习。

2. 下肢捏法练习 受术者俯卧位，术者站位，于小腿腓肠肌肌束进行捏法练习。

【临床应用】

1. 力学特点 刺激缓和舒适。

2. 适用部位 四肢部、颈项部和头部。

3. 作用 具有舒筋通络、行气活血、解除疲劳等功效。

4. 适应证 治疗颈椎病、肩周炎、四肢软组织损伤等病症。

拿　法

术者用拇指与食指或食、中二指或其余四指，或全掌缓缓地对称用力，将治疗部位捏而提起，并同时做揉搓的手法，称为拿法。根据施术部位不同可分为二指拿法、三指拿法、四指拿法、五指拿法及握拿法。

【实训示范】

1. 指拿法　术者以拇指与食指或食、中二指或食、中、无名三指或其余四指指面着力，指间关节伸直，掌指关节主动屈曲用力，捏、提、揉、搓治疗部位（图 4–63）。

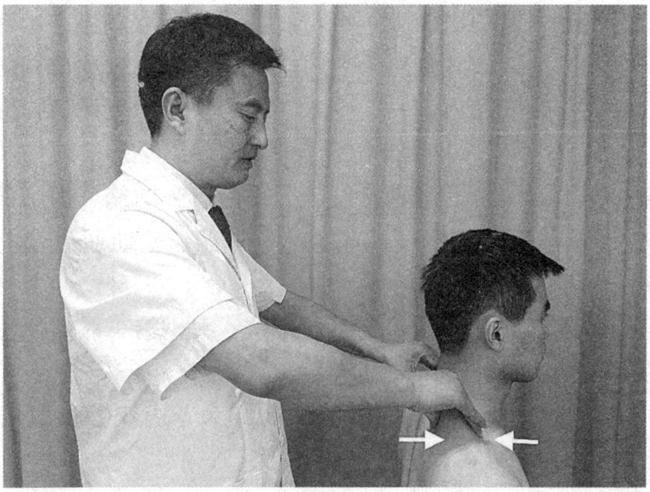

图 4–63　指拿法

2. 握拿法　术者以全掌着力，抓握并紧贴治疗部位的筋肉条索，相对用力捏提揉搓治疗部位，然后放松，如此反复操作（图 4–64）。

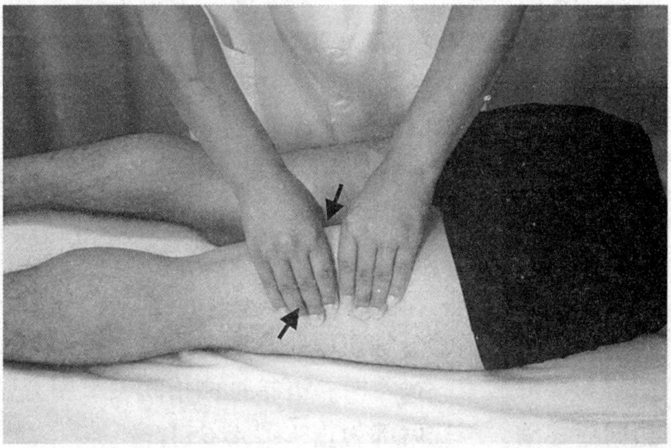

图 4–64　握拿法

【实训要领】

1. 腕部要放松，动作灵活并富于节律。

2. 用力要由轻渐重，再由重渐轻。

3. 提拿的劲力要深重，要拿至深层的肌腱、韧带、肌束等条索状组织。

4. 操作时不能用指甲着力抠掐治疗部位，以免引起疼痛等不适感。

5. 可在局部反复拿，也可顺肌束走行方向边拿边移动。

6. “拿而留之”，以加强临床疗效。

【手法实训】

1. 项背部练习 ①受术者坐位或俯卧位，术者站位，按照操作规范进行拿背筋（即拿位于肩胛骨下角内侧缘之骶棘肌肌束）练习；②受术者取坐势，术者分别以两指、三指、四指、五指拿双侧风池穴，并顺势沿风府至大椎方向拿颈项部两侧肌肉，最后，双手同时或交替提拿两侧肩井穴及肩部；③受术者取坐势，术者用两指沿着任脉自廉泉捏拿至天突穴。

2. 上肢部练习 受术者坐位，术者站位，分别沿着腋前筋（即腋前壁之胸大肌、胸小肌肌束）、肱二头肌及前臂尺侧一线，或腋后筋、肱三头肌肌束及前臂桡侧一线，或三角肌一线进行拿法练习。

3. 下肢部练习 受术者仰卧或俯卧，术者站位，分别沿下肢后侧、内侧、外侧及前侧肌束进行拿法练习。

4. 腹部练习 受术者取仰卧位，双下肢屈曲，术者用双手指腹用力提拿其腹壁肌肉，以得气为度。

【临床应用】

1. 力学特点 刺激深重而柔和。

2. 适用部位 颈项部、肩背部、侧腹部和四肢部。

3. 作用 具有舒筋通络、祛风散寒、行气活血、解痉止痛、开窍醒神等功效。

4. 适应证 治疗落枕、颈椎病、肩周炎、腰椎间盘突出症、外感头痛、腹痛、半身不遂、高血压、运动性疲劳等病症。

拿五经

术者用五指指面沿前发际至风池穴，抓拿头部督脉、左右太阳经及少阳经的手法，称为拿五经。

【实训示范】

受术者坐位，术者站其侧后方，左手扶持前额，右手五指分开指尖朝前，中指指面按放在督脉之神庭穴，食指、无名指分别按放在左右太阳经，拇指与小指则分别按放在左右少阳经，整个手掌与头部贴紧。操作时，五指远侧指间关节用力屈曲，如鹰爪状抓拿头部五经，边拿边向后移动，至枕后部为止（图 4–65）。

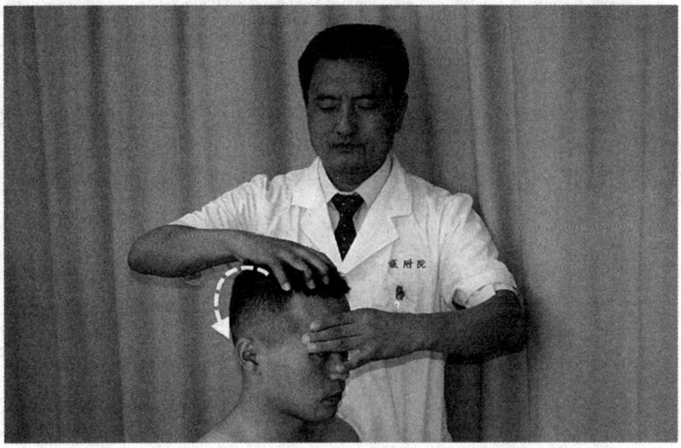

图 4–65　拿五经

【实训要领】

1. 操作时掌指面应紧贴头皮，五指指面着力，自前向后缓慢密拿。

2. 动作要稳妥、灵活，不可呆滞，不能牵拉发根，以免引起疼痛。

3. 每次抓拿 3 ～ 5 遍。

【手法实训】

拿五经练习　受术者取仰卧位或坐位，术者一手扶持前额或托住枕后部，另一手用五指自前发际经头顶向后至枕部，抓拿头顶部督脉、膀胱经及胆经，止于两侧风池穴。

【临床应用】

1. 力学特点　刺激缓和深透。

2. 适用部位　头顶部。

3. 作用　具有祛风散寒、平肝潜阳、开窍醒神、安神定志、健脑益髓等功效。

4. 适应证　治疗外感、高血压、椎动脉型颈椎病、神经衰弱、失眠及各种原因引起的头昏、头晕、头胀、头痛等病症。本法还可用于保健推拿，能够消除疲劳。

弹拨法

术者用拇指，或其余四指，或肘尖沿与肌束等条索状组织相垂直的方向，做单向或来回拨动的手法，称为弹拨法。

【实训示范】

1. 指拨法　术者用拇指，或食、中二指，或食、中、无名三指用力按压在受术者条索状组织一侧，沿与其相垂直的方向做单向或来回拨动（图 4–66）。用力应先轻渐重，再由重渐轻，呈波浪式起伏涨落。若单手指力量不足时，可将双手拇指重叠弹拨。

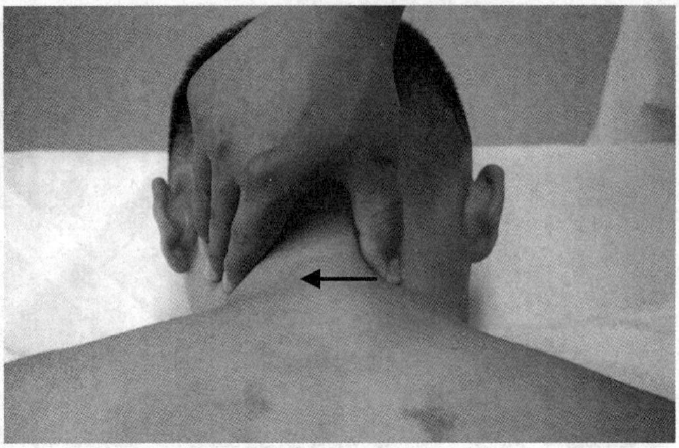

图 4–66　指拨法

2. 肘拨法　术者用肘尖按压在受术者条索状组织一侧，沿与其相垂直的方向做单向或来回拨动（图 4–67）。

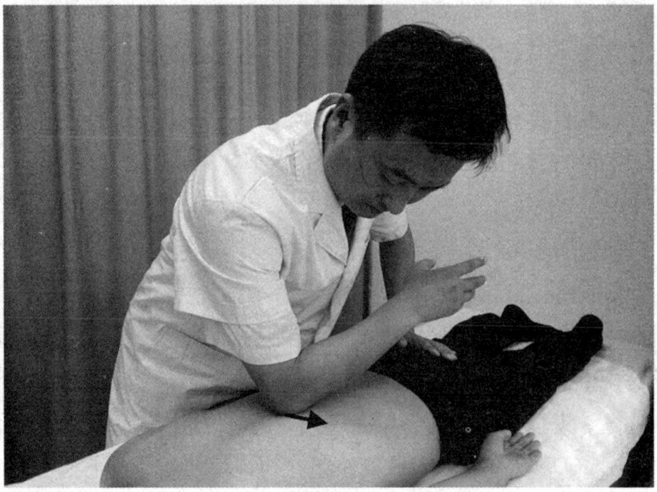

图 4–67　肘拨法

【实训要领】

1. 拨动时应带动皮肤一起来回拨动。
2. 用力应先轻渐重，再由重渐轻，刚柔相济。
3. 骨折的愈合期、急性软组织损伤者禁用。
4. 可定点弹拨，也可沿条索组织边拨边移动。
5. 操作频率要均匀、适中，一般在 150 ～ 200 次 / 分为宜。

【手法实训】

1. 指拨法练习　术者和受术者选择合适的体位，按照操作规范，在颈项部、肩胛骨内缘、斜方肌、冈下肌、大小圆肌、肱二头肌长头肌腱、背腰部骶棘肌、第 3 腰椎横突部、股二头肌肌腹、风市穴等部位，分别练习单拇指或双拇指叠指弹拨法。

2. 肘拨法练习　术者和受术者选择合适的体位，按照操作规范，于背腰部骶棘肌、背腰部夹脊穴、梨状肌、臀中肌等部位练习肘拨法。

【临床应用】

1. 力学特点　刺激强度大，刚柔相济。

2. 适用部位　颈、肩、背、腰、臀、四肢等部位的肌肉、肌腱等条束状组织。

3. 作用　具有剥离粘连、消散结聚、解痉镇痛等功效。

4. 适应证　治疗肩周炎、冈上肌肌腱炎、肩峰下滑囊炎、肱二头肌长头肌腱炎、颈椎病、落枕、腰椎间盘突出症、第 3 腰椎横突综合征、梨状肌综合征、中风偏瘫、腰背肌筋膜炎、骨关节炎等病症。

插　法

术者以食、中、无名、小指四指插入肩胛骨胸壁间隙的手法，称为插法。

【实训示范】

以插左侧肩胛为例。受术者坐位，左臂曲肘后伸，将手置于腰部。术者站其左后方，用左手扶其左肩前部，右手掌心朝外，食、中、无名、小指并拢伸直放于肩胛骨下角内侧并指向外上方。操作时，左手将受术者左肩向后内下推动，右手相对用力，与左手呈合拢之势，将右手四指插入肩胛骨胸壁间隙，停留 0.5 ～ 1 分钟，随后将插入之手缓缓退出（图 4–68）。

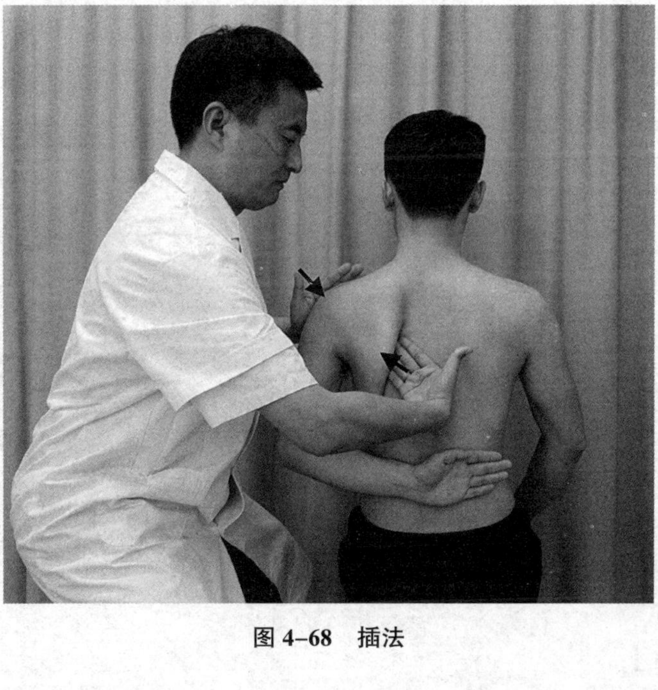

图 4–68　插法

【实训要领】

1. 双手要配合协调，插入之手斜向外上用力，抵肩之手向后内下推按用力，插入到一定深度。

2. 插入之手食、中、无名、小指之指间关节、掌指关节要用力伸直，指甲应修齐磨平。

3. 动作缓和轻柔而连贯，用力由轻到重，再由重到轻，不可骤然用力插入或退出。

4. 配合呼吸，呼气时插入，吸气时退出。

【手法实训】

插法练习 受术者坐位，术者站其后方，按照操作规范，于左右肩胛骨胸壁间隙进行插法练习。

【临床应用】

1. 力学特点 刺激强度适中，缓和有力。

2. 适用部位 肩胛胸壁关节间隙。

3. 作用 具有升阳举陷、舒筋活血、宽胸理气等功效。

4. 适应证 治疗胃下垂、肩周炎、肩胛下肌损伤、颈椎病、背肌纤维炎等病症。

捻 法

术者用拇指和食指夹持住指、趾桡尺侧或掌背侧，相对用力做来回搓揉的手法，称为捻法。

【实训示范】

术者一手握其腕部，另一手用拇、食二指，或拇指与食、中二指指面，或拇指与食指中节桡侧面夹持住受术者指（趾）根部，或指（趾）间关节，相对用力做快速来回搓揉并由指（趾）根向指（趾）端方向移动（图 4–69）。

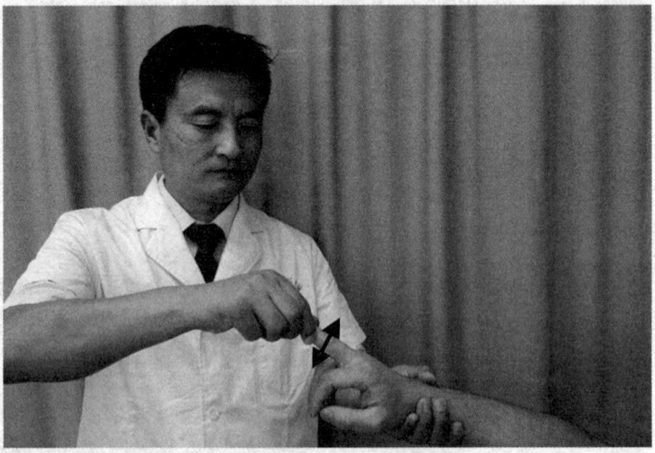

图 4–69 捻法

【实训要领】

1. 动作要灵活连贯，柔和有力。

2. 捻动宜快，移动要慢。

【手法实训】

1. 捻十指练习　术者从手指根部捻起，一直捻至指端，按拇指、食指、中指、无名指、小指的顺序操作。

2. 捻指间关节练习　术者夹持指（趾）间关节，定位在关节周围做反复捻转练习。

【临床应用】

1. 力学特点　刺激柔和舒适。

2. 适用部位　手指、足趾及指（趾）间关节。

3. 作用　具有舒筋通络、滑利关节、消肿止痛等功效。

4. 适应证　治疗指（趾）间关节损伤等病症。常与勒法配合，作为治疗的结束手法。

勒　法

术者以屈曲的食、中两指的近侧指间关节的相对面夹持住受术者手指（足趾）根部，并用力向指（趾）端方向迅速捋出提抖的手法，称为勒法。

【实训示范】

术者一手握住受术者腕部，另一手食、中二指屈曲以近侧指间关节的相对面夹住受术者手指（足趾）根部的掌背侧，并用力向指端方向捋出，当滑移至指端时，夹持力度加大，并向上迅速提抖滑出，常听到"嗒"的一声（图 4-70）。

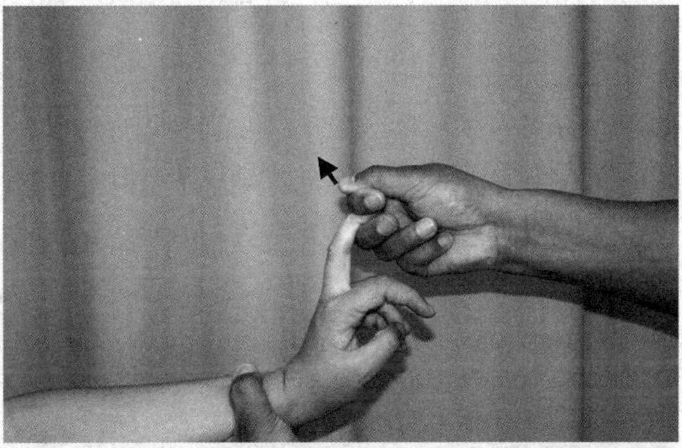

图 4-70　勒法

【实训要领】

1. 力度要适中，夹持力量过大会使动作滞涩，力量太轻则刺激量不够。

2. 动作要协调灵活，滑移的速度均匀，尤其至指（趾）末端速度宜稍快并配合提抖。

3. 损伤 24 小时之内，肿胀明显或有骨折、肿瘤、结核、皮肤破裂及皮肤病患者禁用。

4. 操作次数不宜太多，一般每指操作 3 ～ 5 次即可。

【手法实训】

1. 勒十指练习　受术者坐位，术者站位，按照操作规范，于十指依次进行勒法练习，练习时力度可由小逐渐增加，每个手指操作 3 ～ 5 次为宜。

2. 勒十趾练习 受术者仰卧位，术者坐位，按照操作规范，于十趾依次进行勒法练习，练习时力度可由小逐渐增加，每个足趾操作 3 ～ 5 次为宜。

【临床应用】

1. 力学特点 刺激强度大，柔中带刚。

2. 适用部位 手指及足趾部。

3. 作用 具有舒筋活血、滑利关节、消麻止痛等功效。

4. 适应证 治疗指（趾）间关节损伤、颈椎病、臂丛神经损伤、腕管综合征、胸廓出口综合征、末梢神经炎、类风湿关节炎、踝管综合征、跖管综合征、腰椎间盘突出症、中风偏瘫等病症。

第五节 叩击类手法

【实训目的】

掌握拍法、拳击法及小鱼际击法的操作规范、实训要领及临床应用；熟悉掌击法、指击法的操作规范、实训要领及临床应用；了解击点法的操作规范、实训要领及临床应用。

拍 法

术者用虚掌弹性拍打治疗部位的手法，称为拍法。根据施术部位不同可分单掌拍和双掌拍。

【实训示范】

1. 单掌拍 术者一手五指并拢，掌心内凹，用虚掌对准治疗部位进行连续、有节律的弹性击打。本法刺激量有轻、中、重之分，分别以腕、肘、肩关节为中心发力操作（图 4–71）。

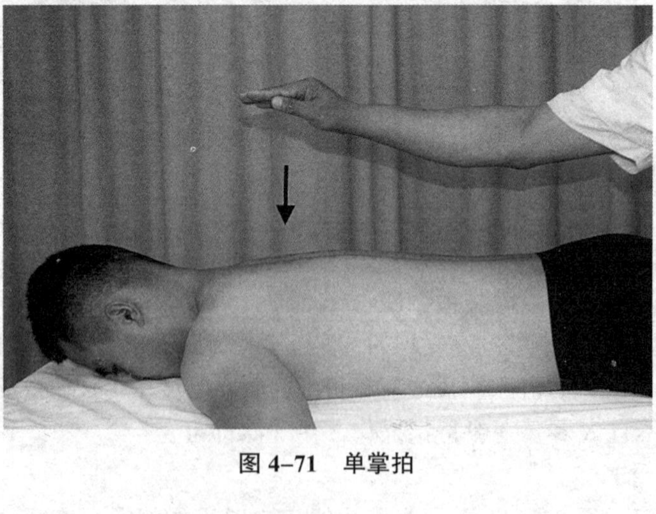

图 4–71 单掌拍

2. 双掌拍　术者五指并拢，掌心内凹，以腕关节或肘关节为支点，用双掌交替击打治疗部位（图 4–72）。

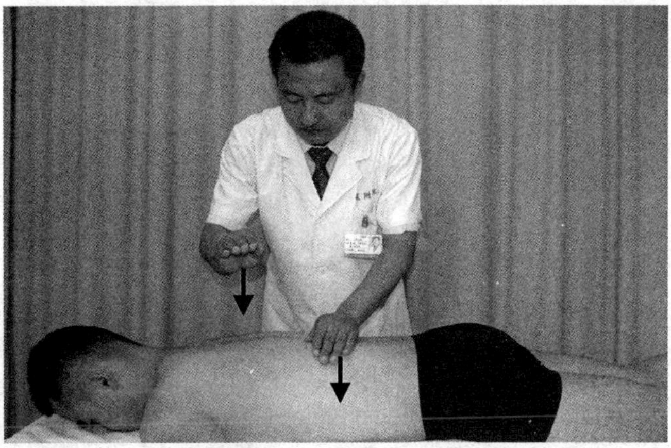

图 4–72　双掌拍

【实训要领】

1. 动作宜平稳着实而有节奏感。

2. 操作时应进行弹性击打。

3. 轻拍频率较快，以皮肤轻度发红、发热为度；中、重度拍操作 3 ～ 10 次为宜，以局部刺激深透而无刺痛感为度。

【手法实训】

1. 单掌拍法练习　术者和受术者采取合适的体位，按照操作规范，沿背部督脉、膀胱经进行竖拍练习；沿下肢膀胱经、阳明胃经、少阳胆经进行竖拍练习；于腰骶部进行横拍练习。

2. 双掌拍法练习　术者和受术者采取合适的体位，按照操作规范，于肩背部、背腰部、下肢后侧及股四头肌进行双掌交替拍打练习。

【临床应用】

1. 力学特点　轻巧舒适，柔和深透。

2. 适用部位　肩背部、腰骶部和下肢部。

3. 作用　具有镇静止痛、活血化瘀、舒筋解痉及强壮身体等功效。

4. 适应证　治疗各种风湿痹痛、肢体麻木、感觉减退、肌肉痉挛等病症，如颈椎病、腰背肌劳损、腰椎间盘突出症、偏瘫等。亦常作为推拿结束手法和保健手法使用。

击　法

用拳、掌、小鱼际、指尖或桑枝棒弹性击打治疗部位的手法，称为击法。根据施术部位不同，可分为拳击法、掌击法、小鱼际击法、指尖击法。

（一）拳击法

用拳进行弹性击打治疗部位的手法，称为拳击法。根据施术部位不同，可分为拳背击法、拳尖击法、拳心击法。

【实训示范】

1. 拳背击法 术者手握空拳，腕关节伸直，以拳背弹性击打治疗部位，务使拳背凸面与治疗部位吻合。击大椎时宜用竖拳击打；击腰骶部或八髎穴时宜用横拳击打（图4–73）。

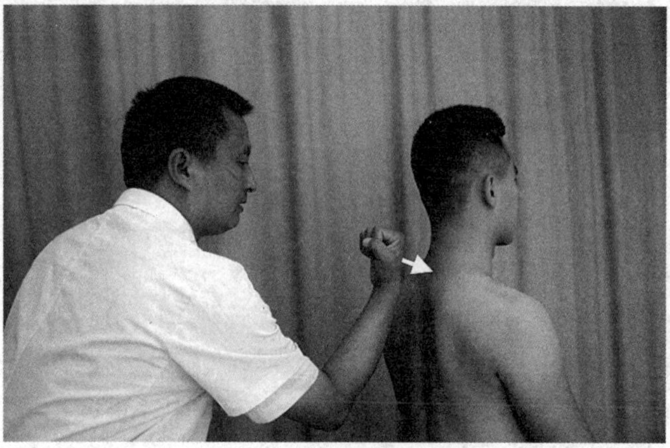

图 4–73 拳背击法

2. 拳尖击法（侧捶法） 术者单手或双手手握空拳，前臂取中立位，腕关节放松，以单侧或双侧拳尖连续或交替击打治疗部位（图 4–74）。

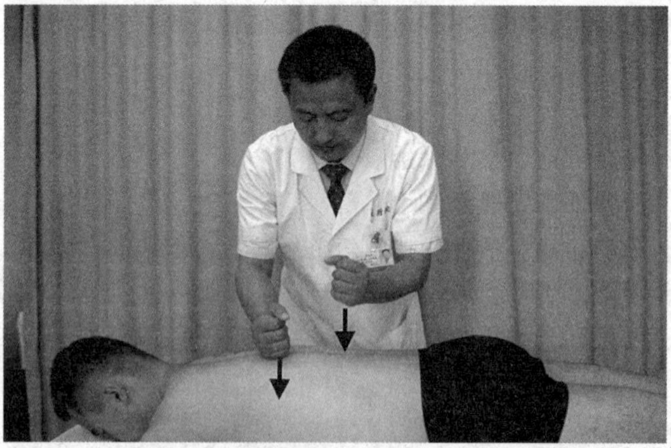

图 4–74 拳尖击法

3. 拳心击法（俯捶法） 术者单手或双手手握空拳，前臂取旋前位，腕关节放松，以单侧或双侧拳心连续或交替击打治疗部位（图 4–75）。

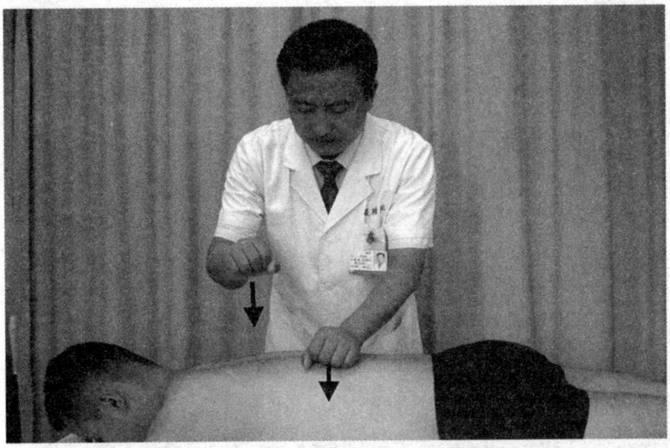

图 4-75　拳心击法

【实训要领】

1. 击打时，腕关节既要保持一定的姿势，又要放松，以一种有控制的弹性力进行叩击。

2. 根据所需击打力的大小，选择以肩关节或肘关节为支点进行击打。

3. 拳背击法要平稳着实击打治疗部位，用力均匀而有节奏，每次击打 3 ～ 5 次。

4. 操作时应弹性击打，刺激力度大，作用时间短，使手法既有力度，又有舒适感。

5. 俯捶时可配合腕关节屈伸，侧捶时腕关节放松微伸。

【手法实训】

1. 拳背击法练习　术者和受术者采取合适的体位，按照操作规范，竖拳击打大椎穴、横拳击打腰骶部（腰阳关及八髎穴）、拳背击打下肢膀胱经一线。

2. 拳尖击法练习　术者和受术者采取合适的体位，按照操作规范，拳尖击打腰背部、下肢部膀胱经。

3. 拳心击法练习　术者和受术者采取合适的体位，按照操作规范，拳心击打腰背部、下肢部膀胱经。

【临床应用】

1. 力学特点　震击力重，深透力强。

2. 适用部位　拳背击法主要用于大椎穴、腰骶部及八髎穴；拳心、拳尖击法适合全身各部。

3. 作用　具有通调一身之阳气、振奋阳气、舒筋通络、镇咳定喘、解痉止痛等功效。

4. 适应证　治疗颈椎病、肩背部纤维组织炎、骨关节炎、腰椎间盘突出症、风湿痹痛、神经衰弱、咳嗽痰喘等病症。

（二）掌击法

术者用掌弹性击打治疗部位的手法，称为掌击法。根据施术部位不同，可分为掌根击法和掌心击法。

【实训示范】

1. 掌根击法 术者四指并拢，拇指外展呈自然屈曲状，腕关节背伸约 45°，用掌根部弹性击打治疗部位（图 4–76）。

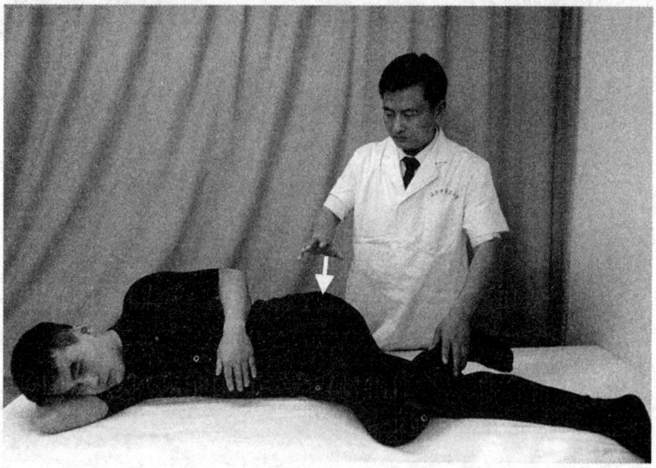

图 4–76 掌根击法

2. 掌心击法 术者四指并拢，拇指外展，腕、掌指与各指间关节略屈曲，使整个手掌弯成一浅凹形，用掌心略靠掌根处的凹陷部快速弹性击打治疗部位（图 4–77）。

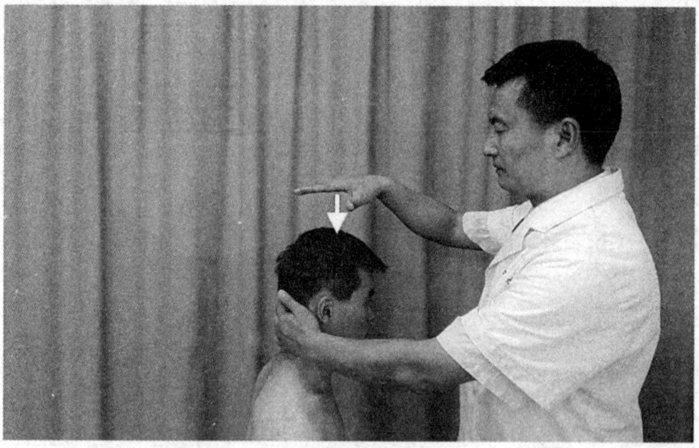

图 4–77 掌心击法

【实训要领】

1. 每次击打 3 ～ 10 次。

2. 掌根击法操作时腕关节由伸渐屈，再由屈渐伸，使突出的掌根部击打在治疗部位。

3. 掌心击法要求落点正确，掌面着实。每次击打后，术手旋即“弹”起，并保持掌形不变，再行下一次击打。

4. 掌心击法应沿躯干或肢体纵轴方向发力，确保震击力沿其纵轴传递。

5. 掌心击法对身体虚弱及老年患者应慎用。

【手法实训】

1. 掌根击法练习 术者和受术者采取合适的体位，按照操作规范，于环跳、股四头肌部及四肢部进行掌根击法练习。

2. 掌心击法练习 ①击百会练习：受术者正坐，头如顶物，术者站于其前方，用左手护握住受术者的后项部，右手掌心略靠掌根处的凹陷部按放在百会穴，使整个手掌与头顶相吻合。然后右手掌离开百会穴一定距离并保持原来的掌形，用掌心弹性击打百会穴，使震击力沿人体脊柱的纵轴垂直向下传导。②击拳面练习：令受术者手握实拳，术者一手护握住其待击肢体的腕关节，并将其在外展位或前屈位上举拉直（上举120°左右），使其拳面向上，并与腕、肘、肩在一条直线上；另一手掌心沿肢体纵轴方向弹性击打拳面，使作用力从拳面顺着整个上肢传递至臂根部。

【临床应用】

1. 力学特点 刺激强度大，力量重实而深透。

2. 适用部位 掌根击常用于臀部、大腿等肌肉丰厚部位；掌心击常用于头顶部。

3. 作用 具有激发气血、疏通经络、活血止痛、潜阳安神、平肝息风等功效。

4. 适应证 掌根击常用于治疗颈椎病、四肢痹痛、腰椎间盘突出症、偏瘫、截瘫等病症；掌心击常用于治疗头痛、失眠、高血压等病症。

（三）小鱼际击法

术者肘关节主动屈伸带动手掌尺侧或小鱼际处弹性击打治疗部位的手法，称为小鱼际击法。

【实训示范】

术者四指并拢自然伸直，拇指外展，腕关节背伸，肘关节主动屈伸带动双掌尺侧部或小鱼际部有节律地弹性击打治疗部位。双掌可分开交替击打［图4–78（1）］或合掌同步击打［图4–78（2）］。

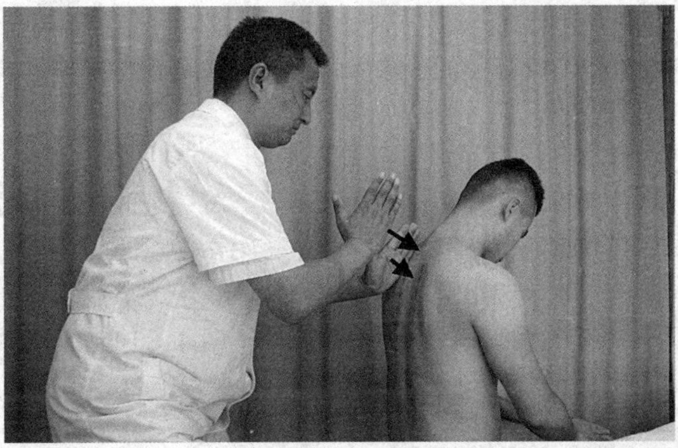

（1）

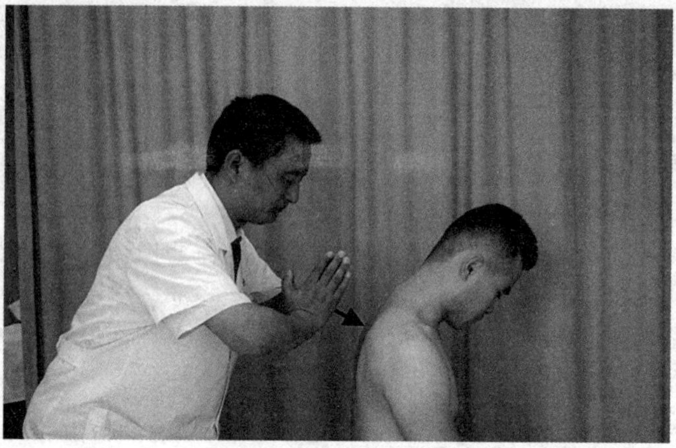

（2）

图 4-78　小鱼际击法

【实训要领】

1. 腕关节放松，动作富有节律性。

2. 频率为 250 ～ 300 次 / 分。

【手法实训】

1. 双掌交替击打练习　受术者俯卧位，术者站位，按照操作规范，在人体背腰部及下肢部膀胱经进行双掌交替小鱼际击法定点或走线练习。

2. 双掌同步击打练习　受术者俯卧位，术者站位，按照操作规范在人体背腰部及下肢膀胱经进行双掌同步小鱼际击法定点及走线练习。

【临床应用】

1. 力学特点　缓和而舒适，轻柔而深透。

2. 适用部位　肩背、腰骶、大腿及小腿各部。

3. 作用　具有放松肢体、解痉止痛、舒筋活血等功效。

4. 适应证　治疗颈肩腰背痛、肌肉劳损等病症，亦是保健推拿的常用手法。

（四）指击法

术者用指端弹性击打治疗部位的手法，称为指击法。根据操作形式不同可分为指尖击法和啄法。

【实训示范】

1. 指尖击法　术者五指自然分开，屈曲成爪形，腕关节放松，通过前臂的主动运动带动腕关节的屈伸，有节律地交替击打治疗部位（图 4-79）。

2. 啄法　术者拇指与其余四指指端捏拢成梅花状，腕关节放松，通过前臂的主动运动带动腕关节的屈伸，有节律地交替击打治疗部位（图 4-80）。

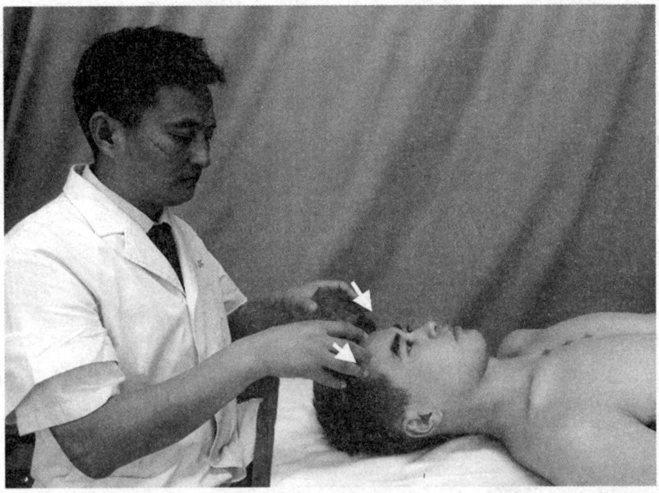

图 4–79　指尖击法

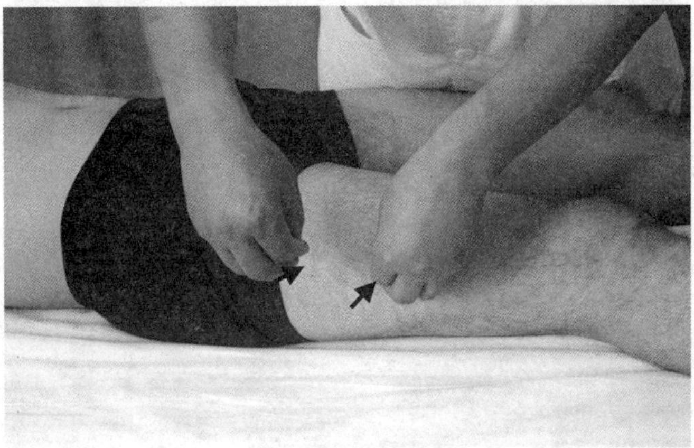

图 4–80　啄法

【实训要领】

1. 腕关节放松，动作轻巧有弹性。

2. 叩击力的方向要与治疗面垂直。

3. 五指着力时，各指间关节既要有一定的挺力，又要保持一定的弹性。

4. 操作频率为 200 ～ 260 次 / 分。

【手法实训】

1. 指尖击法练习　受术者仰卧位，术者坐位，按照操作规范于头顶及前额部进行指尖击法的定点或走线练习。

2. 啄法练习　受术者仰卧位，术者坐位，按照操作规范于头面部、腹部、大腿外侧部进行啄法的定点或走线练习。

【临床应用】

1. 力学特点 刚劲有力，轻快柔和。

2. 适用部位 指尖击法常用于头部，啄法常用于前额、头面部、背部、大腿外侧。

3. 作用 具有镇静安神、疏通气血、振奋阳气等功效。

4. 适应证 治疗头痛、失眠、健忘、精神萎靡、上背部肌纤维组织炎、股外侧皮神经炎、咳嗽及胸胁胀痛等病症。

击点法

术者以中指端，或拇、食、中三指，或五指捏拢后的指端，在治疗部位上进行弹性击打点穴的手法，称为击点法。根据施术部位不同，可分为中指点、三指点与五指点。

【实训示范】

术者用中指端，或拇、食、中三指捏拢后的指端，或五指捏拢后的指端，以腕关节或肘关节或肩关节为支点，对准治疗穴点进行不同力度的弹性击打（图 4–81）。

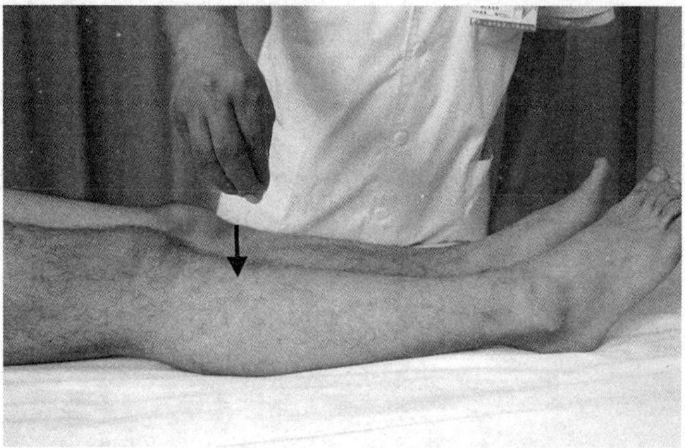

图 4–81 击点法

【实训要领】

1. 重力击点时叩击力可达 60 ～ 70 千克，要注意术指的保护。

2. 操作时要垂直用力，动作要稳（动作技巧稳定）、准（落点准确）、狠（发力快捷峻猛）。

3. 击点法有单点法与节律点法两种。单点法是以一次击点动作为一个刺激单元，一般每次治疗 2 ～ 3 个穴点，每次的力度基本一致；节律点是以一组有固定频率与力度变化的节律性点击为一个刺激单元的手法，常用的有一虚二实、二虚二实、三虚二实或五虚二实等型式。虚点时用力轻而速度快，实点时用力重而速度稍慢。

4. 临诊时应注意辨证施术。

【手法实训】

1. 单点法练习 术者和受术者采取合适的体位，按照操作规范，于百会穴练习轻型单点法；于肾俞、大肠俞穴练习中型单点法；于承扶、环跳穴练习重型单点法。

2. 节律点法练习　术者和受术者采取合适的体位，按照操作规范，于肩井、足三里穴练习定点节律点法；沿膈俞至大肠俞一线，练习走线节律点法。

【临床应用】

1. 力学特点　动作快捷，劲力迅猛，深透性强，刺激量大。

2. 适用部位　人体各部穴位。

3. 作用　具有振奋精神、开达郁闭、发散壅阻、激发元阳、活跃气机与蠲痹镇痛等功效。

4. 适应证　治疗神经衰弱、失眠、外伤性截瘫、脑性瘫痪、癔症性瘫痪、小儿麻痹后遗症、末梢神经炎、感染性多发性神经炎、偏瘫、腰椎间盘突出症等病症。

第五章 骨关节类手法实训

第一节 关节摇动类手法

【实训目的】

掌握摇腰法、摇肩法及摇踝法的操作规范、实训要领及临床应用；熟悉摇颈法、摇腕法及摇髋法的操作规范、实训要领及临床应用；了解摇肘法、摇膝法的操作规范、实训要领及临床应用。

一、概述

术者沿关节运动轴的方向，在起始位至最大被动病理位或最大被动功能位的运动区位内（即摇动区位），所进行的使四肢关节前后屈伸、内收外展、内旋外旋，脊柱俯仰、侧屈、左右旋转以及环转等被动运动的一类手法称关节摇动类手法，又称摇法。根据作用部位不同，可分为摇颈法、摇肩法、摇肘法、摇腕法、摇腰法、摇髋法、摇膝法及摇踝法。

摇动类手法操作要领有以下几点：①制动手与动作手的位点应放置准确：术者制动手的握点应放在受术关节近侧的近关节处（支点）；动作手的握点应放在关节远侧的远端。但做颈椎、坐位腰椎及髋关节摇法时，由受术者自身体重固定关节一端，所以，术者的双手均为动作手，但要注意双手配合。②根据受术关节状态确定摇动幅度和范围：病态关节摇动范围界定在起始位至病理位之间，最大可达到最大被动病理位，不可强行超越。正常关节的摇动范围界定在起始位到功能位之间进行，最大可达到最大被动功能位，不可强行超越此位点。③动作和缓，摇动速度宜慢，摇动幅度应由小到大。

本类手法在实训时，首先要正确选取术者与受术者的体位及姿势，以便于发力及手法操作。其次，操作时要注意双手配合协调，正确发挥其各自的功能，特别是在大幅度摇肩的操作过程中，其双手的握点处于动态变化的过程中，尤其要注意握点准确到位。

本类手法主要作用为松解粘连、舒筋解痉、滑利关节、纠正错位。适用于四肢关节、颈项、腰部伤筋等病症；椎动脉型颈椎病、脊髓型颈椎病、颈部外伤、颈椎骨折及习惯性关节脱位等病症禁用摇法。

附一 关节运动位

1. 起始位 标准解剖姿势下，人体各关节所处的位置。唯前臂内外旋转运动的起始位为前臂掌侧向内、拇指向前。

2. 主动最大病理位　在病态关节条件下，从起始位开始沿着某一运动轴方向，患者主动用力，运动关节所能达到的极限位置，为关节运动的主动最大病理位。该位是由于关节损伤后，软组织痉挛以及关节粘连、缩窄等各种病理性改变所致。

3. 被动最大病理位　当受术者病态关节经过手法松解或其他治疗后，术者用力沿其某一运动轴方向从起始位开始运动其病态关节所能达到的极限位置，为关节运动的被动最大病理位。该位是关节周围软组织痉挛经治疗基本缓解，但尚存关节粘连、缩窄等病理因素的情况下，关节被动运动所能达到的最大位置。其运动幅值略大于主动最大病理位。

4. 主动最大功能位　在常态关节条件下，受术者沿着某一运动轴方向，从起始位开始主动用力运动关节所能达到的极限位置，为关节运动的主动最大功能位。

5. 被动最大功能位　在受术者常态关节条件下，术者用力沿其某一运动轴方向，从起始位开始运动其关节所能达到的极限位置，为关节运动的被动最大功能位。其运动幅值略大于主动最大功能位。

6. 生理位　在受术者常态关节条件下，术者用力将处于被动最大功能位的关节，继续沿该运动轴的方向向前推进至所能达到的无损伤的极限位置，为关节运动的生理位。达到生理位的标志是：当再稍加用力将关节从被动最大功能位继续向前推进，使关节运动幅度再扩大 0°～ 5°，在此过程中会产生一个清脆的关节弹响声或手下有错动感，之后，再停留在一个有阻力感的位置，即表示达到生理位。此时，即刻将外力撤除，则关节的结构及功能仍保持完整及正常。

7. 损伤位　当关节运动达到其极限生理位后，再用力扩大其运动幅度，致使其达到正常结构遭到破坏损伤的位置，即为关节运动的损伤位。

总之，在常态关节运动中依次有起始位、主动最大功能位、被动最大功能位、生理位及损伤位 5 个运动位；在病态关节运动中依次有起始位、主动最大病理位、被动最大病理位、主动最大功能位、被动最大功能位、生理位及损伤位 7 个运动位。摇法一般于起始位至被动最大功能位或被动最大病理位之运动区位操作；扳法一般于被动最大功能位或被动最大病理位至生理位之运动区位操作；抻展类手法一般于被动最大功能位或被动最大病理位至生理位之运动区位缓慢操作。

附二　关节活动度

关节活动度（Rang of motion，ROM）是指关节活动时可达到的最大弧度，又称关节活动范围，分为主动活动范围和被动活动范围。主动活动范围是指作用于关节的肌肉随意收缩使关节运动时所通过的运动弧；被动活动范围是指由外力使关节运动时所通过的运动弧。1992 年美国骨科医师协会推荐应用中立位零度法记录关节活动度，原则上人体关节都以解剖学肢位作为 0°位，角度的记录是以中立位为起始点 0°，按该肢体屈曲、伸展、内收、外展、内旋、外旋等各运动平面的两个相反方向记录其活动的角度。一般将起始点 0°写在这两个角度的中间。例如，肘关节的中立位（0°）为上臂与前臂成一条直线，正常屈曲可达 145°，伸展可达 5°，记录为 145°～ 0°～ 5°。但是，如肘关节屈曲可达 145°，伸展差 20°，则屈伸范围记录为 145°～ 20°～ 0°。关节强直时，只用两个数字记录，即强直体位的角度和中立位0°。例如，肘关节强直在屈肘50°位时，则记录为50°～0°。

关节活动范围异常的常见原因包括：关节、软组织、骨骼病损所致的疼痛与肌肉痉挛；制动、长期保护性痉挛、肌力不平衡及慢性不良姿势等所致的软组织缩短与挛缩；关节周围软组织疤痕与粘连；关节内损伤与积液关节；周围水肿；关节内游离体；关节结构异常；各种病损所致的肌肉瘫痪或无力；运动控制障碍等。

人体关节正常活动范围

（1）颈部　中立位为面向前，眼平视，下颌内收。颈部活动度为：前屈35°～45°，后伸35°～45°，左右侧屈各45°，左右旋转各60°～80°。

（2）腰部　腰部中立位不易确定，测量数值不易准确，患者直立，向前弯腰，正常时中指尖可达足面，腰呈弧形，一般称为90°。其活动度为：前屈90°，后伸30°，左右侧屈各30°，左右旋转各30°（左右旋转的角度，应固定骨盆依据脊柱旋转后两肩连线与骨盆横径所成角度计算）。

（3）肩关节　肩关节上臂下垂为中立位，其活动度为：前屈70°～90°，前屈上举150°～170°，后伸45°，外展80°～90°，上举90°，外展上举180°，外旋位外展上举180°，内收20°～40°，屈肘内旋45°～70°，屈肘外旋45°～60°，伸肘内旋70°，伸肘外旋70°，水平位前屈135°，水平位后伸45°～50°。

（4）肘关节　肘关节中立位为前臂伸直，其活动度为：屈曲135°～150°，过伸0°～10°；尺桡关节拇指在上为中立位，其活动度为：旋前80°～90°，旋后80°～90°。

（5）腕关节与手　腕关节中立位为手与前臂成直线，手掌向下，其活动度为：背伸35°～60°，掌屈50°～60°，桡偏25°～30°，尺偏30°～40°。

（6）手指　手指关节中立位为手指伸直，其活动度为：掌指关节屈曲60～90°，伸直0°；近节指间关节屈曲90°，伸直0°；远节指间关节屈曲60°～90°，伸直0°。

掌拇关节中立位为拇指沿食指方向伸直。其活动度为：外展70°；对掌，不易量出度数，主要观测拇指横越手掌之程度；屈曲，掌拇关节20°～50°，指间关节90°；内收，伸直位与食指桡侧并拢。

（7）髋关节　中立位为髋关节伸直，髌骨向上。其关节活动度为：仰卧位，被检查侧大腿屈曲膝关节，髋关节尽量屈曲，正常可达130°～140°；俯卧位，一侧大腿垂于检查台边，髋关节屈曲90°，被检查侧髋关节后伸，正常可达10°～15°；检查者一手按在髂嵴上，固定骨盆，另一手握住踝部，在伸膝位下外展下肢，正常可达30°～45°；固定骨盆，被检查的下肢保持伸直位，向对侧下肢前面交叉内收，正常可达20°～30°；俯卧位，将膝关节屈曲90°，正常外旋30°～40°，内旋40°～50°；仰卧位，髋、膝关节均屈曲90°，做髋关节旋转运动，正常时外旋30°～40°，内旋40°～50°。

（8）膝关节　中立位为膝关节伸直。其活动度为：屈曲120°～150°，伸直0°（可过伸5°～10°）；屈膝时内旋约10°，外旋约20°。

（9）踝、足部　踝关节中立位为足与小腿间呈90°角，而无足内翻或外翻。其活动度为：背伸20°～30°，跖屈40°～50°；跟距关节内翻30°，外翻30°～35°；跖屈和背屈活动，尤以踇趾为重要。正常背伸约45°，跖屈为30°～40°；跗骨间关节（足前部外展或内收）之活动度，跟骨保持中立位，采用被动活动，正常各约 25°。

二、常用摇法

摇颈法

术者沿颈椎各运动轴方向，在摇动区位之间摇动颈椎的手法，称为摇颈法。常用的有俯仰摇颈法、侧屈摇颈法、旋转摇颈法及环转摇颈法。

【实训示范】

1. 俯仰摇颈法 受术者正坐，术者站其身后，一手扶持前额，另一手固定颈椎下段，于起始位至最大被动功能位或病理位之间，使头颈做前俯、后仰运动（图 5–1）。

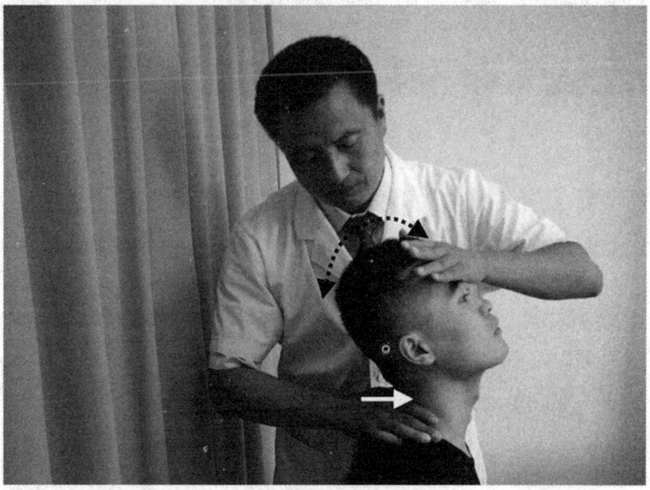

图 5–1 俯仰摇颈法

2. 侧屈摇颈法 受术者正坐，术者站其身后，一手固定颈椎下段，另一手扶持头部颞侧，于起始位至最大被动功能位或病理位之间，使头颈做左、右侧屈运动（图 5–2）。

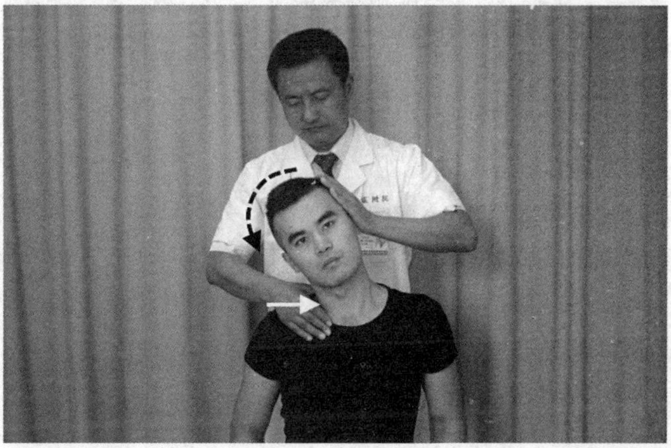

图 5–2 侧屈摇颈法

3. 旋转摇颈法 受术者正坐，术者站其侧后方，一手握住颏部，另一手握住枕部，于起始位至最大被动功能位或病理位之间，使头颈做左右旋转运动（图 5–3）。

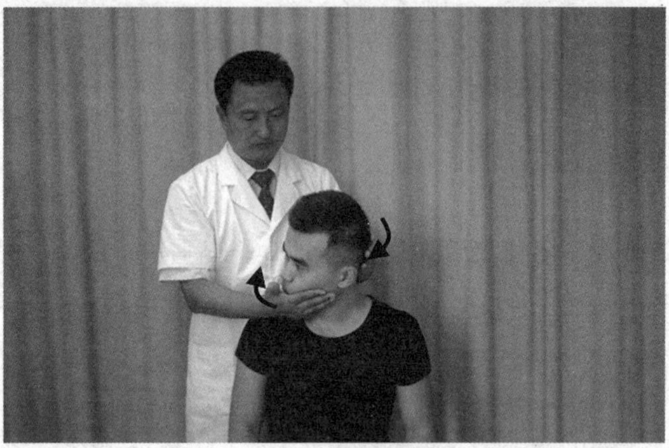

图 5–3 旋转摇颈法

4. 环转摇颈法 受术者正坐，术者站其侧后方，一手握住颏部，另一手握住枕部，双手反向用力引导其头颈做由右向左，或由左向右的环转运动（图 5–4）。

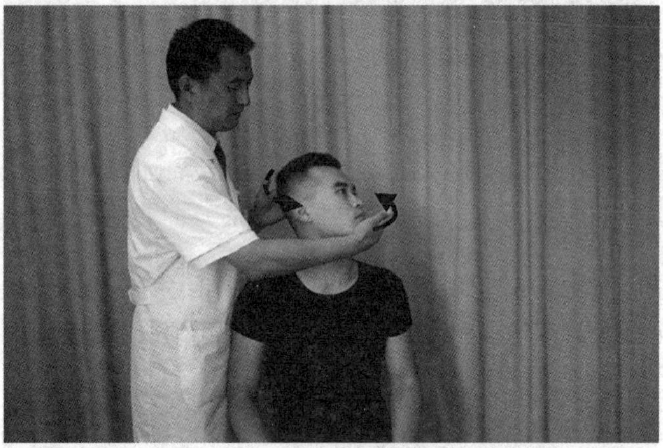

图 5–4 环转摇颈法

【实训要领】

1. 摇动时，幅度要由小渐大，速度要缓慢。
2. 注意观察受术者反应，若出现头晕等不适时，应及时停止治疗。
3. 年老体弱、高血压、椎动脉颈椎病、脊髓型颈椎病患者应慎用或禁用本法。
4. 摇颈时，应嘱患者睁开眼睛，以免发生头晕。

【手法实训】

1. 俯仰摇颈法　术者与受术者选择合适的体位，按照操作规范，双手配合协调，沿颈椎额状轴方向，在起始位至最大病理位或功能位之间进行练习。

2. 侧屈摇颈法　术者与受术者选择合适的体位，按照操作规范，双手配合协调，沿颈椎矢状轴方向，在起始位至最大病理位或功能位之间进行练习。

3. 旋转摇颈法　术者与受术者选择合适的体位，按照操作规范，双手配合协调，沿颈椎垂直轴方向，在起始位至最大病理位或功能位之间进行练习。

4. 环转摇颈法　术者与受术者选择合适的体位，按照操作规范，双手配合协调，进行手法练习。

【临床应用】

1. 力学特点　力度舒缓柔和。

2. 适用部位　颈椎。

3. 作用　具有松解粘连、舒筋解痉、滑利关节、纠正错位的功效。

4. 适应证　治疗颈椎病、落枕、颈部扭伤及劳损、颈椎失稳症、颈椎间盘突出症、项背部风湿症状、项肌疲劳与劳损、项韧带肥厚与钙化等病症。

摇肩法

术者沿肩关节各运动轴方向，在摇动区位之间摇动肩关节的手法，称摇肩法。常用的有托肘屈伸摇肩法、水平屈伸摇肩法、展收摇肩法、旋转摇肩法、握臂环转摇肩法、托肘环转摇肩法、握腕环转摇肩法、握手环转摇肩法及大幅度环转摇肩法。

【实训示范】

1. 屈伸摇肩法

（1）托肘屈伸摇肩法　受术者正坐，术者站其体侧，固定手按压在肩峰处，动作手托握住其肘部，做由前向后、由后向前往返屈伸运动（图 5–5）。

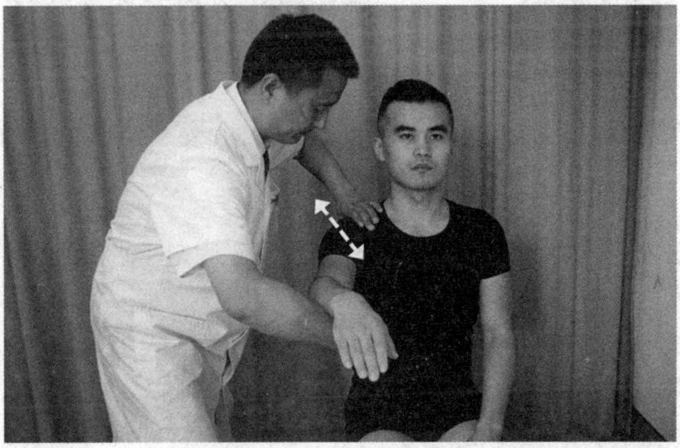

图 5–5　托肘屈伸摇肩法

（2）*水平屈伸摇肩法* 受术者正坐，术者站其侧后方，固定手按压在受术者肩峰处，动作手握托住其肘关节，在肩关节外展90°下，使肩关节做由前向后或由后向前水平屈伸运动（图5–6）。

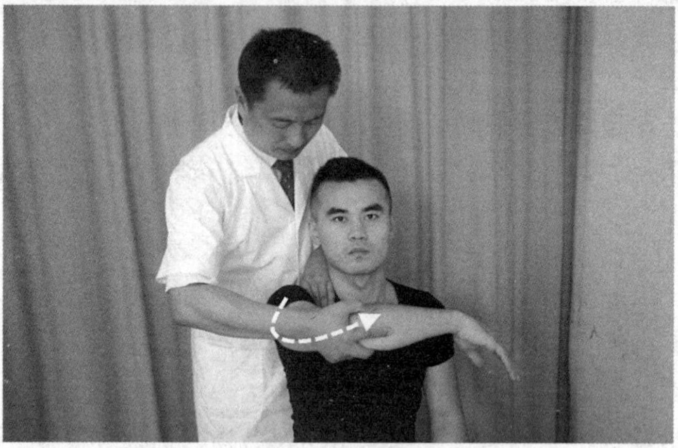

图5–6 水平屈伸摇肩法

2. 展收摇肩法 受术者正坐，术者站其侧后方，固定手按压在肩峰处，动作手握住肘后方，紧贴胸壁做肩关节的外展、内收运动（图5–7）。

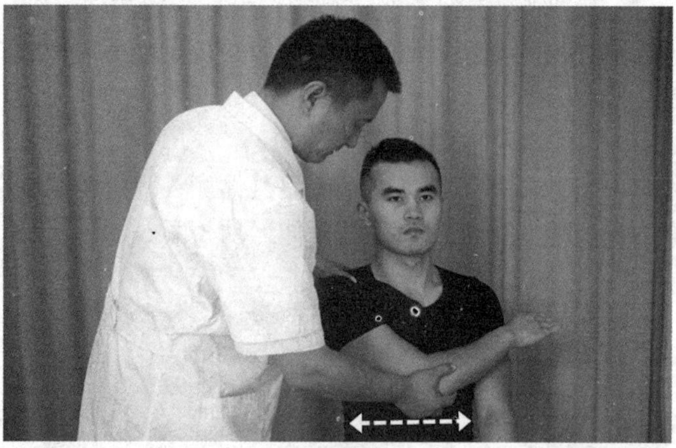

图5–7 展收摇肩法

3. 旋转摇肩法 受术者正坐，术者站其侧前方，固定手握其肘关节，动作手握其腕关节，使肩关节做内、外旋转运动（图5–8）。

4. 环转摇肩法

（1）*握臂环转摇肩法* 受术者坐位，术者立于其身后。一手扶按肩关节近端以固定，另一手握住其上臂部，两手协调用力，使肩部做缓慢的环形摇转运动（图5–9）。

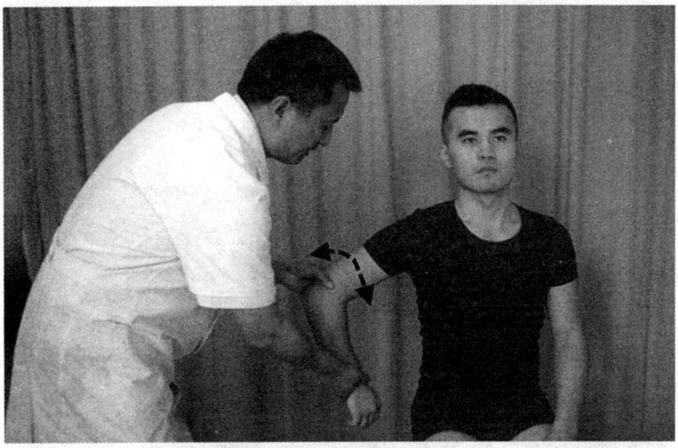

图 5-8　旋转摇肩法

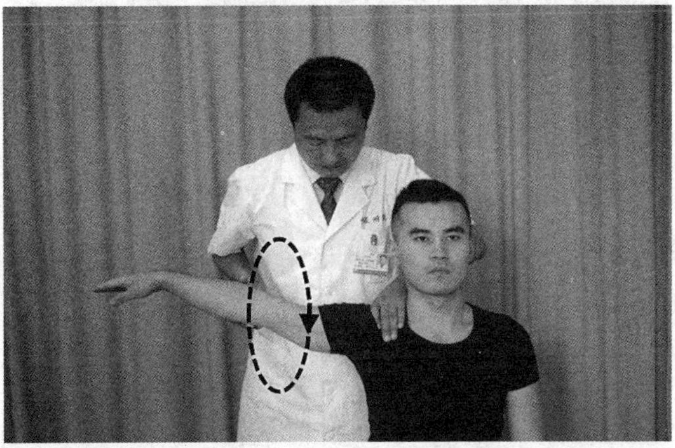

图 5-9　握臂环转摇肩法

（2）托肘环转摇肩法　受术者正坐，术者站其体侧，固定手按压在肩峰处，动作手托握住其肘部，沿顺时针或逆时针方向环转摇动肩关节（图 5-10）。

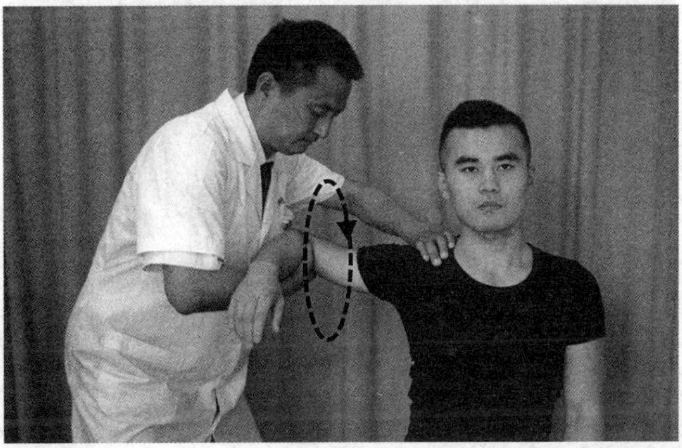

5-10　托肘环转摇肩法

（3）握腕环转摇肩法　受术者坐位，术者站其侧方，一手扶按肩峰处以固定，另一手握其腕部，使上肢外展。两手协调施力，使肩关节做顺时针或逆时针环转运动（图5-11）。

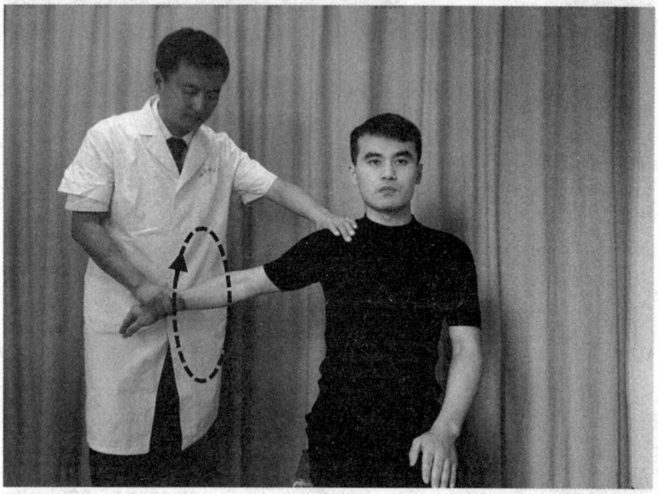

图 5-11　握腕环转摇肩法

（4）握手环转摇肩法　受术者正坐，术者站其侧后方，固定手按压在肩峰处，动作手握其手掌，使肩关节做由前向后，或由后向前的环转运动（图 5-12）。

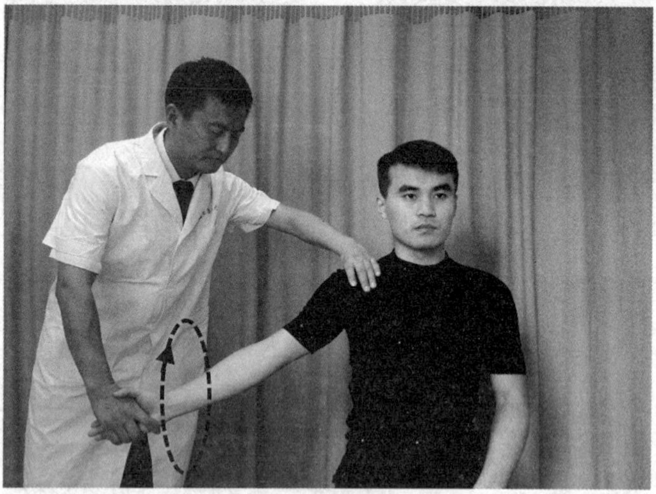

图 5-12　握手环转摇肩法

（5）大幅度环转摇肩法　受术者正坐，术者站其侧前方或侧后方，取弓箭步，双手握住腕关节，并将上肢自然拉直。操作时，术者一手翻手将其腕部向后外上方[图5-13（1）]或前外上方牵拉，同时另一手沿上肢移动至肩关节后方或前方固定肩关节近端；然后握腕手往后下方[图 5-13（2）]或前下方做环形摇动上肢至起始位，同时固定手沿上肢移动至腕部，如此反复环转摇动肩关节。下肢配合：当向后上方环转摇动上肢时，前方膝关节慢慢向前屈曲，后方膝关节随之渐渐伸直呈弓箭步；当向前上方环转上肢时，膝关节运动正好相反（图 5–13）。

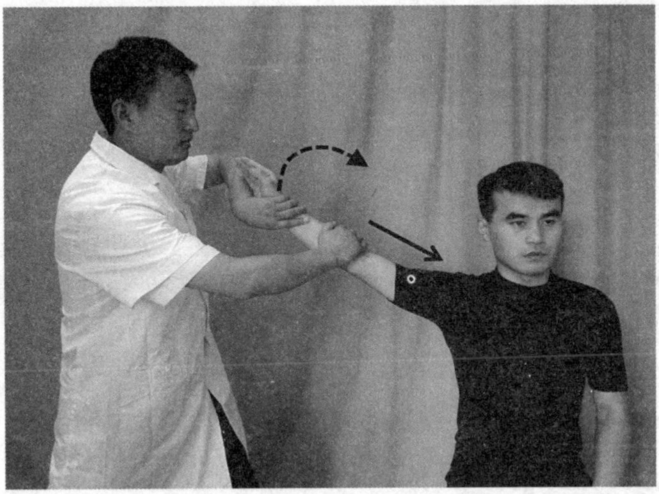

（1）

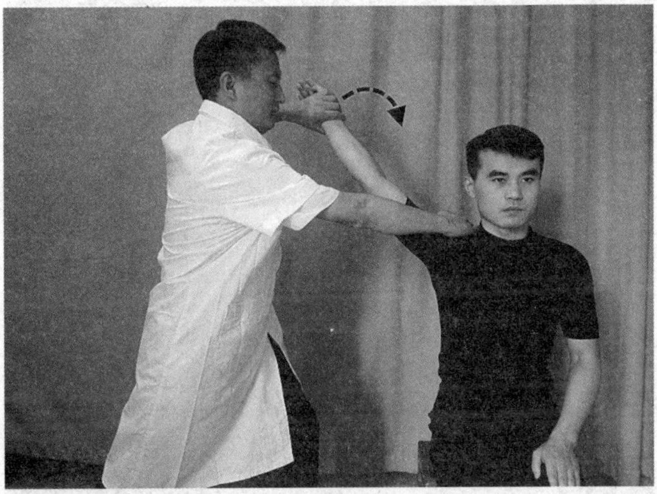

（2）

图 5–13 大幅度环转摇肩法

【实训要领】

1. 操作时，要根据肩关节运动受限的方向与程度，正确选择有效的摇肩方法，并把握好摇肩的幅度与方向。

2. 要准确把握好固定手与动作手的握点。

3. 摇肩的幅度由小渐大，速度缓慢均匀。

【手法实训】

肩关节摇法练习 术者与受术者选择合适的体位及姿势，双手配合协调，按照操作规范，进行托肘摇肩法、展收摇肩法、水平屈伸摇肩法、旋转摇肩法、握手环转摇肩法、握腕环转摇肩法、握臂环转摇肩法及大幅度环转摇肩法的实训练习。

【临床应用】

1. 力学特点 力度舒缓柔和，柔中有刚。

2. 适用部位 肩关节。

3. 作用 具有松解粘连、舒筋解痉、滑利关节、纠正骨错缝、恢复关节功能的功效。

4. 适应证 治疗肩周炎、肱二头肌长头肌腱炎、肱二头肌短头肌腱炎、冈上肌肌腱炎及钙化、肩峰下滑囊炎及钙化、肩袖损伤、肩部肌肉急性扭挫伤、慢性劳损等病症。

摇肘法

术者沿肘关节各运动轴方向，在摇动区位之间摇动肘关节的手法，称摇肘法。常用的有屈伸摇肘法、旋转摇肘法及环转摇肘法。

【实训示范】

1. 屈伸摇肘法 受术者正坐，术者站其侧前方，一手握其肘后方，另一手握其前臂下端，于起始位至最大病理位或功能位之间屈伸肱尺关节（图 5–14）。

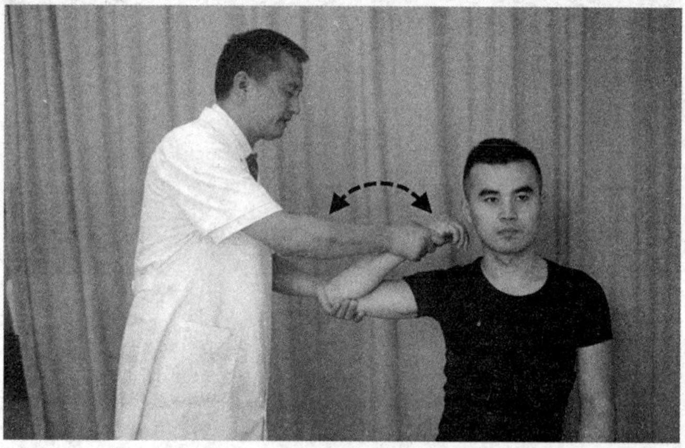

图 5–14 屈伸摇肘法

2. 旋转摇肘法 受术者正坐，术者坐其前方，固定手推其患肘后方，动作手握其前臂下端，于起始位至最大病理位或功能位之间做前臂的内旋、外旋运动（图 5–15）。

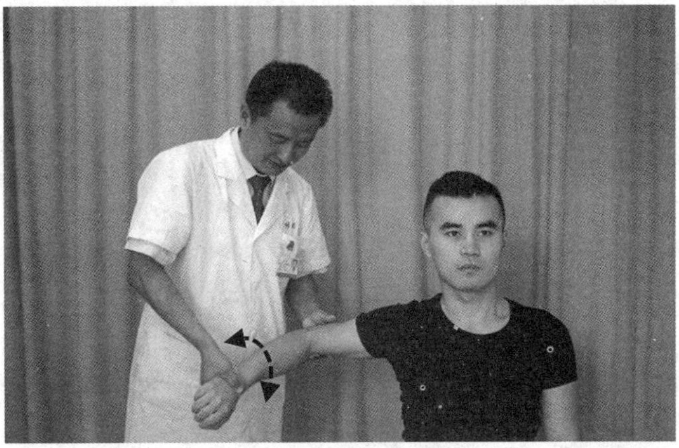

图 5–15　旋转摇肘法

3. 环转摇肘法　受术者正坐，术者坐其前方，固定手托握其肘后方，动作手握其前臂下端，于起始位至最大病理位或功能位之间环转摇动肘关节（图 5–16）。

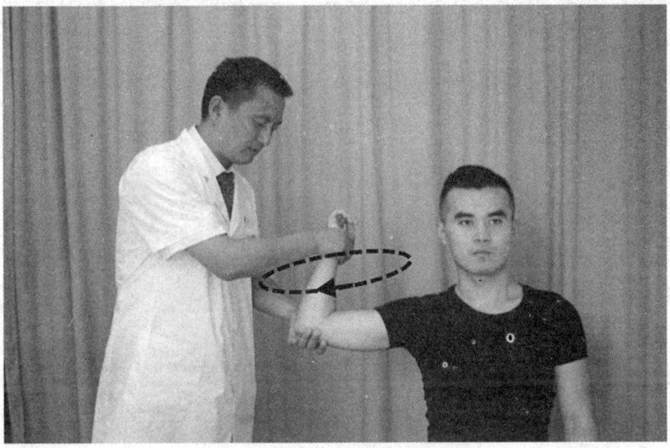

图 5–16　环转摇肘法

【实训要领】

1. 操作时要掌握肘关节的运动轴结构及肘关节旋转与桡尺近远侧关节的联动关系，以正确掌握摇肘的方向。

2. 操作时，固定手不要紧握肘部，只要托住即可。

【手法实训】

肘关节摇法练习　术者与受术者选择合适的体位与姿势，双手配合协调，按照操作规范，进行屈伸摇肘法、旋转摇肘法及环转摇肘法的实训练习。

【临床应用】

1. 力学特点　力度舒缓柔和，柔中有刚。

2. 适用部位　肘关节。

3. 作用 具有松解粘连、舒筋解痉、滑利关节、纠正骨错缝等功效。

4. 适应证 治疗肱骨外上及内上髁炎、肱骨下端骨折后遗症、肱骨外上髁撕脱性骨折后遗症及桡侧、尺侧副韧带损伤等病症。

摇腕法

术者沿腕关节各运动轴方向，在摇动区位之间摇动腕关节的手法，称摇腕法。常用的有屈伸摇腕法、展收摇腕法及环转摇腕法。

【实训示范】

1. 屈伸摇腕法 受术者正坐，术者站其前方，固定手握其前臂下端近腕关节处，动作手握住其四指，做腕关节的掌屈、背伸运动（图 5–17）。

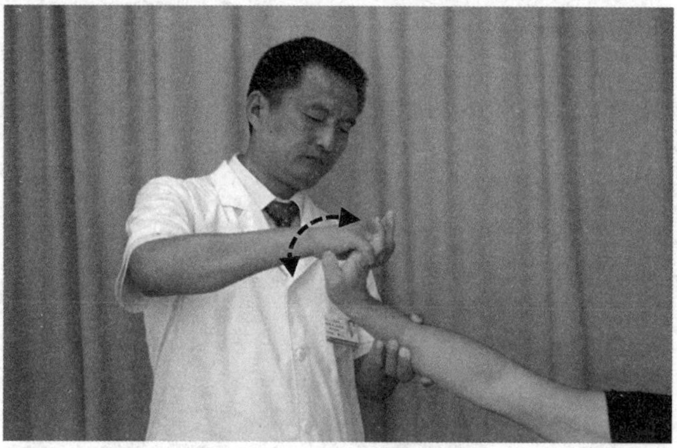

图 5–17 屈伸摇腕法

2. 展收摇腕法 受术者正坐，术者站其前方，固定手握其前臂下端近腕关节处，动作手握住其四指，做内收、外展运动（图 5–18）。

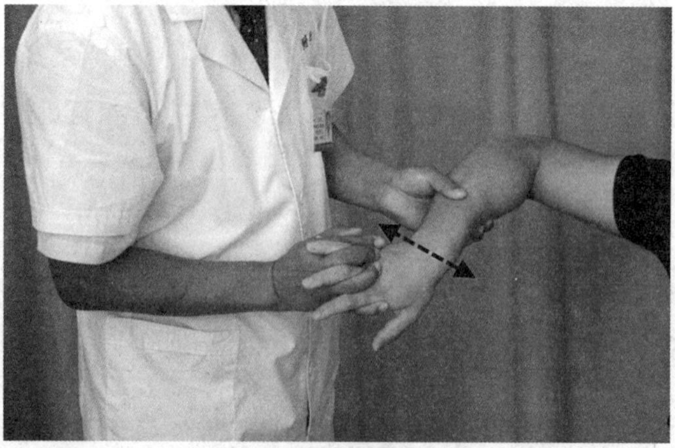

图 5–18 展收摇腕法

3. 环转摇腕法 受术者正坐，术者坐其前方，固定手握其前臂下端近腕关节处，动作手握住其四指，做顺时针或逆时针方向的环转运动（图 5-19）。

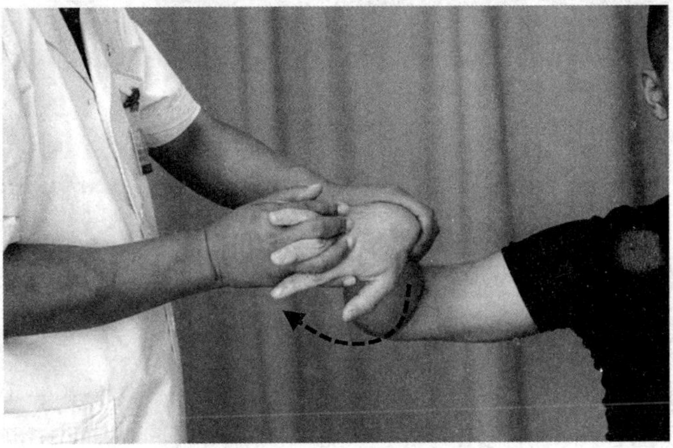

图 5-19 环转摇腕法

【实训要领】

1. 固定手要握在前臂下端近腕关节处，不可握在腕关节，以免限制腕关节的运动。

2. 摇腕的同时可配合拔伸动作。

【手法实训】

腕关节摇法练习 术者与受术者选择合适的体位和姿势，双手配合协调，按照操作规范，进行屈伸摇肘法、旋转摇肘法及环转摇肘法的实训练习。

【临床应用】

1. 力学特点 力度舒缓柔和，柔中有刚。

2. 适用部位 腕关节。

3. 作用 具有松解粘连、舒筋解痉、滑利关节、纠正骨错缝等功效。

4. 适应证 治疗腕关节扭伤及劳损、腕管综合征、桡骨茎突狭窄性腱鞘炎、尺腕间三角软骨盘挨伤及骨折后遗症等病症。

摇腰法

术者沿腰椎各运动轴方向，在摇动区位之间摇动腰椎的手法，称摇腰法。常用的有坐位屈伸摇腰法、卧位屈伸摇腰法、侧屈摇腰法、坐位旋转摇腰法、侧卧位旋转摇腰法、坐位环转摇腰法、站位环转摇腰法、仰卧位环转摇腰法及俯卧位环转摇腰法。

【实训示范】

1. 屈伸摇腰法

（1）坐位屈伸摇腰法 受术者坐在方凳上，术者站其一侧，一手扶按其腰椎下段，另一手扶握住颈项部。两手配合协调，扶腰手按住腰椎，另一手引导其上身做前俯后仰运动（图 5-20）。

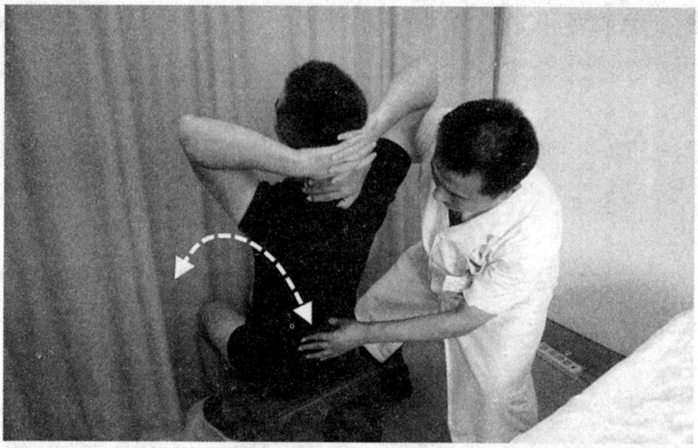

图 5-20　坐位屈伸摇腰法

（2）卧位屈伸摇腰法　受术者仰卧，两下肢屈髋屈膝。术者一手和前臂扶按其双膝，另一手托住骶部，两手协调用力，使其屈膝屈髋屈腰，从而带动腰部做被动前屈摇动［图 5-21（1）］；或受术者俯卧，两下肢伸直。术者一手按压其腰部，另一手及前臂托抱住其双膝关节上方，向上用力抬起下肢使其腰部做后伸摇动［图 5-21（2）］。

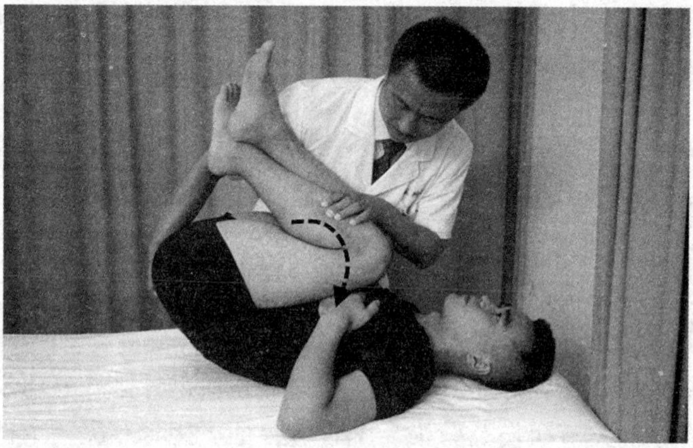

（1）

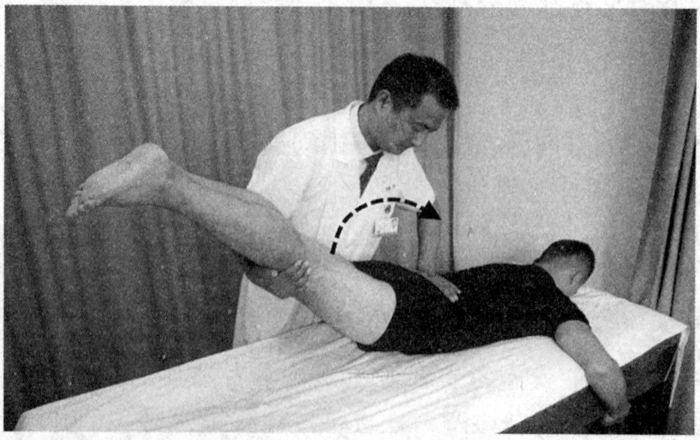

（2）

图 5-21　卧位屈伸摇腰法

2. 侧屈摇腰法　受术者站位，术者站其侧后方，一手按于一侧腰眼或髂嵴处，另一手握住其对侧肩部。两手配合协调，扶肩手推动肩部，令腰椎向对侧屈，到位后，再使其上身回到起始位，如此反复摇动腰椎（图 5–22）。

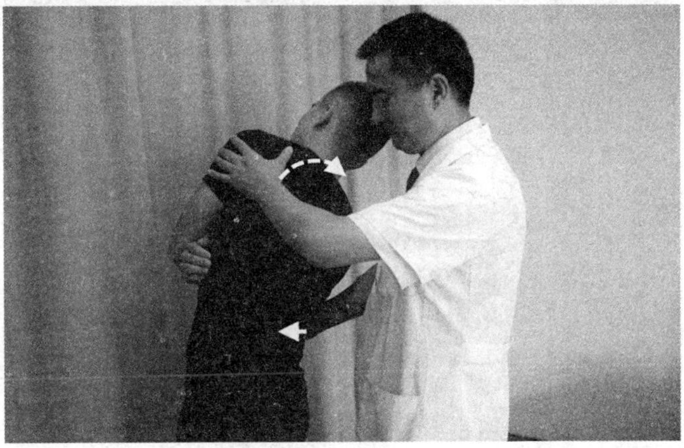

图 5–22　侧屈摇腰法

3. 旋转摇腰法

（1）坐位旋转摇腰法　受术者正坐，术者站其侧前方，两下肢夹住其一侧下肢，双手分别握住其两肩反向用力，使腰椎沿垂直轴左、右旋转摇动（图 5–23）。

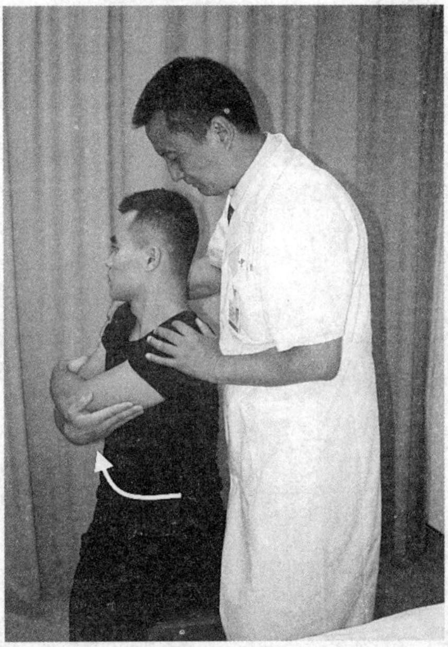

图 5–23　坐位旋转摇腰法

（2）侧卧位旋转摇腰法　受术者左侧卧位（左侧在下，右侧在上），左腿伸直，右腿屈髋屈膝，将小腿下端放在左膝关节内侧。术者站其对侧，一前臂放其右肩部，另一前臂放于其髂嵴处，双上肢协调反向用力，使腰椎沿垂直轴左、右旋转摇动（图 5–24）。

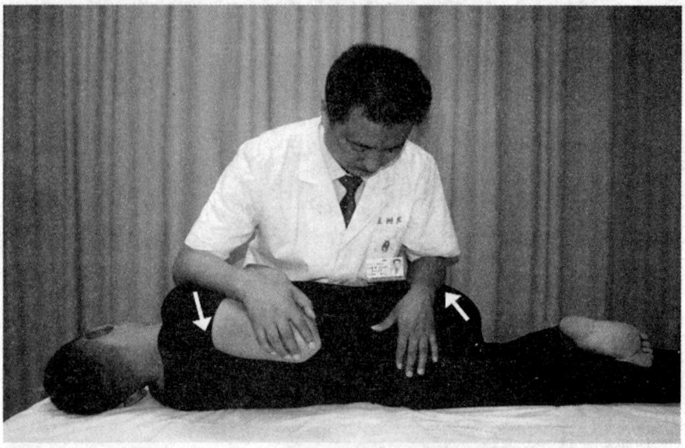

图 5–24　侧卧位旋转摇腰法

4. 环转摇腰法

（1）坐位环转摇腰法　受术者正坐，术者站其侧后方，一手扶按其腰椎下段，另一手从腋下穿过扶握住其项后部，牵拉上身自左向右或自右向左环转摇动（图 5–25）。

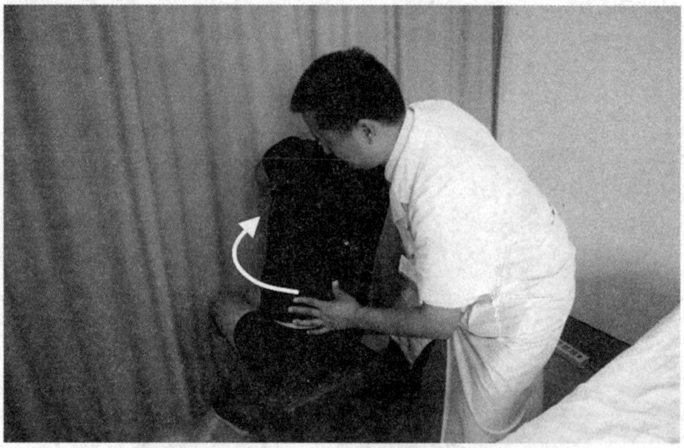

图 5–25　坐位环转摇腰法

（2）站位环转摇腰法　受术者站位，用双手扶住床边，或椅背，术者站其后方，双手扶握住其两侧腰眼处，两手协调用力，使腰部自左向右，或从右向左环转摇动（图 5–26）。

（3）仰卧位环转摇腰法　受术者仰卧位，两下肢屈髋屈膝。术者一手和前臂扶按其双膝，另一手握其足踝部，两上肢及身体协调用力，使其双膝做环形运动，从而带动腰部环转摇动（图 5–27）。

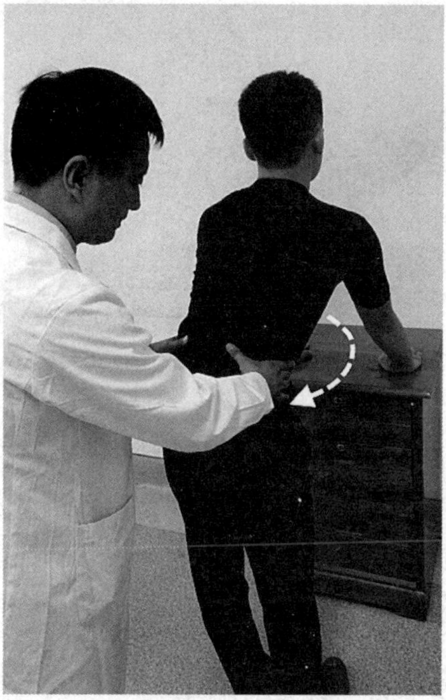

图 5-26 站位环转摇腰法

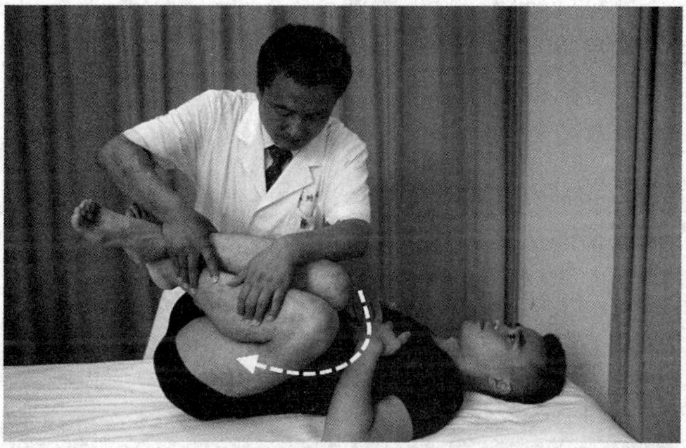

图 5-27 仰卧位环转摇腰法

（4）俯卧位环转摇腰法 受术者俯卧位，两下肢伸直。术者一手按其腰部，另一手及前臂托抱住其双膝关节上方，向上用力抬起下肢使其腰部后伸，手臂及身体协调用力，使腰部做环转摇动（图 5-28）。

【实训要领】

1. 摇动时幅度由小渐大，速度宜缓慢均匀。

2. 摇腰时令其肌肉尽量放松，以摇动到位。

3. 腰椎骨关节炎，若有明显侧弯、后弓畸形及骨桥形成者，摇腰时幅度不宜太大。

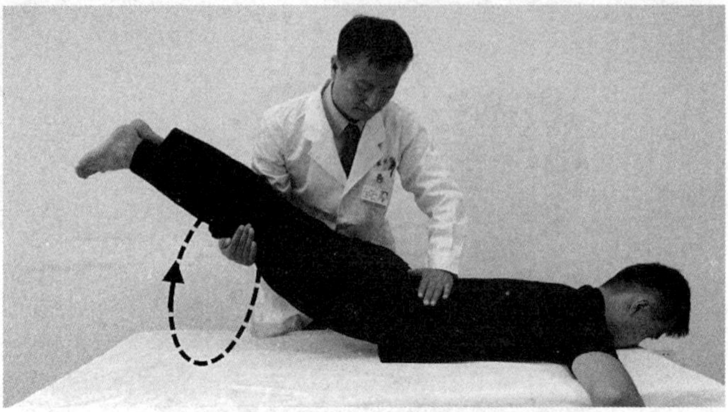

图 5-28　俯卧位环转摇腰法

【手法实训】

腰部摇法练习　术者与受术者选择合适的体位与姿势，双手配合协调，按照操作规范，进行俯仰摇腰法、侧屈摇腰法、坐位旋转摇腰法、侧卧位旋转摇腰法、坐位环转摇腰法、站位环转摇腰法、仰卧位环转摇腰法及俯卧位环转摇腰法的实训练习。

【临床应用】

1. 力学特点　力度舒缓柔和，柔中有刚。

2. 适用部位　腰椎。

3. 作用　具有松解粘连、舒筋解痉、滑利关节、纠正骨错缝等功效。

4. 适应证　治疗腰椎间盘突出症、腰椎小关节紊乱症、腰部软组织急性扭挫伤、强直性脊柱炎、第 3 腰椎横突综合征等病证。

摇髋法

术者沿髋关节各运动轴方向，在摇动区位之间摇动髋关节的手法，称摇髋法。常用的有屈伸摇髋法、展收摇髋法、旋转摇髋法及单侧环转摇髋法、双侧环转摇髋法。

【实训示范】

1. 屈伸摇髋法　受术者仰卧位，术者站其膝关节外侧，一手握按膝关节上方，另一手握其小腿下端。沿髋关节额状轴方向，使髋关节做屈伸运动（图 5-29）。

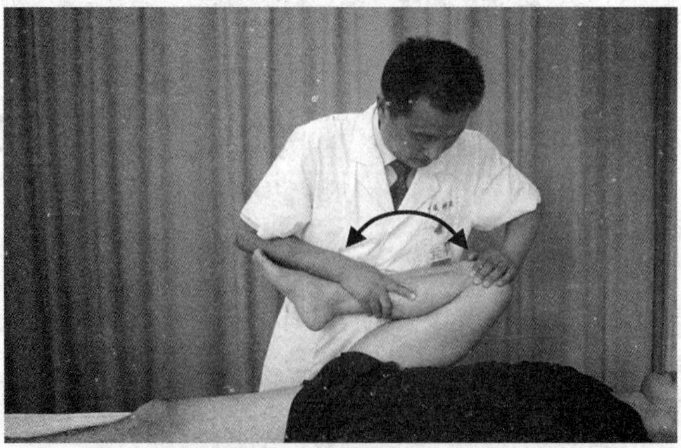

图 5-29　屈伸摇髋法

2. 展收摇髋法 受术者仰卧位，术者站其一侧，固定手按抵在髋关节外侧大转子上方，动作手托握住小腿远端。沿髋关节矢状轴方向，做髋关节内收、外展运动（图5–30）。

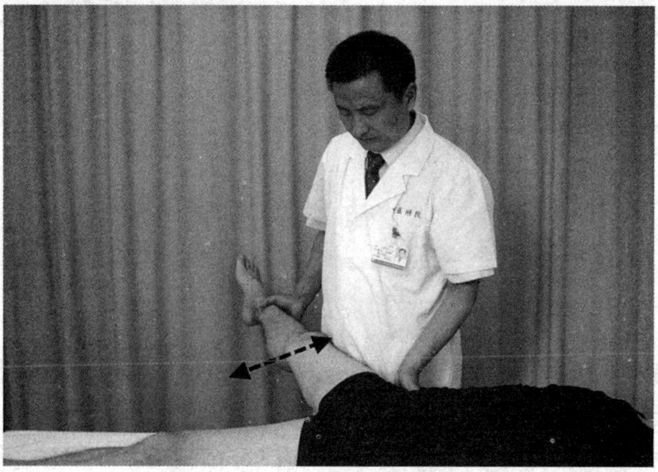

图 5–30 展收摇髋法

3. 旋转摇髋法 受术者仰卧位，下肢屈髋屈膝各 90°。术者站其一侧，一手按在膝关节上方，另一手握住小腿远端，两手配合协调，使髋关节做内外旋转运动（图5–31）。

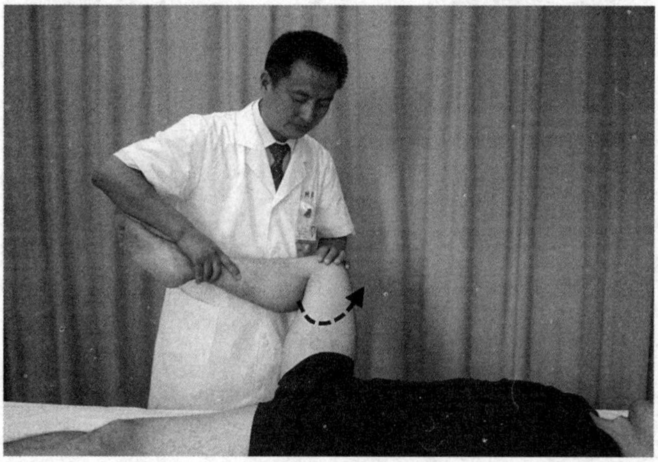

图 5–31 旋转摇髋法

4. 环转摇髋法

（1）单侧环转摇髋法 受术者仰卧位，屈膝屈髋 90°，术者站其一侧，一手握住膝关节上方，另一手握住小腿下端。双手协调用力，推动膝关节做顺时针或逆时针的环转运动，带动髋关节做环转运动（图 5–32）。

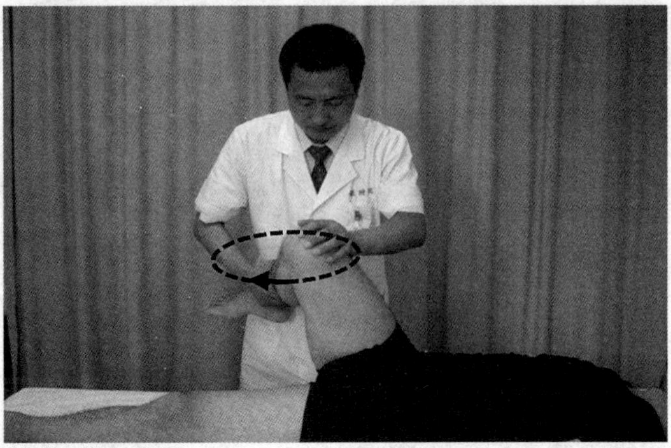

图 5-32　单侧环转摇髋法

（2）双侧环转摇髋法　受术者仰卧位，双下肢屈膝屈髋 90°，一小腿交叉放在另一小腿的上方，术者站其一侧，用一手与前臂将其双侧膝关节拢住，另一手握住两下端。双手协调用力，推动双膝关节做顺时针或逆时针的环转运动，带动双髋关节做环转摇动（图 5-33）。

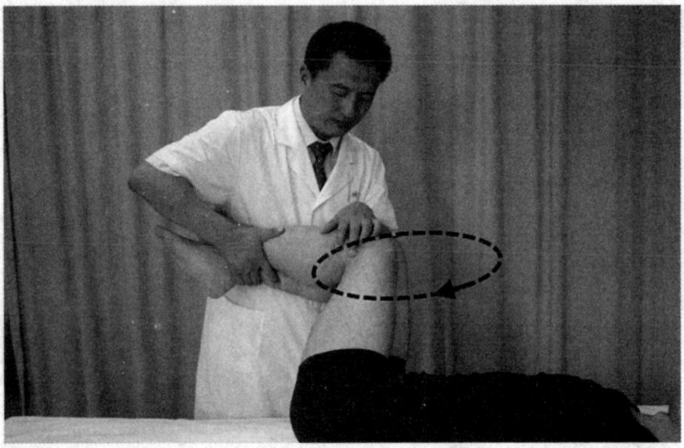

5-33　双侧环转摇髋法

【实训要领】

1. 摇动速度缓慢，幅度由小渐大。

2. 股骨颈骨折、股骨头坏死者禁用。

【手法实训】

髋关节摇法练习　术者与受术者选择合适的体位与姿势，双手配合协调，按照操作规范，进行屈伸摇髋法、展收摇髋法、旋转摇髋法及环转摇髋法的实训练习。

【临床应用】

1. 力学特点　力度舒缓柔和，柔中有刚。

2. 适用部位　髋关节。

3. 作用 具有松解粘连、舒筋解痉、滑利关节、纠正骨错缝等功效。

4. 适应证 治疗髋关节炎、弹响髋、臀肌挛缩综合征、梨状肌损伤等病证。

摇膝法

术者沿膝关节运动轴方向，在摇动区位之间摇动膝关节的手法，称摇膝法。常用的有屈伸摇膝法、环转摇膝法。

【实训示范】

1. 屈伸摇膝法 受术者仰卧位，术者站其一侧，一手握住膝关节上方，另一手握住小腿下端。双手协调用力，沿膝关节额状轴方向做膝关节屈伸运动。本法亦可在受术者俯卧位下，进行反复屈伸膝关节的摇膝动作（图 5-34）。

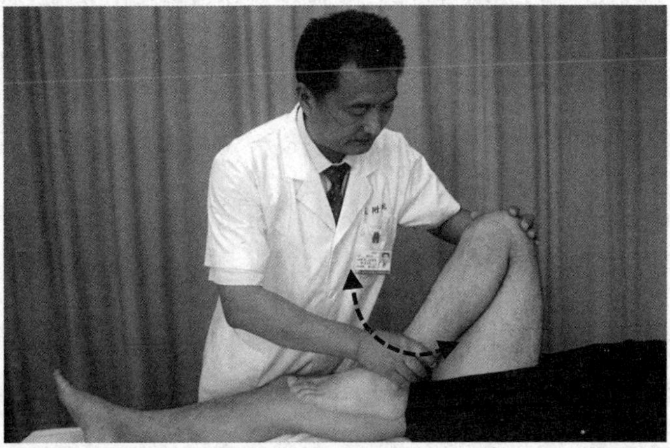

图 5-34 屈伸摇膝法

2. 环转摇膝法 受术者仰卧位，屈膝屈髋 90°，术者站其一侧，一手握住膝上，另一手握住小腿下端。操作时，握小腿手用力，沿顺时针或逆时针方向做膝关节环转运动（图 5-35）。

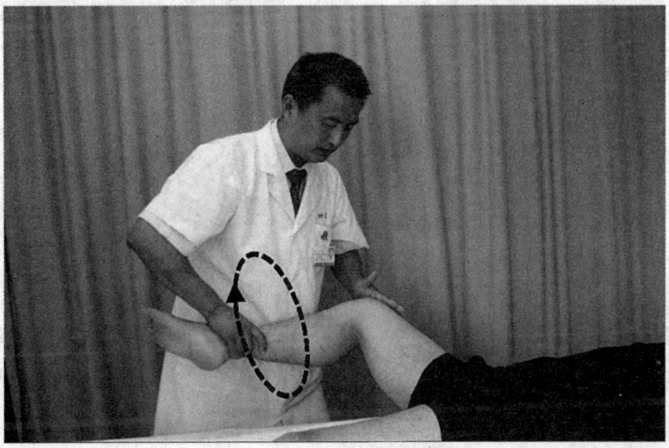

图 5-35 环转摇膝法

【实训要领】

1. 膝关节仅可做微幅的环转运动，当较大幅度的摇膝时，需要配合髋关节的环转运动。

2. 膝关节有明显积水、肿胀者，宜在其耐受的范围内操作。

【手法实训】

膝关节摇法练习 术者与受术者选择合适的体位，双手配合协调，按照操作规范，进行屈伸摇膝法、环转摇膝法的实训练习。

【临床应用】

1. 力学特点 力度舒缓柔和，柔中有刚。

2. 适用部位 膝关节。

3. 作用 具有松解粘连、舒筋解痉、滑利关节、纠正骨错缝等功效。

4. 适应证 治疗膝关节滑膜炎、骨关节炎、髌骨软化症、内外侧副韧带损伤等病症。

摇踝法

术者沿踝关节各运动轴方向，在摇动区位之间摇动踝关节的手法，称摇踝法。常用的有屈伸摇踝法、内外摇踝法及环转摇踝法。

【实训示范】

1. 屈伸摇踝法 受术者仰卧，术者坐其足侧，一手握住足跟部，另一手握住足尖处。两手配合协调，沿踝关节额状轴做背伸、跖屈运动（图 5–36）。

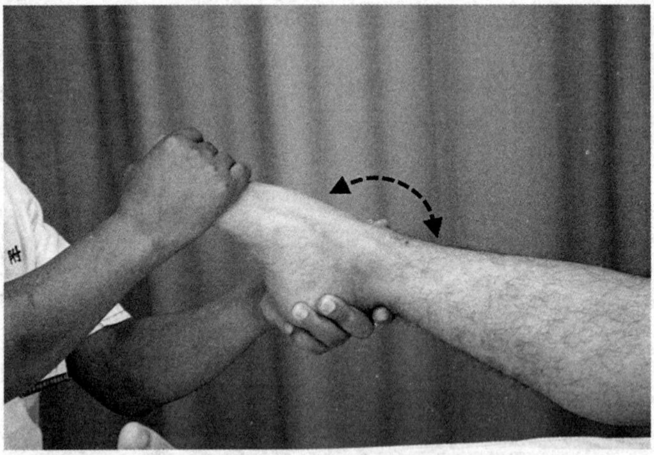

图 5–36 屈伸摇踝法

2. 内外摇踝法 受术者仰卧，踝关节处于自然跖屈位。术者坐其足侧，一手握住足跟部，另一手握住足尖处，两手配合协调，沿踝关节矢状轴做内翻与外翻运动（图 5–37）。

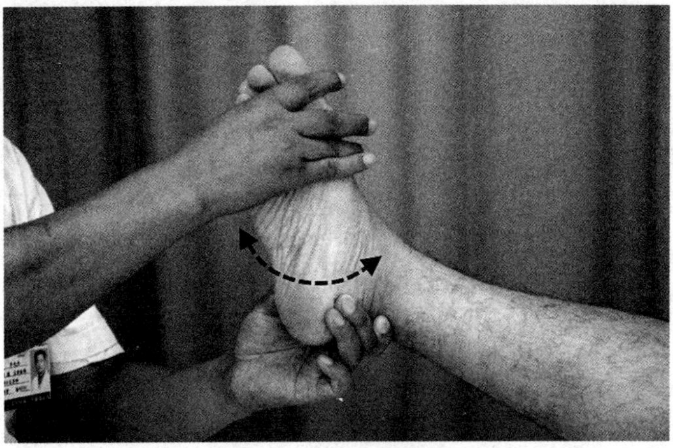

图 5-37 内外摇踝法

3. 环转摇踝法 受术者仰卧，术者坐其足侧，一手握住足跟部，另一手握住足尖处。两手反向用力，沿顺时针或逆时针做环转运动，摇动踝关节（图 5-38）。

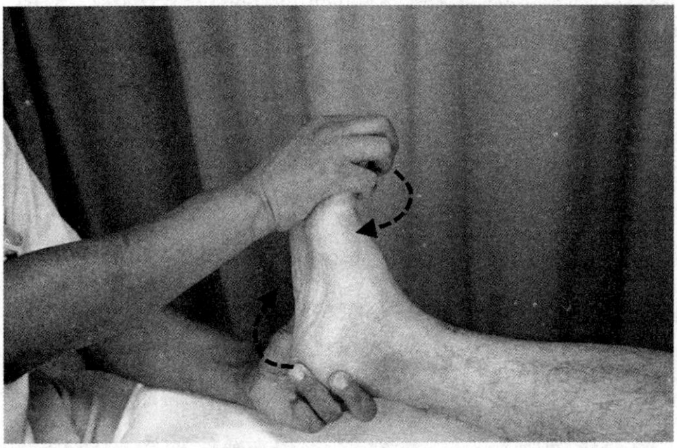

图 5-38 环转摇踝法

【实训要领】

1. 由于距骨滑车前宽后窄，当踝关节跖屈时，较窄的滑车后部进入关节窝内，使其向侧方的内翻、外翻运动范围较大，故做内外摇踝时，要于跖屈位操作。

2. 将小腿稍提离床面，以便充分摇动踝关节。

3. 动作要缓和，用力要稳，摇动方向及幅度须在患者生理活动范围内进行，幅度由小渐大。

4. 对于骨折后遗症导致的踝关节功能障碍，摇动范围宜适当，避免强力牵拉摇动，以防再次损伤或发生骨折。

【手法实训】

踝关节摇法练习 术者与受术者选择合适的体位，双手配合协调，按照操作规范，进行屈伸摇踝法、内外摇踝法及环转摇踝法的实训练习。

【临床应用】

1. 力学特点 力度舒缓柔和，柔中有刚。

2. 适用部位 踝关节。

3. 作用 具有松解粘连、舒筋解痉、滑利关节、纠正骨错缝、恢复关节功能等功效。

4. 适应证 治疗踝关节扭挫伤、跟腱损伤、踝部骨折后遗症等病症。

第二节 关节扳动类手法

【实训目的】

掌握颈椎、胸椎及腰椎扳法的操作规范、实训要领及临床应用；熟悉肩关节扳法的操作规范、实训要领及临床应用；了解骶髂关节扳法的操作规范、实训要领及临床应用。

一、概述

术者固定受术关节两端，沿着关节运动轴的方向，于扳机点（最大被动病理位或功能位）处发力，做快速、小幅度、轻巧扳动的一类手法，称为关节扳动类手法。常用的有颈椎扳法、胸椎扳法、腰椎扳法、骶髂关节扳法及肩关节扳法。

关节扳动类手法操作要领：①制动手与动作手的位点应放置准确：制动手与动作手固定关节两端，以保证扳动应力传递到受术关节。②找准扳机点：扳机点是指扳法操作时的发力位点。一般认为，扳机点的位置为关节的最大被动病理位或功能位。③关节扳动范围不得超过正常生理活动范围：正常关节，从功能位之后的扳机点开始，再扩大5°左右即可；如为病态关节，最大扳动幅度应根据患者的实际情况而定。④疾发疾收，寸劲发力：双手配合协调，从扳机点的位置开始稳妥发力，做快速、轻巧、小幅度、反方向的扳动。⑤到位有效：每次扳动时只能选择一个运动轴所限定的方向施术，以到位有效为原则，不要片面追求弹响声。⑥整骨先整肌：操作前应先放松受术关节周围的软组织，如此既可提高扳法的成功率与安全性，又可使术者省力并提高临床疗效。

该类手法适用于脊柱及四肢关节，具有整复关节紊乱、松解粘连、矫正畸形、滑利关节及恢复关节运动功能等功效。临床常用于治疗因颈腰椎小关节错缝所致的颈肩腰腿痛。

手法实训时，要求术者熟练掌握：①正确选择各种扳法的体位及姿势。②学会应用省力原理操作扳法。③掌握确定扳机点的方法，并细心体会手下的感觉。④注意瞬间扳动时的方向与幅度的控制方法及动作要领。

二、常用扳法

颈椎扳法

术者沿颈椎运动轴方向，在生理活动范围内，于扳机点处，做快速、小幅度、轻巧扳动颈椎的一类手法，称颈椎扳法。常用的有坐位颈椎旋转扳法、仰卧位颈椎旋转扳法、坐位颈椎定点旋转扳法、坐位颈椎侧屈扳法、俯卧位颈椎侧屈扳法、仰卧位颈椎侧屈扳法、坐位寰枢关节旋转扳法及仰卧位寰枢关节旋转扳法。

【实训示范】

1. 颈椎旋转扳法

（1）坐位颈椎旋转扳法　受术者坐位，颈椎前屈15°左右。术者站其侧后方，一手握在下颏部，另一手放在枕后部。双手协调将颈椎沿垂直轴方向旋转至扳机点（最大被动病理位或功能位），然后做快速、小幅度、轻巧的扳动，再将其头部快速回旋至起始位（图5–39）。

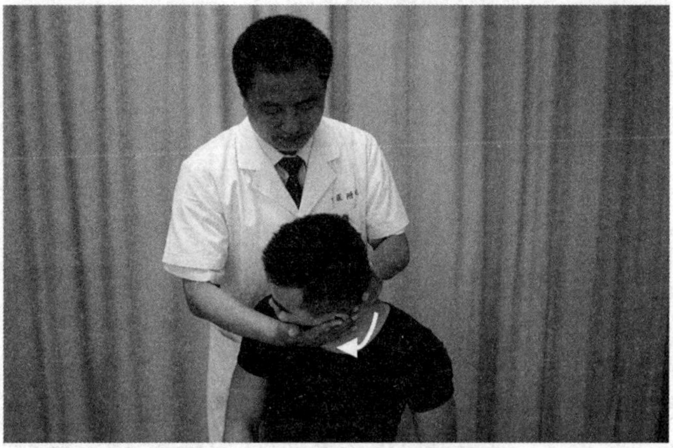

图5–39　坐位颈椎旋转扳法

（2）仰卧位颈椎旋转扳法　受术者仰卧位，术者坐其头侧，一手放于受术者面颊部，另一手托握住其枕后部，并让其颈椎前屈15°左右。双手协调将其颈椎沿垂直轴方向旋转至扳机点（最大被动病理位或功能位），然后做快速、小幅度、轻巧的扳动，再将其头部快速回旋至起始位（图5–40）。

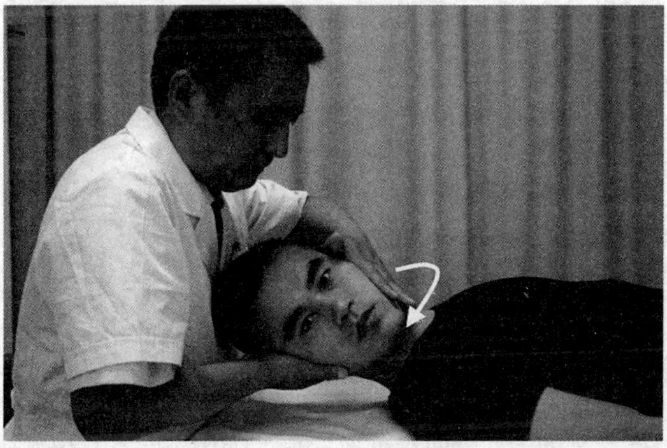

图5–40　仰卧位颈椎旋转扳法

（3）坐位颈椎定点旋转扳法　受术者坐位，颈椎前屈 15°左右。术者站其侧后方，一侧肘关节屈曲用肘窝将其颏部托住，并用上臂与前臂将其头部环抱并夹紧，另一手用拇指顶按在偏歪棘突侧的后外侧缘。术者一侧的肘关节将受术者的颈椎沿垂直轴方向旋转至扳机点（最大被动病理位或功能位），然后做快速、小幅度、轻巧的扳动，同时，术者的另一手拇指朝相反方向用力推按受术者棘突，以纠正骨错缝（图 5-41）。

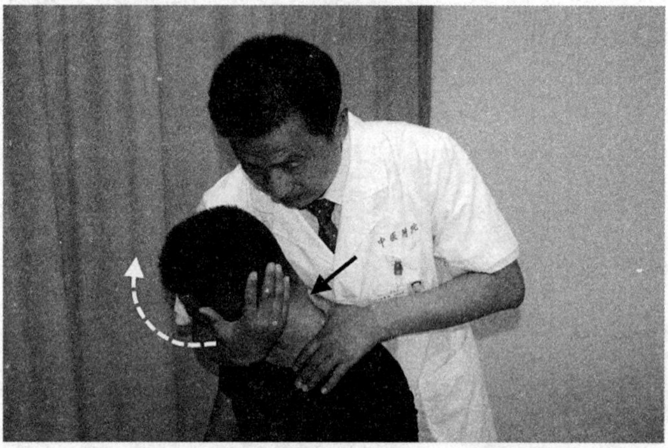

图 5-41　坐位颈椎定点旋转扳法

2. 颈椎侧屈扳法

（1）坐位颈椎侧屈扳法　受术者正坐，术者站其身后，用一手拇指按在其侧弯颈椎凸侧的横突处，另一手掌按在其对侧的颞部。术者双手协调用力，沿矢状轴方向侧屈至扳机点（最大被动病理位或功能位），然后做快速、小幅度、轻巧的扳动，再将其头部快速回至起始位（图 5-42）。

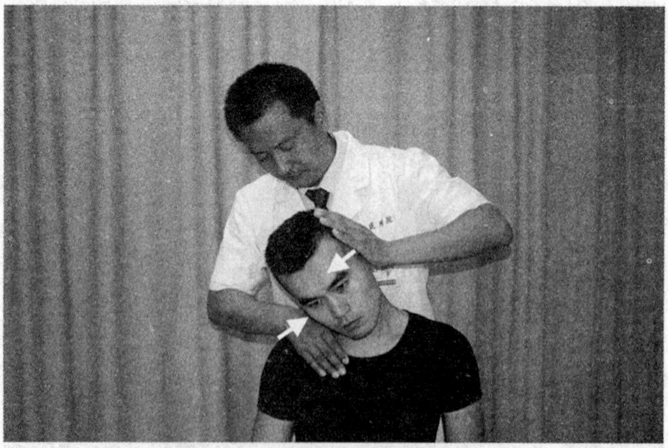

图 5-42　坐位颈椎侧屈扳法

（2）俯卧位颈椎侧屈扳法　以向左侧侧屈扳动为例。受术者取俯卧位，术者站其头侧，面向受术者，右手掌根按于受术者颈胸段需要松动的椎骨棘突左侧旁，左手掌按于受术者右颞部，使其头颈左侧屈并微右旋至扳机点（最大被动病理位或功能位）时，然后做快速、小幅度、轻巧的侧屈兼微右旋扳动（图 5–43）。

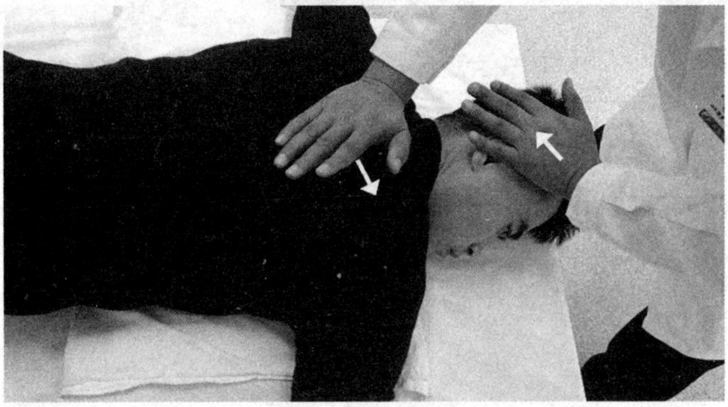

图 5–43　俯卧位颈椎侧屈扳法

（3）仰卧位颈椎侧屈扳法　以向左侧侧屈扳动为例。受术者取仰卧位，颈椎向左侧屈曲至主动最大功能位。术者站其左侧，面向受术者，右手掌放于其右侧颞部，左手放于其左侧面颊部，两手用力使其头颈左侧屈并微右旋，至最大被动病理位或功能位（扳机点）时，然后做快速、小幅度、轻巧的侧屈兼微右旋扳动（图 5–44）。

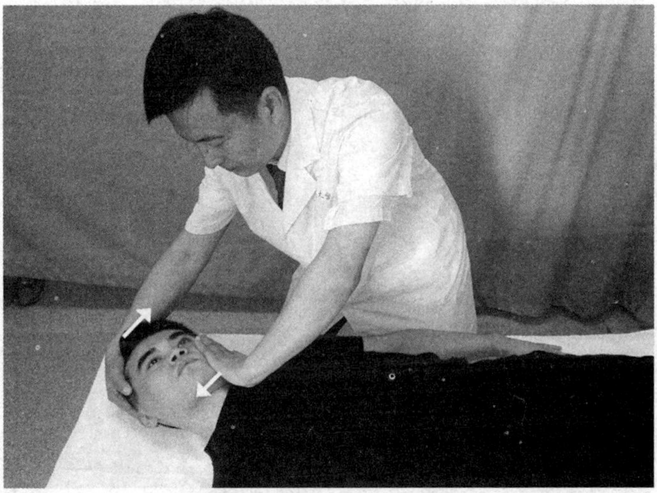

图 5–44　仰卧位颈椎侧屈扳法

3. 寰枢关节旋转扳法

（1）坐位寰枢关节旋转扳法　受术者坐低凳上，颈部微前倾。术者站在其侧后方，用一手拇指顶住受术者第 2 颈椎棘突，另一手以肘部托住受术者下颏部，手掌绕过其对侧耳后并扶住其枕部。然后逐渐用力将其颈椎向上拔伸，在拔伸的同时使颈椎向患侧旋转，当旋转至扳机点（最大病理位或功能位）时，做快速、小幅度、轻巧的扳动，顶住棘突的拇指也同时用力，此时常可以听到弹响声，拇指下也有棘突跳动的感觉（图 5–45）。

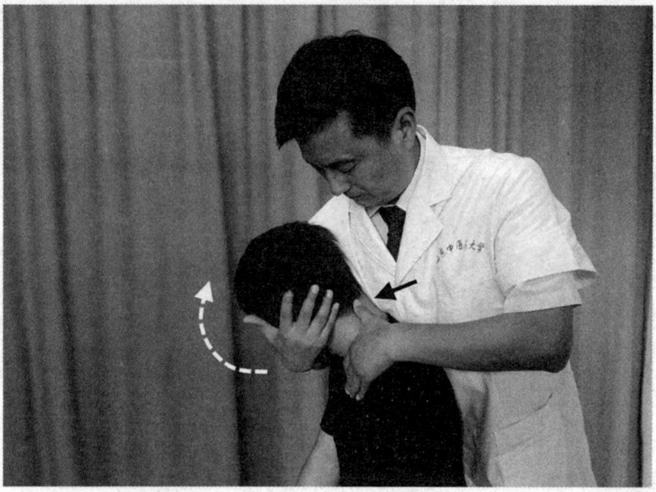

图 5-45　坐位寰枢关节扳法

（2）仰卧位寰枢关节旋转扳法　以扳动右侧寰枢关节为例。受术者仰卧位，头颈部放松呈中立位。术者弯腰站于其头侧，面向受术者，左手托扣其下颏，右手掌托其枕部，拇指推抵其右侧乳突下的寰椎横突后方。左手扣拉下颏向左，使受术者颈部左旋至扳机点，再做快速、小幅度、轻巧的扳动，同时右手拇指向左前推顶寰椎横突，常可听到寰枢关节弹响声或右拇指下有松动感（图 5-46）。

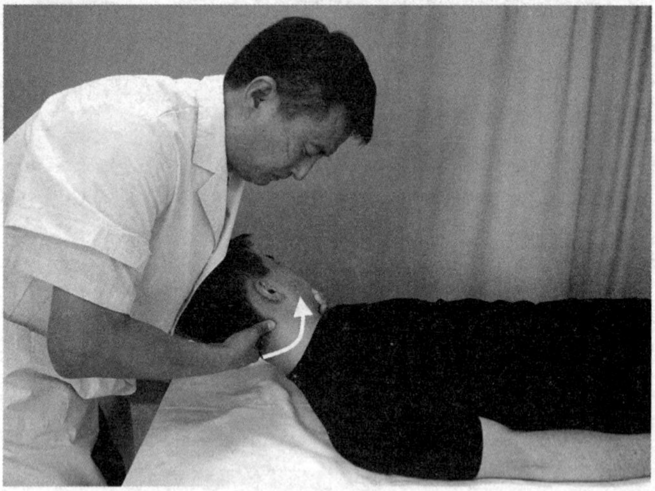

图 5-46　仰卧位寰枢关节旋转扳法

【实训要领】

1. 扳法操作前，应明确诊断，排除禁忌证。

2. 操作时受术者宜采取低头位，禁止在仰头位进行大幅度颈部旋转扳动，避免挤压椎动脉。

3. 颈椎扳动幅度限制在正常生理活动范围内。

4. 找准扳机点，扳机点为关节最大被动病理位或功能位。

5. 两手协调，轻巧用力，疾发疾收。

【手法实训】

颈椎扳法练习　掌握扳法操作要领，术者和受术者选择好合适的体位与姿势，按照操作规范，练习坐位颈椎旋转扳法、仰卧位颈椎旋转扳法、坐位颈椎定点旋转扳法、坐位颈椎侧屈扳法、俯卧位颈椎侧屈扳法、仰卧位颈椎侧屈扳法、坐位寰枢关节旋转扳法及仰卧位寰枢关节旋转扳法。

【临床应用】

1. 力学特点　轻巧用力，寸劲发力，疾发疾收。

2. 适用部位　颈椎关节。

3. 作用　理筋整复。

4. 适应证　颈椎病、颈椎小关节紊乱、落枕、肌性斜颈、项韧带肥厚、项肌痉挛等病症。

胸椎扳法

术者沿胸椎运动轴方向，在关节生理活动范围内，于扳机点处，做快速、小幅度、轻巧扳动胸椎的一类手法，称胸椎扳法。常用的有膝顶扩胸扳法、胸顶扩胸扳法、抱肘胸顶扩胸扳法、仰卧垫拳压肘胸椎扳法、俯卧位上胸椎牵肩扳法及俯卧位胸椎推压扳法。

【实训示范】

1. 扩胸扳法

（1）膝顶扩胸扳法　受术者坐于方凳上，十指交叉扣置于枕部。术者站其后方，一脚踏地，一脚踏在方凳后缘，用膝部顶在其第5～7胸椎棘突处，双手从受术者腋下穿过握住肩前侧。术者用两手握住其肩部往后牵拉至扳机点，待受术者呼气末，做快速、小幅度、轻巧地向后上牵拉扳动；同时，膝部用力向前顶推其胸椎（图5–47）。

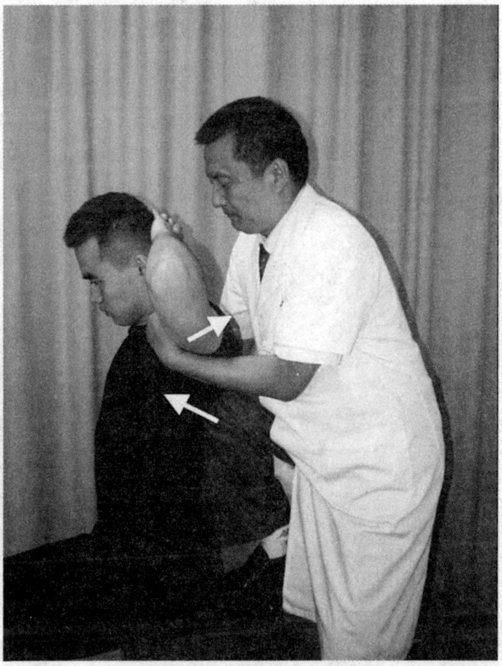

图5–47　膝顶扩胸扳法

（2）胸顶扩胸扳法　受术者坐位，两手手指交叉扣于项部。术者半蹲位站其身后，两手分别从其左右腋下、肩前穿过，握住其两前臂下段，以肘部夹紧肩部，以胸部顶住病变胸椎。待受术者呼气末，术者迅速伸膝站立，身体稍后仰，胸部前顶，同时将受术者两上肢向后上方做快速、小幅度、轻巧的提拉扳动（图5–48）。

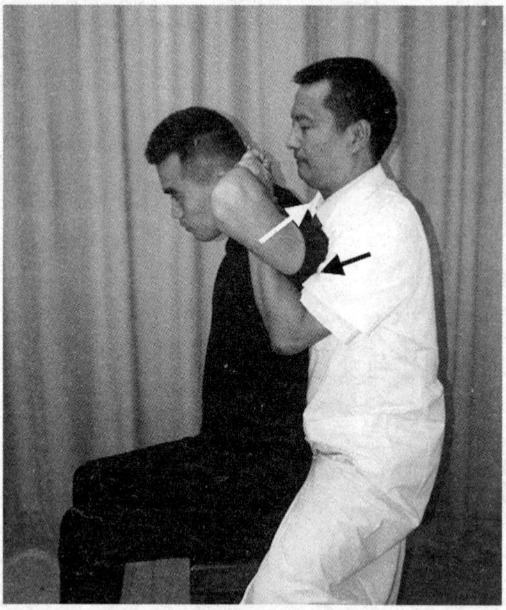

图 5-48 胸顶扩胸扳法

（3）抱肘胸顶扩胸扳法 受术者坐位，两手交叉于项部，头稍前屈，术者立于其后，胸部紧贴受术者胸椎。两手握住受术者两肘，向上向后用力做快速、小幅度、轻巧的牵顶胸椎（图 5-49）。

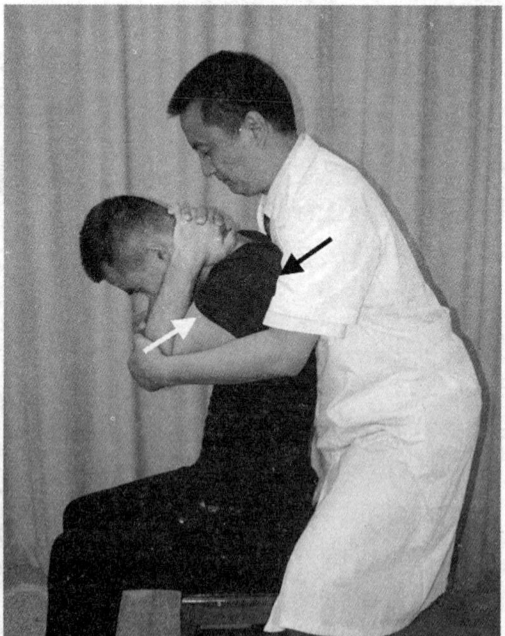

图 5-49 胸顶抱肘扩胸扳法

2. 仰卧垫拳压肘胸椎扳法　受术者仰卧位，两臂交叉抱于胸前，两手分别抱住对侧肩部。术者一手握拳，拳心向上，放在病变胸椎处，另一手按在其交叠的双肘部。嘱患者做深呼吸，待呼气末，随即做快速、小幅度、轻巧的向下顿按（图 5-50）。

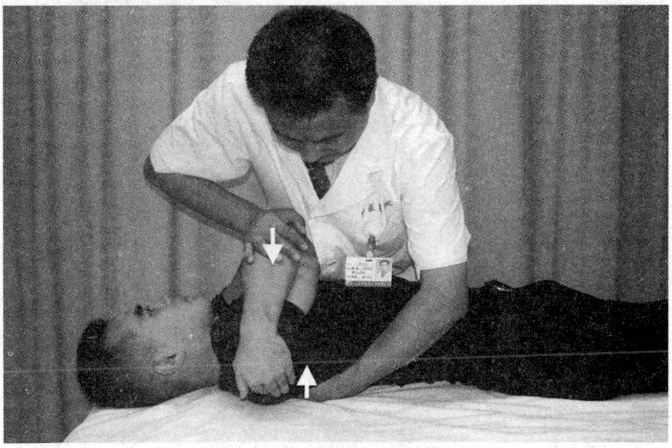

图 5-50　仰卧垫拳压肘胸椎扳法

3. 俯卧位上胸椎牵肩扳法　受术者俯卧位，术者站于患侧（棘突偏歪方向），一手掌根抵住其偏歪棘突侧，另一手握住其肩前部，并向后上牵拉，当胸椎旋转至扳机点时，两手协调用力，做快速、小幅度、轻巧的牵按扳动（图 5-51）。

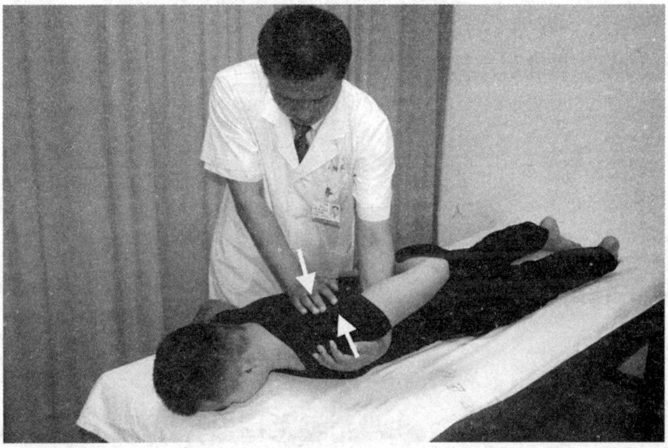

图 5-51　俯卧位上胸椎牵肩扳法

4. 俯卧位胸椎推压扳法　受术者俯卧位，胸部垫枕，两臂放置于身体两侧。术者站于头侧，两手掌尺侧分别置于受术者病变胸椎两侧，然后向受术者头侧方向下压至扳机点，于呼气末时，受术者双手用力做快速、小幅度、轻巧的推压扳动（图 5-52）。

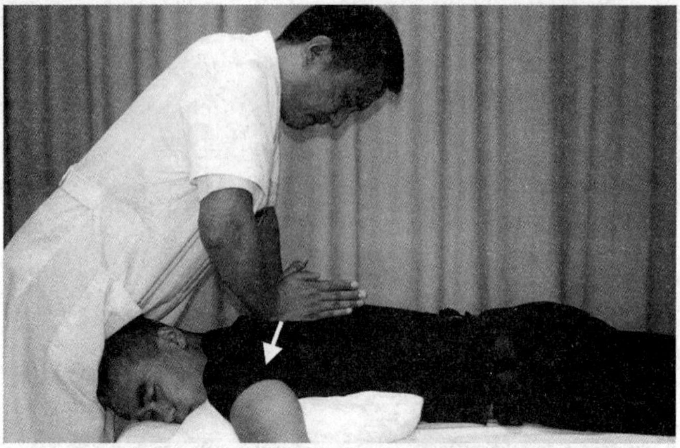

图 5-52 俯卧位胸椎推压扳法

【实训要领】

1. 操作前，应明确诊断，排除禁忌证。

2. 胸椎扳动幅度限制在正常生理活动范围内。

3. 找准扳机点，两手协调，轻巧用力，疾发疾收。

4. 扳之前应充分放松，配合呼吸。

5. 骨质疏松者慎用或禁用。

【手法实训】

胸椎扳法练习 术者和受术者选择好合适的体位与姿势，按照操作规范及要领，配合呼吸，反复练习膝顶扩胸扳法、胸顶扩胸扳法、抱肘胸顶扩胸扳法、仰卧垫拳压肘胸椎扳法、俯卧位上胸椎牵肩扳法及俯卧位胸椎推压扳法。

【临床应用】

1. 力学特点 轻巧用力，寸劲发力，疾发疾收。

2. 适用部位 胸椎关节。

3. 作用 理筋整复。

4. 适应证 胸椎小关节紊乱、胸胁屏伤、脊柱相关性疾病等病症。

腰椎扳法

术者沿腰椎运动轴方向，在关节生理活动范围内，于扳机点处，做快速、小幅度、轻巧扳动腰椎的一类手法，称腰椎扳法。常用的有上腰椎旋转扳法、坐位腰椎旋转扳法、侧卧位腰椎旋转扳法、仰卧位腰椎旋转扳法、坐位腰椎定点旋转扳法、腰椎单侧下肢后伸扳法及腰椎双侧下肢后伸扳法。

【实训示范】

1. 腰椎旋转扳法

（1）上腰椎旋转扳法　受术者俯卧位，术者站其一侧，一手握住其对侧肩前部，另一手掌根按在上腰椎棘突侧。术者一手用力提拉肩部至扳机点，另一手做快速、小幅度、轻巧的旋转推按扳动（图 5–53）。

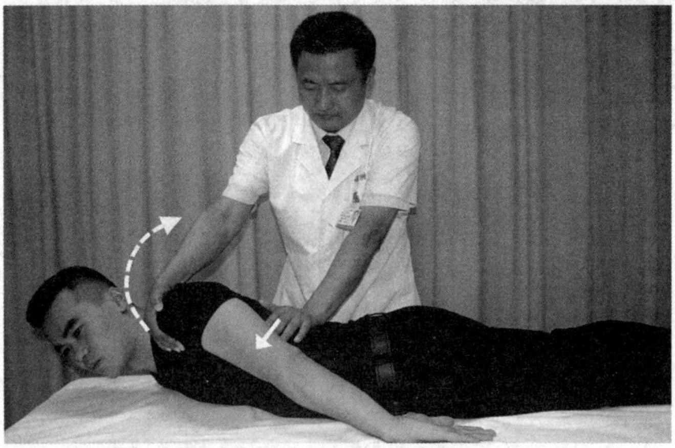

图 5–53 上腰椎旋转扳法

（2）坐位腰椎旋转扳法 受术者端坐，两腿分开，术者站其一侧，一侧下肢站在其两腿中间，夹住受术者一侧大腿，双手握住其两侧肩部。术者两手使其上身沿垂直轴旋转至扳机点时，然后做快速、小幅度、轻巧的旋转扳动（图 5–54）。

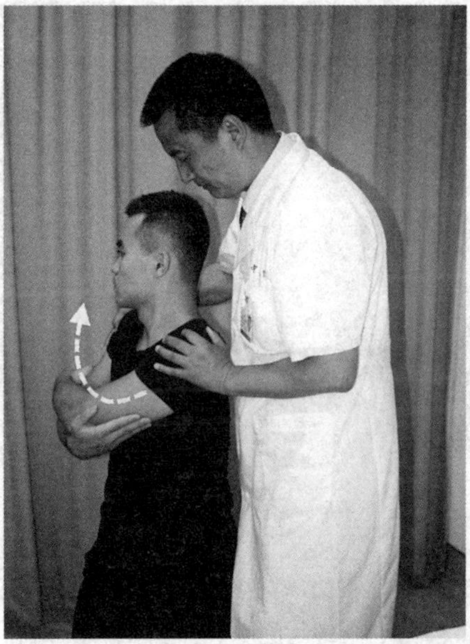

图 5–54 坐位腰椎旋转扳法

（3）侧卧位腰椎旋转扳法 受术者侧卧位，一侧下肢伸直在下，另一侧下肢屈髋屈膝在上，下面的手自然地放在身体前侧，上面的手放在体侧。术者站其腰部前侧，一前臂按在肩前部，另一前臂按在髂嵴处。然后，一前臂将其肩部向背侧推转，另一前臂将髂嵴朝腹侧推转至扳机点时，再做快速、小幅度、轻巧的旋转扳动（图 5–55）。

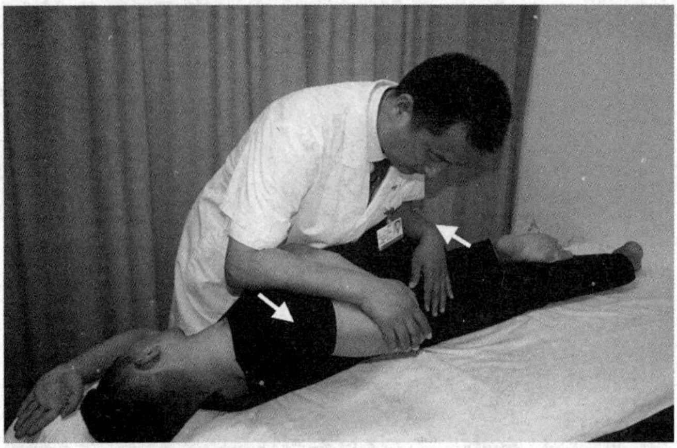

图 5–55　侧卧位腰椎旋转扳法

（4）仰卧位腰椎旋转扳法　受术者仰卧，一侧上肢放在体侧，同侧下肢屈髋 90°，自然屈膝，另一侧上肢屈肘将手自然搭放在对侧的肩部，下肢伸直。术者站在其体侧，用一手掌握住受术者另一侧手掌并按于对侧肩部固定，另一手握住其侧膝部并向同侧牵拉，使其骨盆旋转至扳机点时，再做快速、小幅度、轻巧的旋转扳动（图 5–56）。

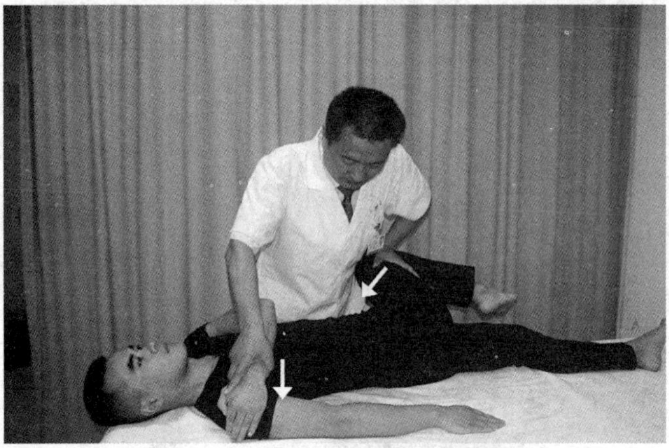

图 5–56　仰卧位腰椎旋转扳法

（5）坐位腰椎定点旋转扳法　受术者坐在方凳上，两手十指交叉扣于枕部。助手用双手固定住患者的一侧大腿根部，术者站或坐在其对侧的侧后方，用一手拇指顶按在偏歪棘突侧，另一手从其腋下穿过，按放在其项后部。先嘱受术者向前屈腰至拇指下棘突有动感，再侧屈至拇指下棘突有动感时，然后向右后上方旋转至扳机点时，再做快速、小幅度、轻巧、螺旋式的旋转扳动，随即将其上身扶正（图 5–57）。

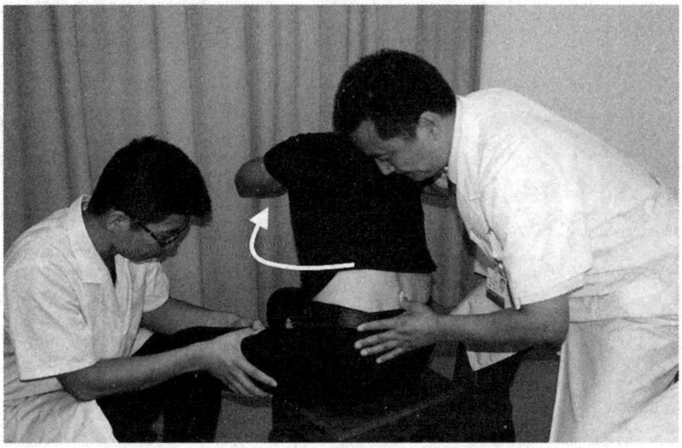

图 5–57 坐位腰椎定点旋转扳法

2. 腰椎后伸扳法

（1）腰椎单侧下肢后伸扳法 受术者俯卧位，术者站其一侧，一手掌根按在偏歪棘突侧，另一手握住对侧大腿下端，慢慢抬起至扳机点时，再做快速、小幅度、轻巧的提拉、推按扳动（图 5–58）。

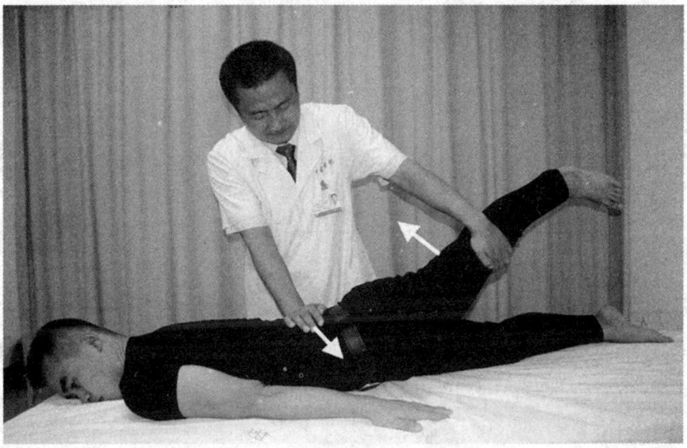

图 5–58 腰椎单侧下肢后伸扳法

（2）腰椎双侧下肢后伸扳法 受术者俯卧位，术者站其体侧，一手掌根按抵在受术者腰椎棘突，另一手及前臂托住其两大腿前侧下端向上抬起至扳机点时，再做快速、小幅度、轻巧的提拉按压扳动（图 5–59）。

【实训要领】

1. 操作前，应明确诊断，排除禁忌证。

2. 腰椎扳动幅度限制在正常生理活动范围内。

3. 找准扳机点，两手协调，轻巧用力，疾发疾收。

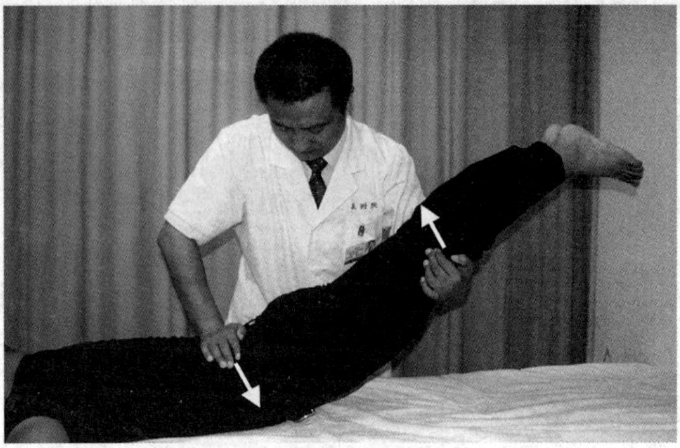

图 5-59 腰椎双侧下肢后伸扳法

【手法实训】

腰椎扳法练习 术者和受术者选择好合适的体位与姿势，按照操作规范及要领，练习上腰椎旋转扳法、坐位腰椎旋转扳法、侧卧位腰椎旋转扳法、仰卧位腰椎旋转扳法、坐位腰椎定点旋转扳法、腰椎单侧下肢后伸扳法及腰椎双侧下肢后伸扳法。

【临床应用】

1. 力学特点 轻巧用力，寸劲发力，疾发疾收。

2. 适用部位 腰椎关节。

3. 作用 理筋整复。

4. 适应证 腰椎间盘突出症、腰椎小关节紊乱症、腰部软组织损伤等病症。

骶髂关节扳法

术者沿骶髂关节运动轴方向，于扳机点处，做快速、小幅度、轻巧扳动骶髂关节的一类手法，称骶髂关节扳法。常用的有骶髂关节后伸扳法、屈膝屈髋压腹扳法、屈膝屈髋分腿压膝扳法及俯卧位足跟压臀扳法。

【实训示范】

1. 骶髂关节后伸扳法 受术者俯卧位，术者站其体侧，一手掌根按压在髂后上棘处，另一手握住其同侧大腿前方下端缓缓抬起至扳机点时，再做快速、小幅度、轻巧的提拉、按压扳动（图 5-60）。

2. 屈膝屈髋压腹扳法 受术者仰卧位，健侧下肢伸直，患侧下肢屈膝屈髋。一助手双手固定其健侧下肢。术者站其患侧，双手扶握住患侧膝部，逐渐屈曲并内收其髋关节至扳机点时，两手用力向对侧胁肋部做快速、小幅度、轻巧的推按扳动（图 5-61）。

3. 屈膝屈髋分腿压膝扳法 受术者仰卧位，双下肢屈髋、屈膝，双足底相对，术者立于其体侧，令受术者双目微闭，“意守丹田”，然后深吸气后再缓慢呼出，至呼气末时，术者双手用力下压双膝至扳机点时，然后做快速、小幅度、轻巧的向两侧推压扳动（图 5-62）。

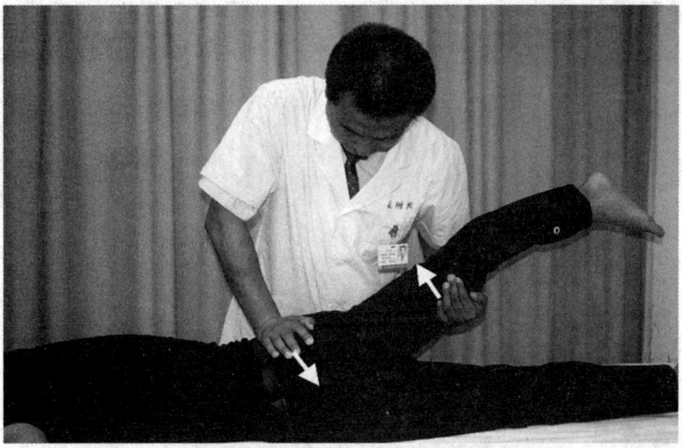

图 5-60 骶髂关节后伸扳法

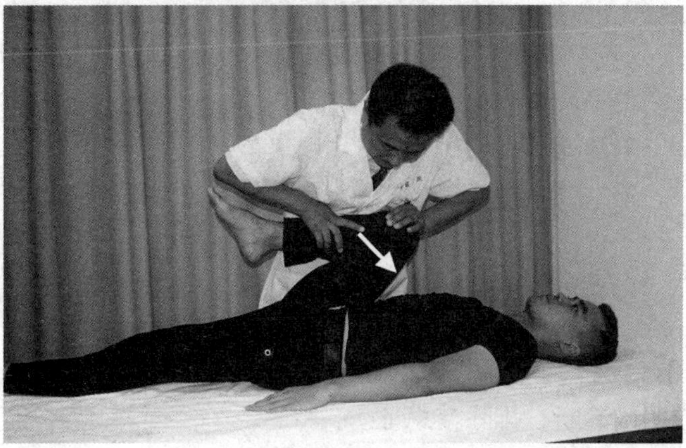

图 5-61 屈膝屈髋压腹扳法

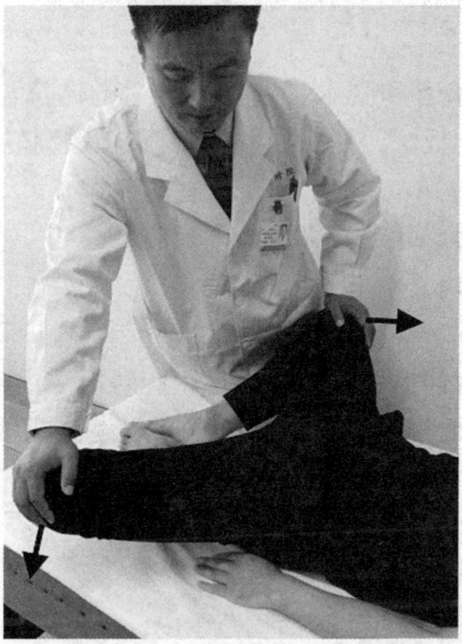

图 5-62 屈膝屈髋分腿扳法

4. 俯卧位足跟压臀扳法 受术者俯卧位，患侧屈膝，足跟接近臀部。术者一手抵住患侧骶髂关节，一手握持踝部，将足跟压向臀部。在操作过程中，可握住踝部并将髋关节同时内旋下压或外旋下压，此时常可闻及骶髂关节复位声或手下有错动感（图 5–63）。

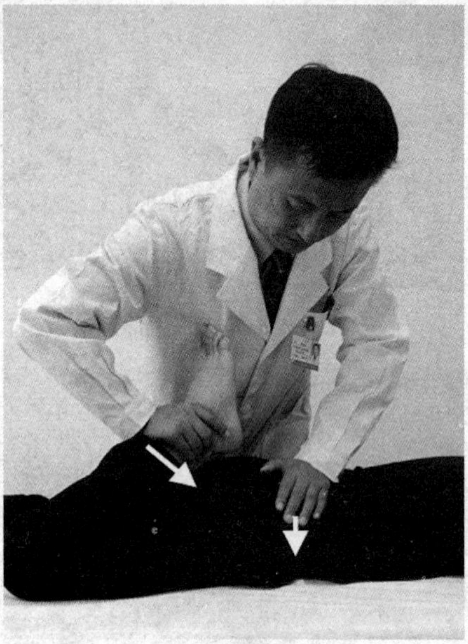

图 5–63 俯卧位足跟压臀扳法

【实训要领】

1. 操作前，应明确诊断，排除禁忌证。
2. 骶髂关节扳动幅度限制在正常生理活动范围内。
3. 找准扳机点，两手协调，轻巧用力，疾发疾收。

【手法实训】

骶髂关节扳法练习 术者和受术者选择好合适的体位与姿势，按照操作规范及要领，反复练习骶髂关节后伸扳法、屈膝屈髋压腹扳法及屈膝屈髋分腿压膝扳法。

【临床应用】

1. 力学特点 轻巧用力，寸劲发力，疾发疾收。

2. 适用部位 骶髂关节。

3. 作用 纠正骨错缝。

4. 适应证 骶髂关节后伸扳法、俯卧位足跟压臀扳法主要治疗骶髂关节后错缝，屈膝屈髋压腹扳法主要治疗骶髂关节前错缝，屈膝屈髋分腿压膝扳法主要治疗骶髂关节前、后错缝。

肩关节扳法

术者沿肩关节运动轴方向，在生理活动范围内，于扳机点处做快速、小幅度、轻巧扳动肩关节的一类手法，称为肩关节扳法。常用的有肩关节前屈上举扳法、肩关节后伸扳法、肩关节内收扳法、肩扛式外展扳肩法、手扳式外展扳肩法及肩关节后伸内旋提腕扳法。

【实训示范】

1. 肩关节前屈上举扳法　受术者正坐，术者站其后方，制动手按在肩峰处，动作手握住肘关节，使肩关节前屈、上举至扳机点时，再做快速、小幅度、轻巧的前屈、上举扳动（图 5–64）。

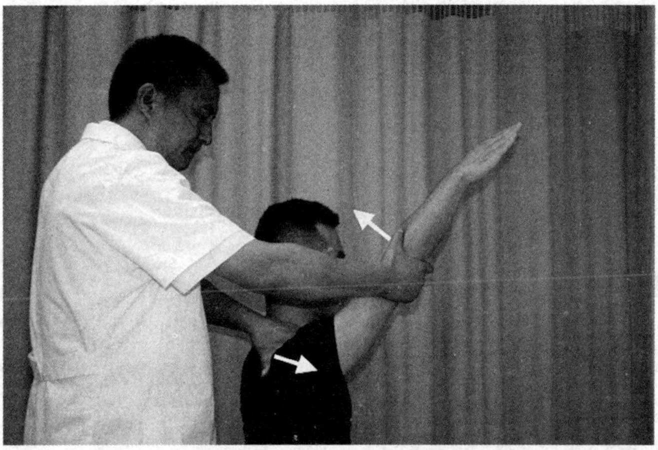

图 5–64　肩关节前屈上举扳法

2. 肩关节后伸扳法　受术者端坐，术者站其后方，一手抵住肩后，另一手握住肘关节，将患肢向后缓缓拉至扳机点时，再做快速、小幅度、轻巧的后拉、按肩扳动（图 5–65）。

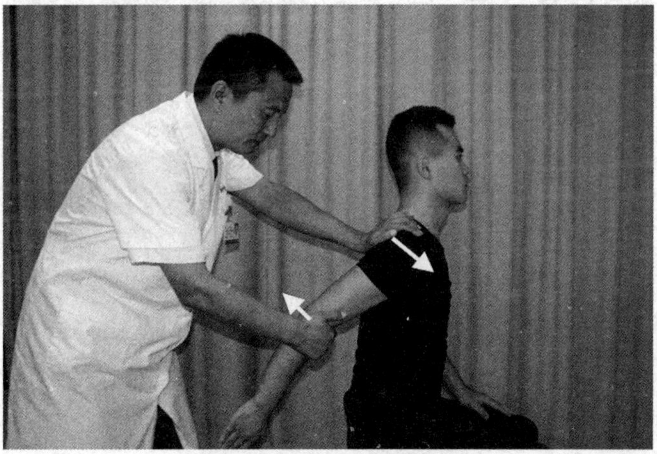

图 5–65　肩关节后伸扳法

3. 肩关节内收扳法　受术者端坐，将患肢内收放在胸前，术者站其身后，一手按在患侧肩后，另一手握住患侧肘后紧贴胸壁牵拉至扳机点时，再做快速、小幅度、轻巧的内收扳动（图 5–66）。

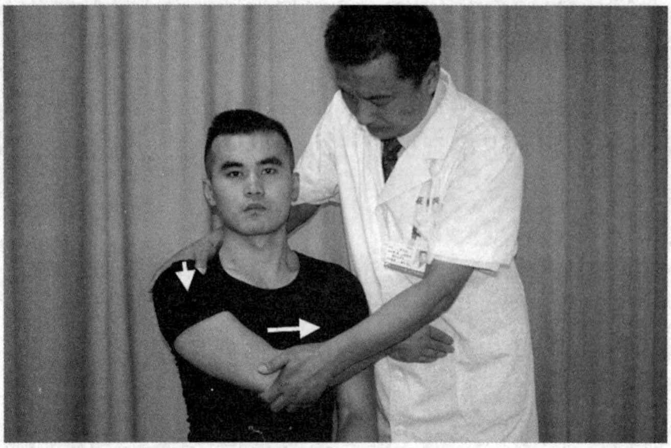

图 5-66 肩关节内收扳法

4. 肩关节外展扳法

（1）*肩扛式外展扳肩法* 受术者端坐，术者站其患侧马步下蹲，将患肢前臂下端放置在术者右肩上，并用双手扣压在患侧肩峰处。术者先慢慢站起，使患肩外展至“扳机点”时，再做快速、小幅度、轻巧的外展、压肩扳动（图 5-67）。

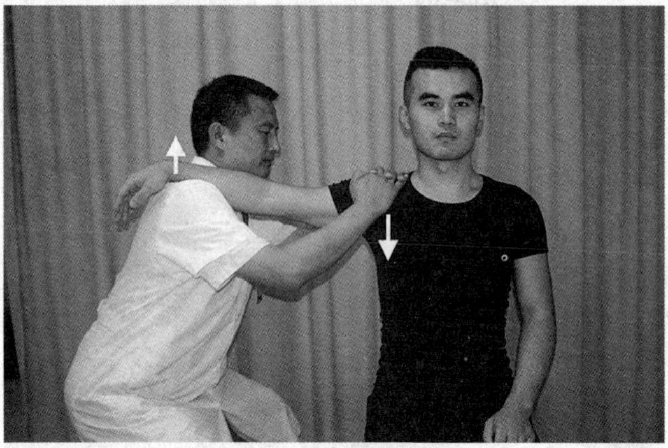

图 5-67 肩扛式外展扳肩法

（2）*手扳式外展扳肩法* 受术者端坐，术者站其侧后方，一手按压在肩峰处，另一手握住肘部将患肢外展至扳机点时，再做快速、小幅度、轻巧的外展、压肩扳动（图 5-68）。

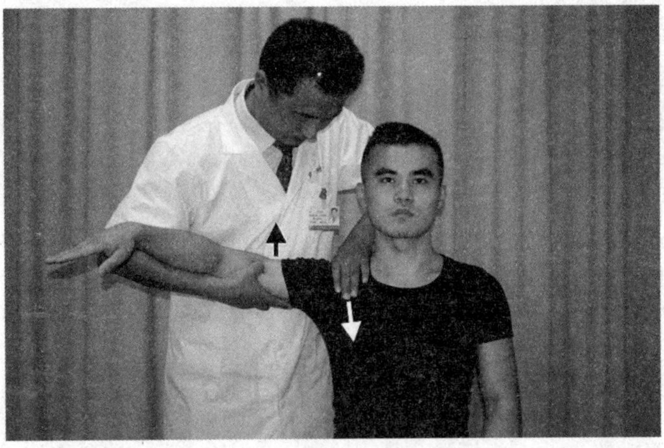

图 5–68　手扳式外展扳肩法

5. 肩关节后伸内旋提腕扳法　受术者坐位，上肢后伸内旋屈肘放于腰部。术者站于其侧后方，一手固定患者患侧肩关节近端前方，另一手握患者腕部缓慢向上提拉，至扳机点时做快速、小幅度、轻巧的向上提拉扳动，然后快速恢复到原位（图 5–69）。

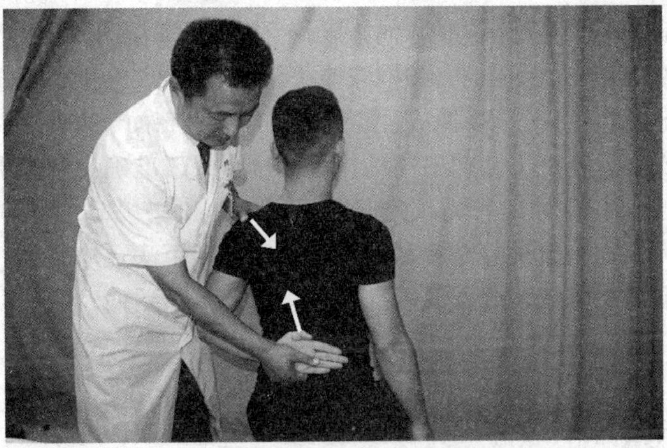

图 5–69　肩关节后伸内旋提腕扳法

【实训要领】

1. 操作前，应明确诊断，排除禁忌证。

2. 肩关节扳动范围限制在正常生理活动范围内。

3. 找准扳机点，两手协调，轻巧用力，疾发疾收。

4. 扳之前应充分放松肩关节周围肌肉，在扳机点时开始发力，每次扳动幅度以患者耐受为度。

【手法实训】

肩关节扳法练习　术者和受术者选择好合适的体位与姿势，按照操作规范及要领，反复练习肩关节前屈上举扳法、肩关节后伸扳法、肩关节内收扳法、肩关节外展扳法、肩关节后伸内旋提腕扳法。

【临床应用】

1. 力学特点 轻巧用力，寸劲发力，疾发疾收。

2. 适用部位 肩关节。

3. 作用 具有松解粘连、滑利关节的功效。

4. 适应证 治疗肩关节周围炎、肩袖损伤、冈上肌肌腱炎、肩峰下滑囊炎、肱二头肌长头肌腱炎、肱二头肌短头肌腱炎、颈椎病等病症。

第三节　关节拔伸类手法

【实训目的】

掌握颈椎、腰椎、肩关节及踝关节拔伸法的操作规范、实训要领及临床应用；熟悉髋关节、膝关节拔伸法的操作规范、实训要领及临床应用；了解肘关节、腕关节及指间关节拔伸法的操作规范、实训要领及临床应用。

一、概述

术者固定关节两端，沿关节纵轴方向施以相反方向的牵引力，使关节间隙增宽的一类手法，称关节拔伸类手法。常用的有颈椎拔伸法、腰椎拔伸法、肩关节拔伸法、肘关节拔伸法、腕关节拔伸法、指间关节拔伸法、髋关节拔伸法、膝关节拔伸法及踝关节拔伸法。

拔伸类手法操作要领：①制动手与动作手的位点放置准确：制动手与动作手位点放置准确，以保证上下拉伸力的拉力线通过关节轴心；②遵循省力原则：对大力拔伸手法，不要用蛮力、死力，而是要充分利用省力原则，使手法轻松完成；③保护好关节周围组织：选择好合适的体位，握点放置准确，不要死抠、死掐，避免损伤关节与周围邻近组织；④掌握不同的发力方式：双手配合协调，或缓慢，或持续，或瞬间发力进行牵引。

本法适用于脊柱与四肢关节，具有理筋整复、拉宽间隙、解除压迫、松解粘连等功效。常用于治疗颈椎病、腰椎间盘突出症、关节缩窄、小关节紊乱及半脱位等病症。

手法实训时，要求术者熟练掌握：①关节拔伸时双手最佳握点放置准确；②各种省力原则应用实例的操作要领；③牵引时，注意术者双手与助手间的协调配合，并细心体会手下牵动关节时的感觉；④不同发力形式的操作方法，如瞬间牵引、缓慢牵引及持续牵引的操作方法。

二、常用拔伸法

颈椎拔伸法

术者沿颈椎垂直轴施加牵伸力，使椎间隙增宽的手法，称颈椎拔伸法。常用的有坐位颈椎拔伸法、低坐位颈椎拔伸法及仰卧位颈椎拔伸法。

【实训示范】

1. 坐位颈椎拔伸法　受术者端坐，颈部肌肉放松。术者站其后方，两足分开与肩等宽，用双前臂前 1/3 按压在肩部，双手拇指顶按在枕后部，其余四指捧握住下颌骨的侧下方。然后，术者两臂用力向下压肩，双手夹持头部沿颈椎中心轴线向上做缓慢垂直拔伸（图 5–70）。

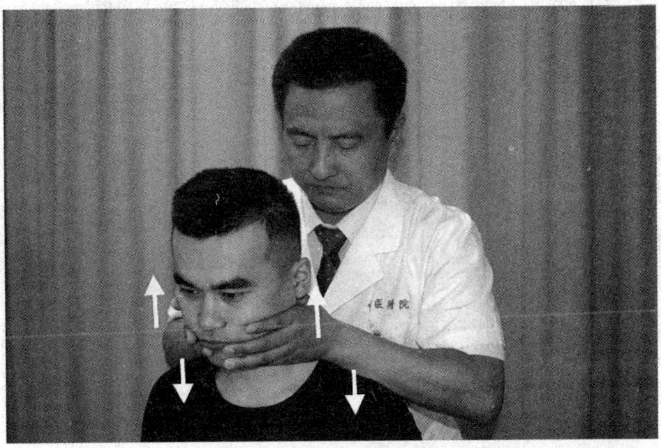

图 5–70　坐位颈椎拔伸法

2. 低坐位颈椎拔伸法　受术者端坐在矮凳上，颈部肌肉放松。术者站其侧后方，取马步下蹲，右肘屈曲用肘窝将受术者的颏部托住，并用上臂与前臂将其头部抱紧，左手托住其枕骨下方。然后，术者双下肢发力缓慢伸直站起，两手将头部夹紧沿颈椎中心轴线向上缓慢垂直拔伸（图 5–71）。

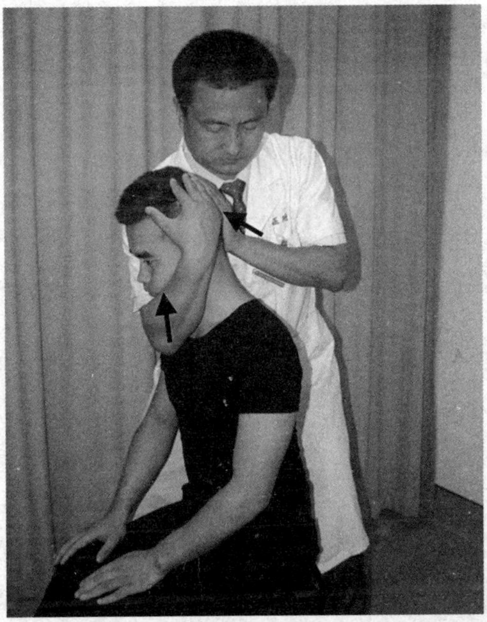

图 5–71　低坐位颈椎拔伸法

3. 仰卧位颈椎拔伸法 受术者取仰卧位。术者坐其头侧，两足分开踏稳，双手放于枕后部并保持头部水平，先旋转摇动颈部，待肌肉放松后，术者双手用力沿水平方向做颈椎缓慢或瞬间用力拔伸（图 5-72）。

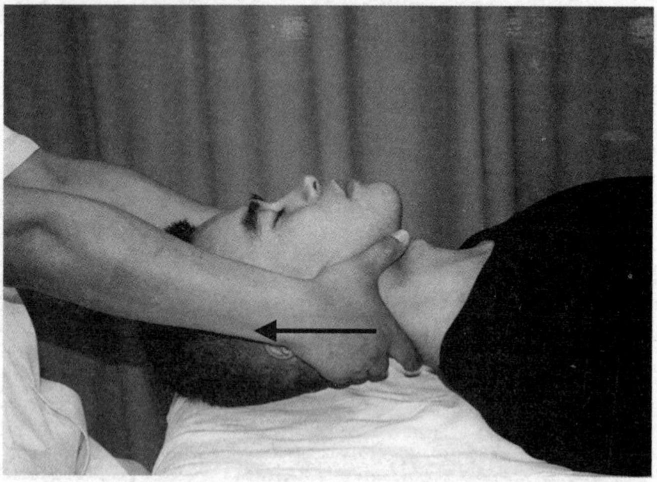

图 5-72 仰卧位颈椎拔伸法

【实训要领】

1. 操作前，应明确诊断，排除禁忌证。

2. 固定关节两端的握点要准确，避免损伤关节周围软组织。

3. 双手协调配合，沿关节中心轴线缓慢发力。

【手法实训】

颈椎拔伸法练习 术者和受术者选择好合适的体位与姿势，按照操作规范，反复练习颈椎拔伸法、低坐位颈椎拔伸法及仰卧位颈椎拔伸法。

【临床应用】

1. 力学特点 缓慢用力，柔中有刚。

2. 适用部位 颈椎关节。

3. 作用 具有理筋整复、拉宽间隙、解除压迫、松解粘连等功效。

4. 适应证 治疗颈椎病、颈椎小关节紊乱、落枕、项部肌肉与韧带损伤等病症。

腰椎拔伸法

术者沿腰椎纵轴方向施加牵引力，使椎间隙增宽的手法，称腰椎拔伸法。常用的有腰椎缓力拔伸法、腰椎瞬间拔伸法、拉肘后伸牵腰法及背势腰椎后伸牵引法。

【实训示范】

1. 腰椎缓力拔伸法 受术者俯卧位，一助手用双手握其双侧腋下，术者双手握其踝部，两臂伸直，身体后仰，与助手同步相对用力，沿腰椎纵轴方向缓缓拔伸，力量由小渐大，达到一定牵引力后，保持十几秒钟后再缓慢放松，如此反复拔伸 3 ～ 5 次（图

5–73）。

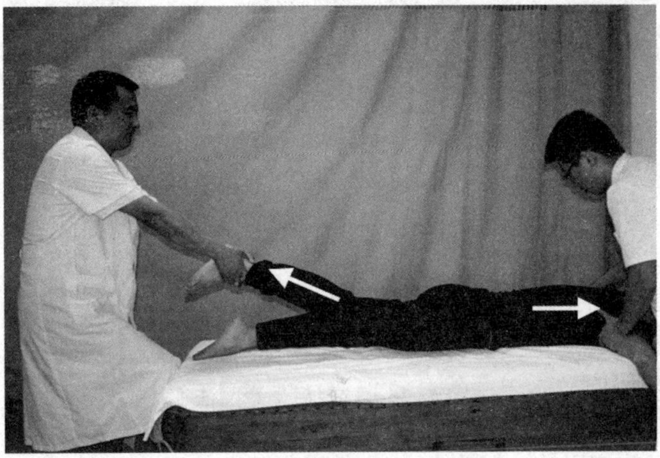

图 5–73　腰椎缓力拔伸法

2. 腰椎瞬间拔伸法　又称腰椎拉压复位法。受术者俯卧位，一助手用双手紧握住其两侧腋窝，另一助手用双手紧握其踝部。术者站其腰部一侧，用双掌叠按在其腰椎后弓之最高点。术者发令“一、二”，当数到“三”时，令受术者咳嗽一声，同时两助手沿腰椎纵轴方向用力牵引腰椎，术者同时用双掌向下快速用力按压（图 5–74）。

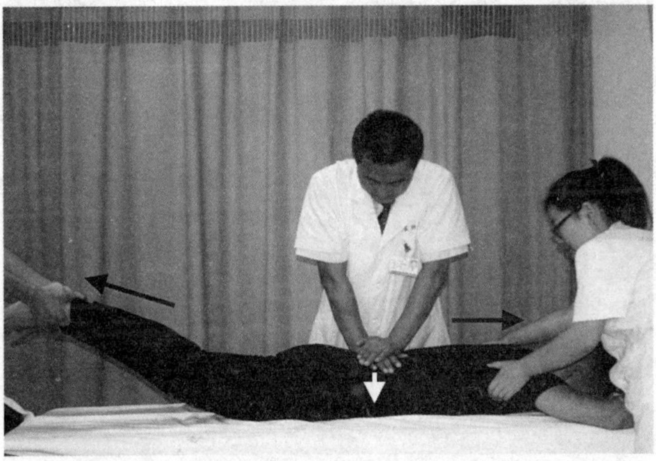

图 5–74　腰椎瞬间拔伸法

3. 拉肘后伸牵腰法　受术者俯卧于治疗床上，双手十指交叉抱枕，全身放松。术者骑跨在受术者腰骶部，两手紧握其两肘部，向后牵拉使腰椎后伸 3 ～ 5 次（图 5–75）。

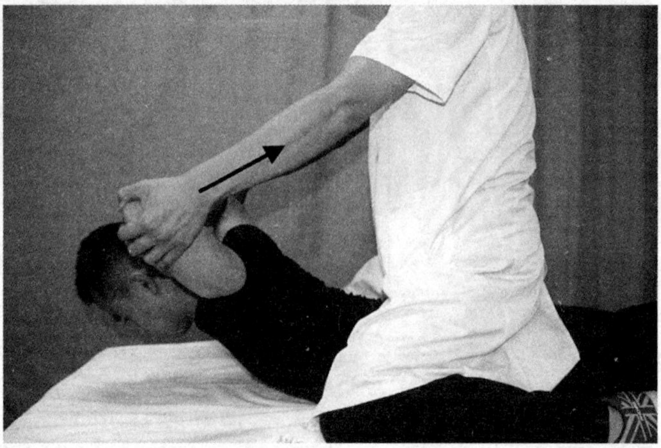

图 5-75 拉肘后伸牵腰法

4. 背势腰椎后伸牵引法 术者与受术者相背而立，两上肢后伸，用两肘弯钩住受术者的肘弯，并用臀部抵在其腰骶部。术者先向前弯腰，将受术者仰身背离地面，然后左右晃动臀部，使其腰骶部亦随之左右摇晃 5 ～ 10 次，再做有节律的伸屈膝关节与向后上方挺臀的动作，使其腰骶部亦随之上下颠簸 5 ～ 10 次后，术者双足踮起，并快速下落使足跟用力顿地，在后伸位下瞬间牵引腰椎（图 5-76）。

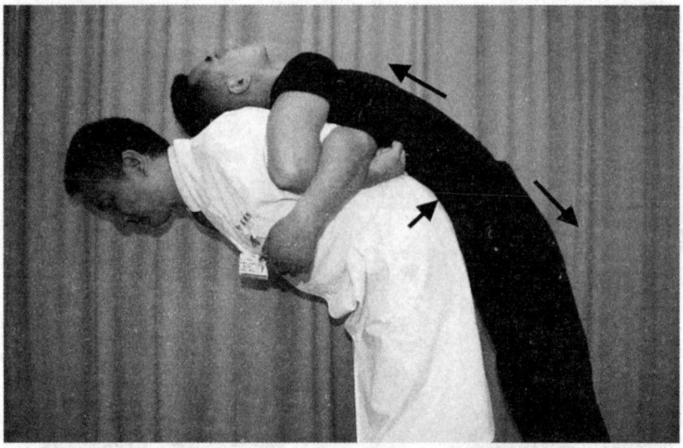

图 5-76 背势腰椎后伸牵引法

【实训要领】

1. 操作前，应明确诊断，排除禁忌证。

2. 背法操作时，按照背起、摇晃、颠簸与顿地四个步骤操作，以自身重力作为牵引力。

3. 术者与受术者之间要配合协调。

【手法实训】

腰椎拔伸法练习　术者和受术者选择好合适的体位与姿势，按照操作规范，反复练习腰椎缓力拔伸法、腰椎瞬间拔伸法、拉肘后伸牵腰法及背势腰椎后伸牵引法。

【临床应用】

1. 力学特点　缓慢用力，柔中有刚。

2. 适用部位　腰椎关节。

3. 作用　具有拉宽腰椎椎间隙，矫正侧弯、后弓，对腰部软组织有牵拉、舒展及解痉等功效。

4. 适应证　治疗腰椎间盘突出症、腰椎退行性变、腰椎小关节紊乱、腰部肌肉韧带扭伤及劳损等病症。

肩关节拔伸法

术者在肩关节不同角度，沿纵轴方向施加拉伸力，使关节间隙拉宽的手法，称肩关节拔伸法。常用的有肩关节上举拔伸法、肩关节外展拔伸法及肩关节垂直拔伸法。

【实训示范】

1. 肩关节上举拔伸法　受术者正坐，患肢上举 180°伸直。术者站其患侧，用双手握住其肘部或腕部，用力将患肢向上提拉并保持牵引力 5 ～ 10 秒钟，如此反复操作 3 ～ 5 次（图 5–77）。

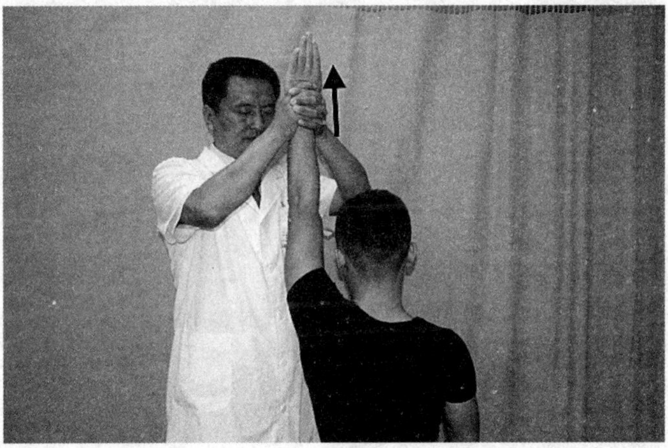

图 5–77　肩关节上举拔伸法

2. 肩关节外展拔伸法　受术者正坐，患肩外展 90°伸直。助手站其右侧，从腋下环抱其胁肋部。术者站患者左侧，用双手握住其腕上部，用力向外缓缓拔伸肩关节并保持牵引力 5 ～ 10 秒钟，如此反复操作 3 ～ 5 次（图 5–78）。

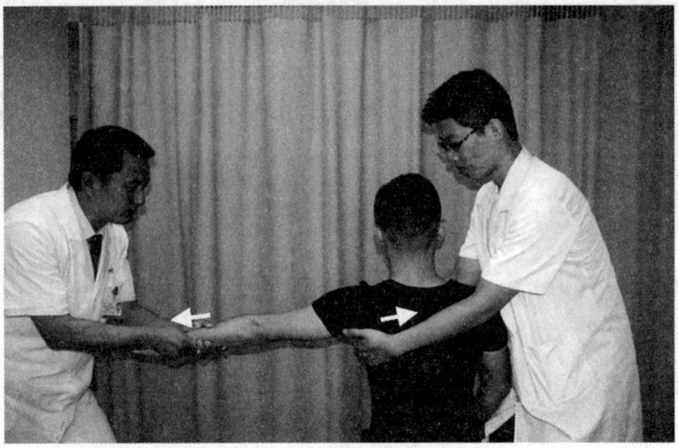

图 5-78　肩关节外展拔伸法

3. 肩关节垂直拔伸法　受术者正坐，患肩自然下垂，术者站其一侧，一手前臂放其腋下用力将患肩向上提拉，另一手握住其腕部用力向下牵拉患肢，再持续保持此牵引力5～10秒钟，如此反复操作3～5次（图5-79）。

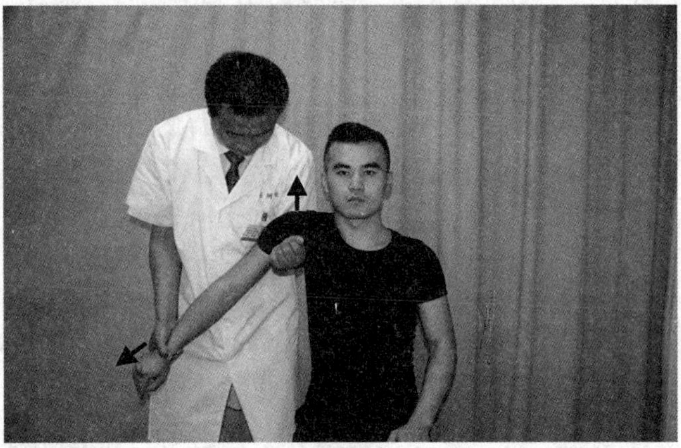

图 5-79　肩关节垂直拔伸法

【实训要领】

1. 操作前，应明确诊断，排除禁忌证。
2. 关节两端的握点要放置准确，避免损伤关节周围软组织。
3. 双手协调配合，沿关节中心轴线缓慢发力。
4. 选择肩关节在何种体位下拔伸，应根据患肩功能障碍的具体情况辨证施法。

【手法实训】

肩关节拔伸法练习　术者和受术者选择好合适的体位与姿势，按照操作规范，反复练习肩关节上举拔伸法、肩关节外展拔伸法及肩关节垂直拔伸法。

【临床应用】

1. 力学特点 缓慢用力，柔中有刚。

2. 适用部位 肩关节。

3. 作用 具有拉宽关节间隙、疏通狭窄、解除痉挛、松解粘连等功效。

4. 适应证 治疗肩周炎及各种肩部伤筋所致的肩关节运动功能障碍。

肘关节拔伸法

术者沿肘关节纵轴方向施加拉伸力，使肱尺关节、肱桡关节间隙拉宽的手法，称肘关节拔伸法。

【实训示范】

受术者坐位，肘关节伸直。助手站其后方，握住其肱骨下端。术者站其侧方，双手握住其前臂下端沿前臂纵轴方向牵拉肘关节，使肱尺关节、肱桡关节间隙拉宽（图5–80）。

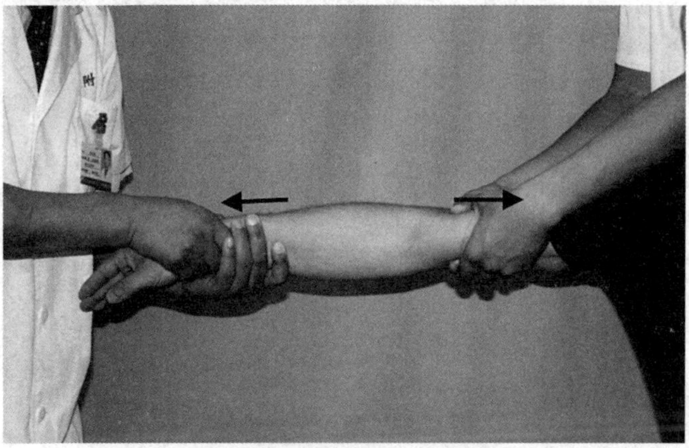

图 5–80 肘关节拔伸法

【实训要领】

1. 操作前，应明确诊断，排除禁忌证。

2. 关节两端的握点要放置准确，避免损伤关节周围软组织。

3. 由于提携角存在，故在牵引前臂时要注意牵引力线的方向要通过前臂的纵轴线，不能沿上臂的纵轴线发力。

4. 沿前臂纵轴牵拉肱桡关节时，将前臂稍偏向尺侧牵拉。

【手法实训】

肘关节拔伸法练习 术者和受术者选择好合适的体位与姿势，按照操作规范，反复练习肘关节拔伸法。

【临床应用】

1. 力学特点 缓慢用力，柔中有刚。

2. 适用部位 肘关节。

3. 作用 具有拉伸、舒展与抻展肘关节及周围软组织等功效。

4. 适应证 治疗肱骨外上及内上髁炎、肱骨下端骨折后遗症及桡骨小头半脱位等病症。

腕关节拔伸法

术者沿腕关节纵轴方向，施加牵伸力，使腕关节间隙增宽的手法，称腕关节拔伸法。

【实训示范】

受术者采取坐位，术者一手握持患者前臂下端，另一手与其十指交叉相握，然后双手逐渐用力做相反方向牵拉拔伸（图 5–81）。

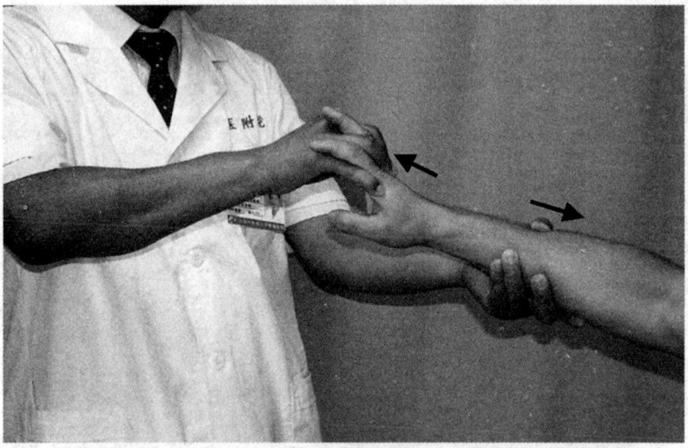

图 5–81 腕关节拔伸法

【实训要领】

1. 操作时要注意双手同时、反向用力的配合。
2. 牵引力线要通过关节中心轴线。

【手法实训】

腕关节拔伸法练习 术者和受术者选择好合适的体位与姿势，按照操作规范，反复练习腕关节拔伸法，仔细体会腕关节受到牵引力后间隙拉宽的手下感觉，以准确掌握牵引力的大小。

【临床应用】

1. 力学特点 缓慢用力，柔中有刚。

2. 适用部位 腕关节。

3. 作用 具有拉伸、舒展与抻展腕关节及周围软组织等功效。

4. 适应证 治疗腕部关节错位、伤筋等病症。

指间关节拔伸法

术者沿指间关节的纵轴方向，施加牵引力，使指间关节间隙增宽的手法，称为指间关节拔伸法。

【实训示范】

术者一手握住受术者腕掌部，另一手握住指端，两手做相反方向用力拔伸（图5–82）。

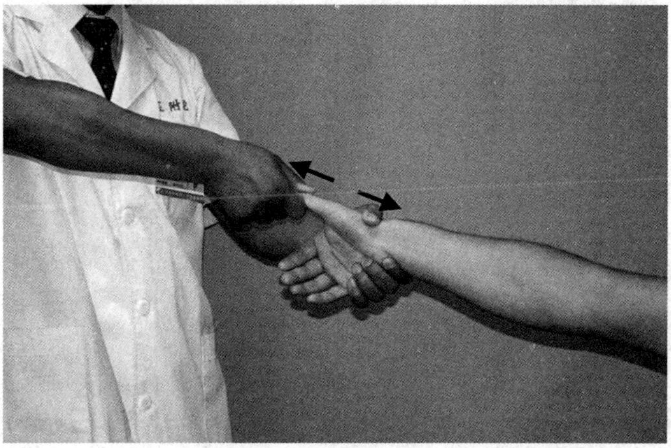

图 5–82　指间关节拔伸法

【要领】

1. 操作时要注意双手同时、反向用力的配合。

2. 牵引力要通过关节中心轴线。

【手法实训】

指间关节拔伸法练习　术者和受术者选择好合适的体位与姿势，按照操作规范，反复练习指间关节拔伸法，仔细体会指间关节受到牵引力后间隙拉宽的手下感觉，以准确掌握牵引力的大小。

【临床应用】

1. 力学特点　缓慢用力，柔中有刚。

2. 适用部位　指间关节。

3. 作用　具有拉伸、舒展指间关节及周围软组织等功效。

4. 适应证　治疗指间关节扭挫伤、腱鞘炎及手指麻木等病症。

髋关节拔伸法

术者沿髋关节的纵轴方向施加拉伸力，使髋关节间隙拉宽的手法，称髋关节拔伸法。常用的有髋关节缓慢拔伸法、髋关节瞬间拔伸法、髋关节屈膝屈髋拔伸法。

【实训示范】

1. 髋关节缓慢拔伸法 受术者仰卧位，患侧下肢伸直。术者站其一侧，双手握住患侧小腿下端，沿下肢纵轴方向持续用力牵拉，牵引力由小到大，并保持 5 ～ 10 秒钟的持续牵引力，如此操作 3 ～ 5 次（图 5–83）。

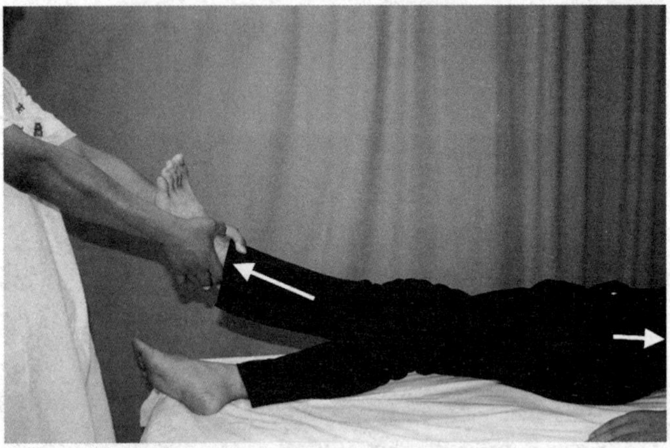

图 5–83 髋关节缓慢拔伸法

2. 髋关节瞬间拔伸法 术者站在受术者的一侧，双手握住其患侧小腿下端，先使其屈髋屈膝，然后用瞬间爆发力，向下快速牵拉髋膝关节，如此操作 3 ～ 5 次（图 5–84）。

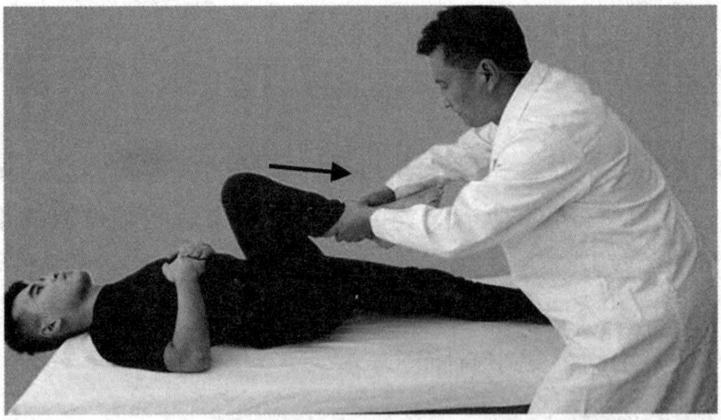

图 5–84 髋关节瞬间拔伸法

3. 髋关节屈膝屈髋拔伸法 受术者仰卧位，患侧下肢屈膝屈髋，另一侧伸直。术者站其患侧，一手固定住患侧踝部，另一手穿过膝关节下方沿股骨纵轴方向垂直向上牵拉，牵引力由小到大，并保持 5 ～ 10 秒钟的持续牵引力，如此操作 3 ～ 5 次（图 5–85）

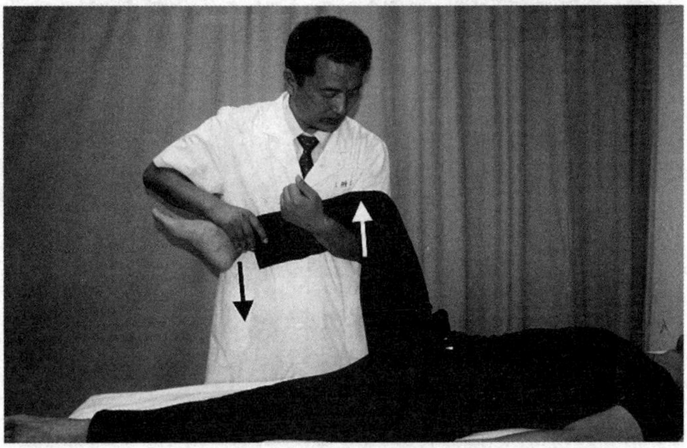

图 5–85　髋关节屈膝屈髋拔伸法

【实训要领】

1. 操作前，应明确诊断，排除禁忌证。

2. 关节两端的握点要准确，避免损伤关节周围软组织。

3. 膝关节积液、肿痛较甚者不宜用髋关节瞬间拔伸法。

4. 本法牵引力较大，可让助手固定受术者骨盆。

【手法实训】

髋关节拔伸法练习　术者和受术者选择好合适的体位与姿势，按照操作规范，反复练习髋关节缓慢拔伸法、瞬间拔伸法及屈膝屈髋拔伸法。

【临床应用】

1. 力学特点　缓慢用力，柔中有刚。

2. 适用部位　髋关节。

3. 作用　具有拉宽关节间隙、舒展髋周软组织等功效。

4. 适应证　治疗髋关节炎、弹响髋、臀部软组织损伤、梨状肌综合征等病症。

膝关节拔伸法

术者沿膝关节纵轴方向施加拉伸力，使膝关节间隙拉宽的手法，称膝关节拔伸法。

【实训示范】

受术者仰卧位，膝关节伸直略微屈曲，一助手用双手握其大腿下端，术者站其足侧，用双手握住其小腿下端，沿其纵轴线牵拉小腿，力量由小渐大，待膝关节受力后再继续持续 5 ～ 10 秒钟，如此反复操作 3 ～ 5 次（图 5–86）。

【实训要领】

1. 操作前，应明确诊断，排除禁忌证。

2. 关节两端的握点要准确，避免损伤关节周围软组织。

3. 术者用力向下拉伸小腿时，助手要用力固定好膝关节，不要让其随之下移。

4. 当膝关节积液、膝关节滑膜炎致关节伸直明显受限并有剧痛时，拔伸膝关节要在其可耐受的范围内进行。

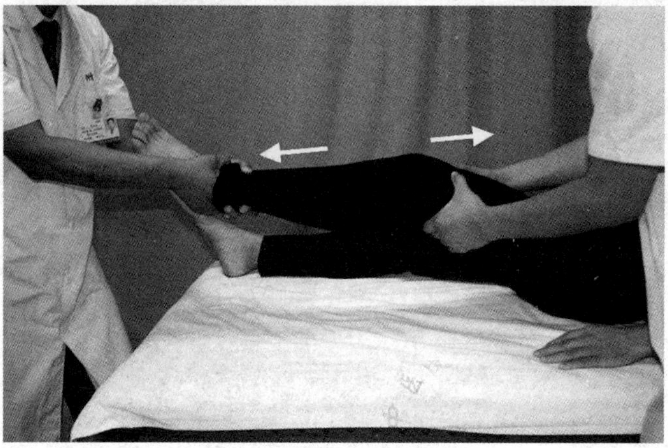

图 5–86 膝关节拔伸法

【手法实训】

膝关节拔伸法练习 术者和受术者选择好合适的体位与姿势，按照操作规范，反复练习膝关节拔伸法。

【临床应用】

1. 力学特点 缓慢用力，柔中有刚。

2. 适用部位 膝关节。

3. 作用 具有拉宽膝关节间隙，并对膝关节周围软组织具有舒展、拉伸之功效。

4. 适应证 治疗各种引起膝关节间隙狭窄及运动功能障碍的病症。

踝关节拔伸法

术者沿踝关节纵轴方向，施加拉伸力，使踝关节间隙拉宽的手法，称踝关节拔伸法。

【实训示范】

受术者仰卧位，术者坐其足侧，一手握住足趾，另一手握住足跟。一手将患足推向背伸，另一手同时顺势将其足跟向下拉伸并保持其位置不动 [图 5–87（1）]，接着握足趾手沿关节纵轴方向用力向下拔伸，拉宽踝关节间隙 [图 5–87（2）]。

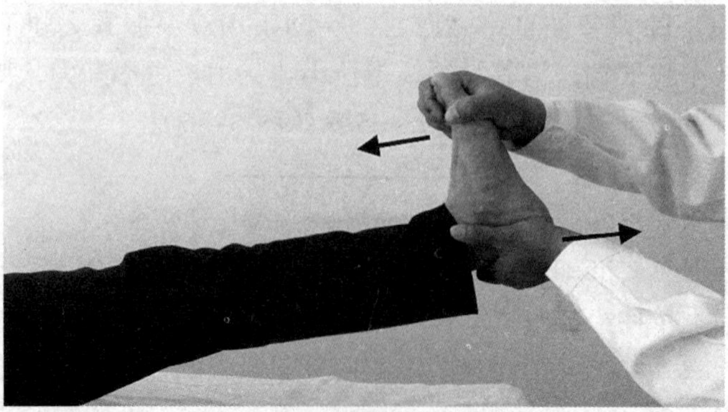

（1）

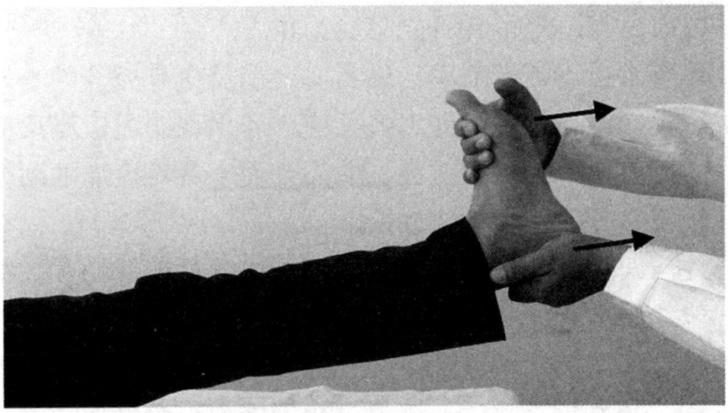

（2）

图 5–87 踝关节拔伸法

【实训要领】

1. 操作前，应明确诊断，排除骨折、韧带断裂等禁忌证。

2. 要用“巧力”，不要同时用双手向下牵伸足部。

【技能训练】

踝关节拔伸法练习 术者和受术者选择好合适的体位与姿势，按照操作规范，反复练习踝关节拔伸法。

【临床应用】

1. 力学特点 缓慢用力，柔中有刚。

2. 适用部位 踝关节。

3. 作用 具有拉宽关节间隙、舒筋通络等功效。

4. 适应证 治疗踝关节扭伤、半脱位、韧带劳损等病症。

第四节 关节抻展类手法

【实训目的】

掌握肩关节抻展法的操作规范、实训要领及临床应用；熟悉颈椎、腰椎抻展法的操作规范、实训要领及临床应用；了解髋关节抻展法的操作规范、实训要领及临床应用。

一、概述

术者用力缓慢扳动病态关节，使其病理性“挛缩”状态渐渐被抻展，运动功能逐渐恢复至正常的一类手法，称为抻展类手法。临床常用的有肩关节、颈椎及腰椎抻展法。

该类手法操作按照以下三步进行操作：①找准扳机点：沿运动轴方向，运动受术关节至扳机点（最大被动病理位或功能位）。②维持受术关节在第一个扳机点位置：将受术关节停留在扳机点位置，操纵手既不发力强行越过扳机点，又不退让，静待片刻。③扳动关节至下一个扳机点位置：嘱患者意念与肢体放松，并做深呼吸配合。待受术关节疼痛缓解，局部松弛后，再缓缓发力，使关节运动范围再有小幅度增加至下一个扳机点。如此反复操作数次，直至受术者不能耐受为止。

该类手法的操作要领：①施术前应让患者对疼痛反应有充分的心理准备。②在受术者耐受的范围内进行操作，随时观察受术者反应，若出现明显应激反应，应该立即停止操作并及时处理。③用力大小与缓扳次数，取决于受术者对疼痛的耐受程度。④手法结束后，对疼痛反应较明显者，施行手法放松。

本法适用于脊柱与四肢关节，具有抻筋舒筋、松解粘连等功效，常用于治疗肩关节周围炎、身体各部位的肌肉劳损、痉挛等病症。

实训时要求术者熟练掌握：①仔细体会受术关节维持在扳机点位置时，关节发生松弛效应时手下的感觉。②关节松弛后，练习再次用缓力小幅度扳动关节至下一个扳机点的操作技能。

二、常用抻展法

肩关节抻展法

术者沿肩关节运动轴方向，从首个扳机点（最大被动病理位或功能位）开始，反复抻展肩关节至功能位或生理位的手法，称为肩关节抻展法。常用的有肩关节前屈上举、内收、外展、后伸及后伸提腕抻展法。

【实训示范】

1. 肩关节前屈上举抻展法 受术者坐位，术者站其后方，制动手按在肩后部，动作手握住肘关节将患肢慢慢前屈上举，至第一个扳机点（最大被动病理位或功能位）时，顺势将患肢保持在此位置；然后令患者放松配合呼吸，待手下感觉有松动感时，动作手再缓缓发力，使患肢上举的幅度逐渐增大至第二个扳机点，再重复以上动作，直至不能达到新的扳机点为止（图 5–88）。

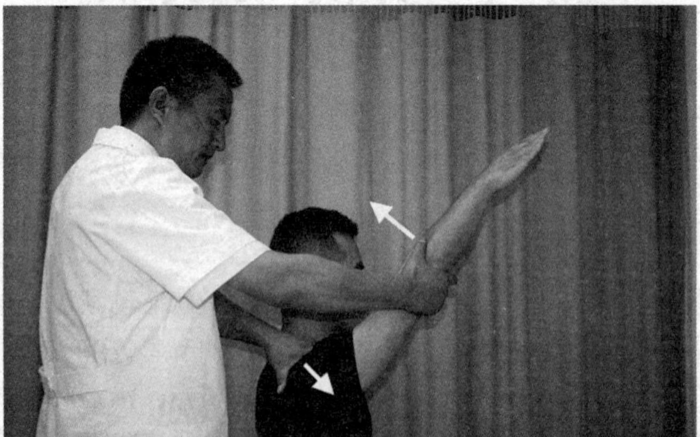

图 5–88 肩关节前屈上举抻展法

2. 肩关节内收抻展法 受术者坐位，术者站其侧方，制动手按住患侧肩关节近端，动作手将患肢紧贴胸壁慢慢内收至第一个扳机点时，顺势将患肢保持在此位置；然后令患者放松配合呼吸，待手下感觉有松动感时，动作手再缓缓发力，使患肢内收的幅度逐渐增大至第二个扳机点，再重复以上动作，直至不能达到新的扳机点为止（图 5–89）。

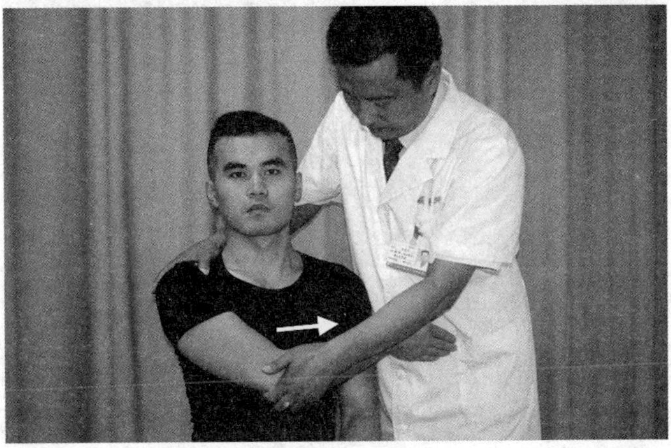

图 5–89　肩关节内收抻展法

3. 肩关节外展抻展法　受术者坐位，术者站其侧方，制动手按住患侧肩关节近端，动作手将患肢慢慢外展至第一个扳机点时，顺势将患肢保持在此位置；然后令患者放松配合呼吸，待手下感觉有松动感时，动作手再缓缓发力，使患肢外展的幅度逐渐增大至第二个扳机点，再重复以上动作，直至不能达到新的扳机点为止（图 5–90）。

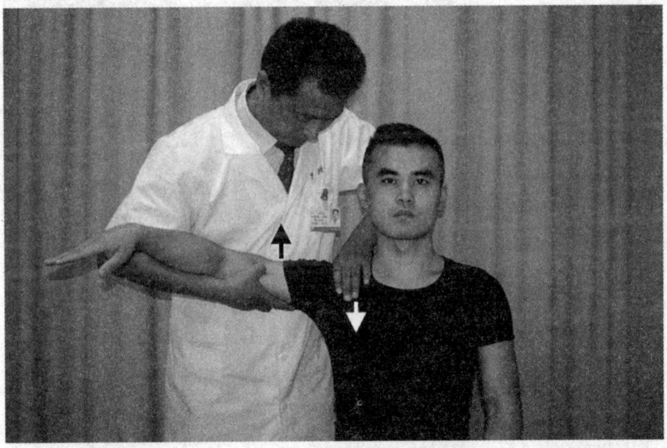

图 5–90　肩关节外展抻展法

4. 肩关节后伸抻展法　受术者坐位，术者站其后方，制动手按住肩后部，动作手握住肘关节将患肢慢慢后伸，至第一个扳机点时，顺势将患肢保持在此位置；然后令患者放松配合呼吸，待手下感觉有松动感时，动作手再缓缓发力，使患肢后伸的幅度再逐渐增大至第二个扳机点，再重复以上动作，直至不能达到新的扳机点为止（图 5–91）。

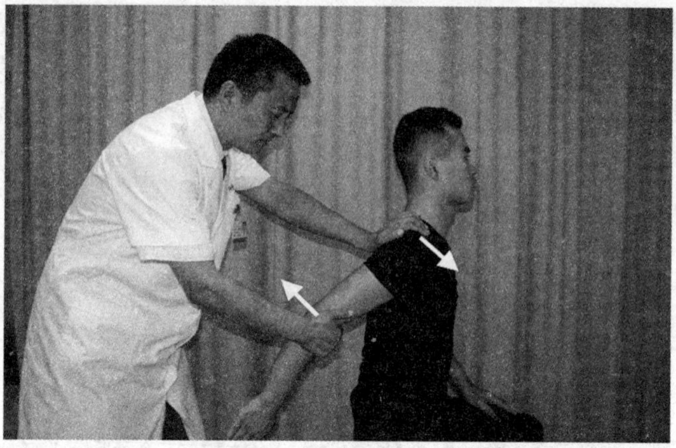

图 5-91 肩关节后伸抻展法

5. 肩关节后伸内旋提腕抻展法 受术者坐位，术者站其侧前方，制动手按住患肩前方，动作手握住患侧腕关节，屈肘、内旋、后伸，并紧贴背部缓缓用力提腕至第一个扳机点时，顺势将患肢保持在此位置；然后令患者放松配合呼吸，待手下感觉有松动感时，动作手再缓缓发力，使提腕的幅度逐渐增大至第二个扳机点，再重复以上动作，直至不能达到新的扳机点为止（图 5-92）。

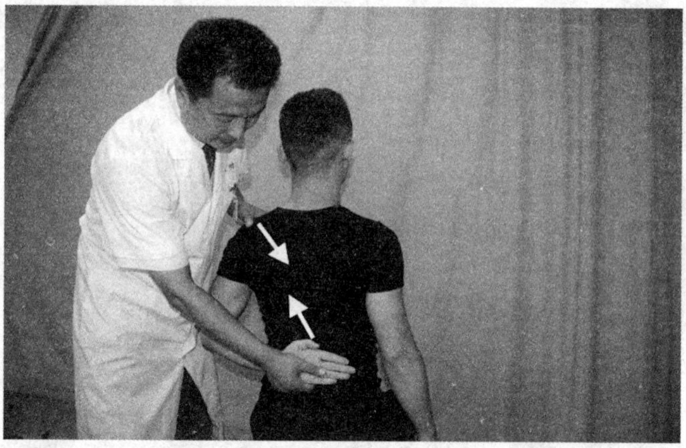

图 5-92 肩关节后伸内旋提腕抻展法

【实训要领】

1. 操作前，应明确诊断，排除禁忌证。
2. 操作时宜在受术者耐受的范围内进行，随时观察受术者的反应。
3. 操作时，用力大小与缓扳次数取决于受术者对疼痛的耐受强度。
4. 手法结束后，施行手法放松以缓解疼痛。

【手法实训】

肩关节抻展法练习 术者和受术者选择好合适的体位与姿势，按照操作规范，反复练习肩关节前屈上举抻展法、肩关节内收抻展法、肩关节外展抻展法、肩关节后伸抻展法、肩关节后伸内旋提腕抻展法。

【临床应用】

1. 力学特点　缓慢用力，柔中有刚。

2. 适用部位　肩关节。

3. 作用　具有抻筋舒筋、松解粘连等功效。肩关节前屈上举抻展法主要抻展冈下肌、小圆肌、背阔肌、大圆肌、肩胛下肌、三角肌后部等；肩关节后伸抻展法主要抻展三角肌（前段）、胸大肌（锁骨部）、肱二头肌、喙肱肌；肩关节内收抻展法主要抻展三角肌中段、冈上肌；肩关节外展抻展法主要抻展胸大肌、背阔肌、冈下肌、小圆肌、大圆肌、肩胛下肌等；肩关节后伸内旋提腕抻展法主要抻展三角肌（前段）、胸大肌（锁骨部）、肱二头肌、喙肱肌等。

4. 适应证　治疗肱二头肌长头肌腱炎、肱二头肌短头肌腱炎、肩周软组织损伤及肩周炎等病症。

颈椎抻展法

术者沿颈椎运动轴方向，从首个扳机点（最大被动病理位或功能位）开始，反复抻展颈椎至功能位或生理位的手法，称为颈椎抻展法。常用的有颈椎前屈、后伸、侧屈及旋转抻展法。

【实训示范】

1. 颈椎前屈抻展法　受术者取正坐位，术者站其一侧，用制动手扶住受术者上胸部，动作手按扶其枕部或顶骨最高处。操作时动作手向前缓缓用力使颈椎前屈至第一个扳机点（最大被动病理位或功能位）时，顺势将颈椎保持在此位置；令患者放松配合，待颈椎产生松弛效应，动作手再缓缓发力使颈椎前屈的范围小幅度增大，当到达第二个扳机点时，再重复以上动作，直至不能达到新的扳机点为止（图 5–93）。

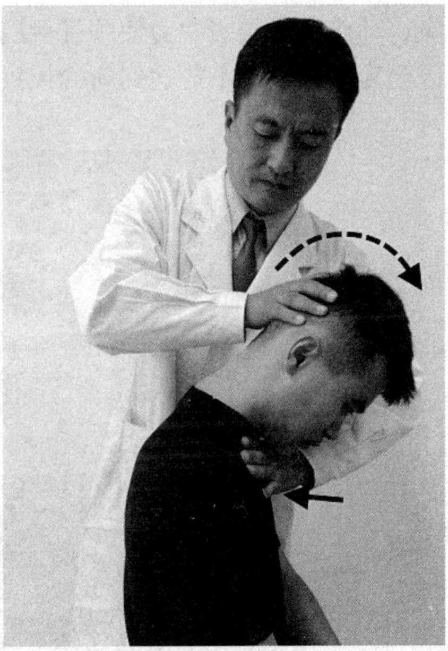

图 5–93　颈椎前屈抻展法

2. 颈椎后伸抻展法　受术者取正坐位，术者站其一侧，用制动手拇指抵按住受术者颈椎后弓的最高点，动作手按扶其前额。操作时，动作手向后缓缓用力使颈椎后仰至第一个扳机点时，顺势将颈椎保持在此位置；令患者放松并配合深呼吸，待颈椎产生松弛效应，动作手再缓缓发力使颈椎后伸的范围小幅度增大，当达到第二个扳机点时，再重复以上动作，直至不能达到新的扳机点为止（图 5–94）。

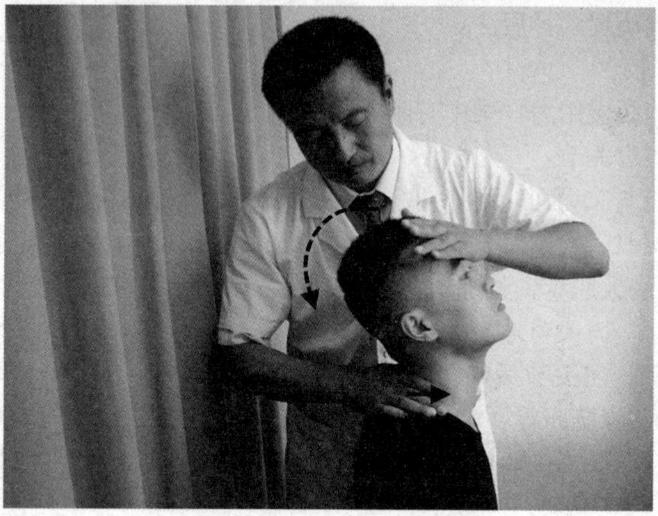

图 5–94　颈椎后伸抻展法

3. 颈椎侧屈抻展法　受术者取正坐位，术者站其身后。用制动手拇指抵按住受术者颈椎横突处，动作手用手掌抵按住对侧颞部。操作时，动作手向侧方缓缓用力使颈椎侧屈至第一个扳机点时，顺势将颈椎保持在此位置；令患者放松配合，待颈椎产生松弛效应，动作手再缓缓发力使颈椎侧屈的范围小幅度增大，当达到第二个扳机点时，再重复以上动作，直至不能达到新的扳机点为止（图 5–95）。

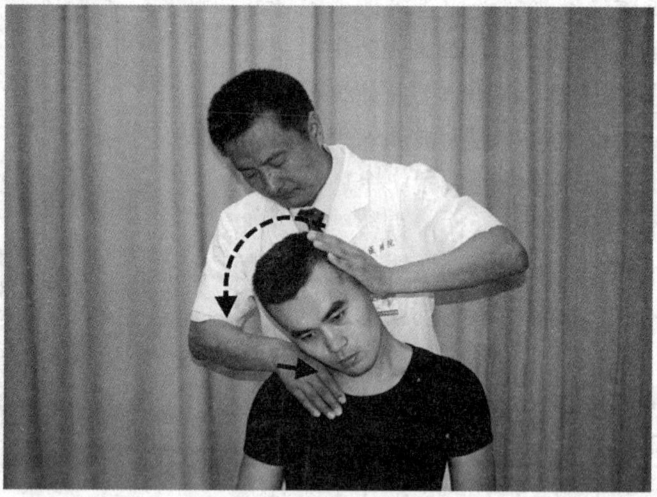

图 5–95　颈椎侧屈抻展法

4. 颈椎旋转抻展法　受术者取正坐位，头略向前屈 15°～ 30°，术者站其身后一侧，用制动手抵按住受术颈椎小关节体表投影处或棘突后外侧，动作手握住其下颏部。操作时，动作手缓缓用力向一侧牵拉下颌，使颈椎旋转到第一个扳机点时，顺势将颈椎保持在此位置；令患者放松配合，稍候片刻，待颈椎产生松弛效应，动作手再缓缓发力使颈椎向一侧旋转的幅度逐渐增大，当达到第二个扳机点时，再重复以上动作，直至不能达到新的扳机点为止（图 5–96）。

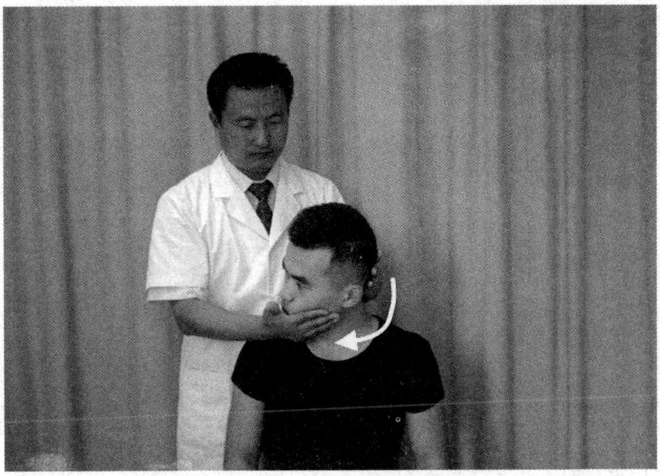

图 5–96　颈椎旋转抻展法

【实训要领】

1. 操作宜在受术者耐受的范围内进行，随时观察受术者的反应。

2. 操作时，用力大小与缓扳次数取决于受术者对疼痛的耐受能力。

3. 颈椎旋转抻展时应保持使颈部前屈 15°～ 30°，禁止后仰位下操作，以防椎动脉受到碾压刺激而产生血栓。

4. 不得过度侧屈抻展颈椎，避免肌肉或韧带过度拉伸而产生不适感。

5. 颈椎后伸抻展的角度，一般至枕部碰触到制动手时即为到位，并使头慢慢恢复原位，不得过度使颈部后伸。

6. 颈椎前屈抻展时不得过度屈颈，避免挤压气管而造成受术者憋气、咳嗽等不适感。

【手法实训】

颈椎抻展法练习　术者和受术者选择好合适的体位与姿势，按照操作规范，反复练习颈椎前屈抻展法、颈椎后伸抻展法、颈椎侧屈抻展法及颈椎旋转抻展法。

【临床应用】

1. 力学特点　缓慢用力，柔中有刚。

2. 适用部位　颈椎。

3. 作用　具有抻拉与舒展颈项部肌肉等功效。颈椎前屈抻展法主要抻展斜方肌上段纤维、头夹肌、颈夹肌、半棘肌、竖脊肌；颈椎后伸抻展法主要抻展胸锁乳突肌（两侧）、头长肌、颈长肌；颈椎侧屈抻展法主要抻展对侧斜角肌、斜方肌上段、胸锁乳突肌、肩胛提肌；颈椎旋转抻展法主要抻展同侧的胸锁乳突肌及斜方肌上段，对侧的肩胛提肌及夹肌、半棘肌、多裂肌。

4. 适应证 治疗落枕、项韧带肥厚、肌性斜颈、项肌劳损、颈椎小关节紊乱症、颈椎病等病症。

腰椎抻展法

术者沿腰椎运动轴方向，从首个扳机点（最大被动病理位或功能位）开始，反复抻展腰椎至功能位或生理位的手法，称腰椎抻展法。常用的有腰椎前屈、后伸、旋转抻展法。

【实训示范】

1. 腰椎前屈抻展法 受术者在床上取正坐位，双下肢伸直，如不能伸直者亦可略屈膝；术者站其一侧，用动作手抵按住受术者大椎穴处，制动手按压住膝关节使其保持伸直位或略屈位。操作时，动作手向前缓缓用力使腰椎前屈至第一个扳机点（最大被动病理位或功能位）时，顺势将腰椎保持在此位置；令受术者放松配合，待腰椎产生松弛效应，动作手再缓缓发力，使腰椎前屈的范围有小幅增加，当达到第二个扳机点时，再重复以上动作，直至不能达到新的扳机点为止（图5–97）。

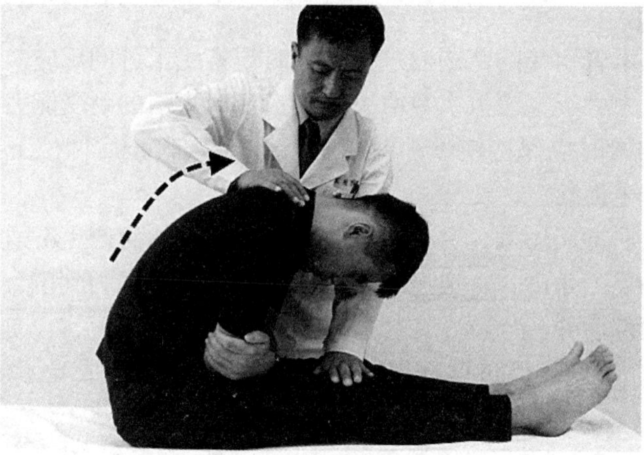

图 5–97 腰椎前屈抻展法

2. 腰椎后伸抻展法 受术者取俯卧位，术者站其一侧，制动手按压在受术者腰椎生理曲线后弓的顶端，动作手从其膝外侧握住对侧膝关节稍上方处。操作时，动作手向后牵拉对侧下肢，使腰椎后伸至第一个扳机点时，顺势将下肢保持在此位置；令受术者放松配合，待腰椎后关节产生松弛效应后，动作手再缓缓发力，使腰椎后伸的幅度逐渐增加，当达到第二个扳机点时，再重复以上动作，直至不能达到新的扳机点为止（图5–98）。

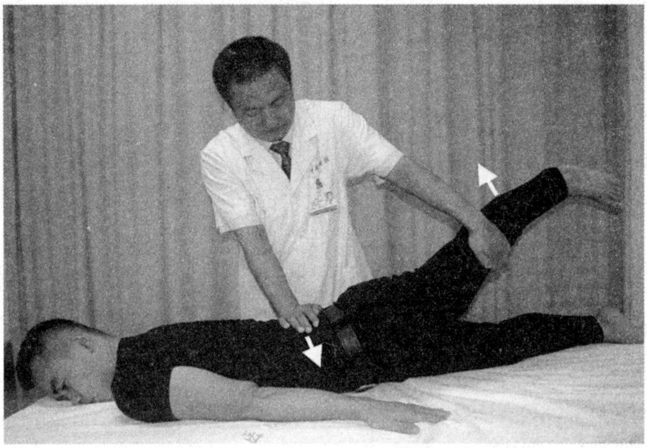

图 5-98　腰椎后伸抻展法

3. 腰椎旋转抻展法　受术者取侧卧位，一侧上肢放于体侧，同侧下肢屈髋屈膝；另一侧上肢自然放在体前，下肢伸直。术者站其腰部前侧，用制动手抵住受术者肩前部，动作手放于髂嵴处，缓缓用力将其髂骨朝向腹侧推转，使其腰椎及骨盆旋转至第一个扳机点时，顺势将腰椎保持在此位置；令受术者放松配合，待腰椎产生松弛效应后，动作手再缓缓发力使腰椎旋转的范围小幅度增加，当达到第二个扳机点时，再重复以上动作，直至不能达到新的扳机点为止（图 5-99）。

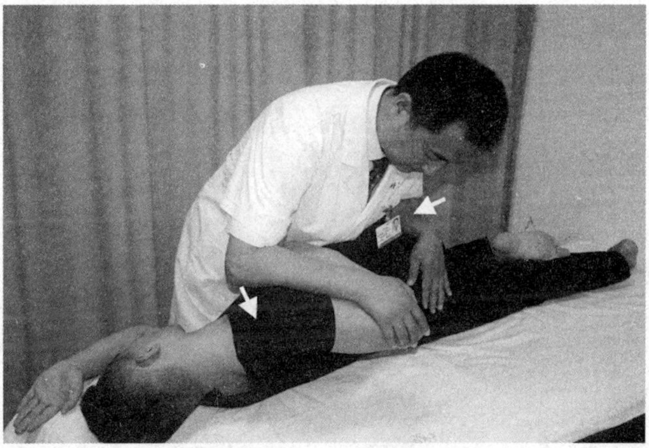

图 5-99　腰椎旋转抻展法

【实训要领】

1. 操作宜在受术者耐受的范围内进行，随时观察受术者的反应。
2. 操作时，用力大小与缓扳次数取决于受术者对疼痛的耐受能力。
3. 对严重腰椎退行性变的老年患者腰椎前屈抻展的幅度不要过大。
4. 腰椎后伸抻展的幅度不宜过大。
5. 腰椎旋转抻展时动作手用力抻展腰椎时，制动手要用力抵住肩部。

【手法实训】

腰椎抻展法练习 术者和受术者选择好合适的体位与姿势，按照操作规范，反复练习腰椎前屈抻展法、腰椎后伸抻展法、腰椎旋转抻展法。

【临床应用】

1. 力学特点 缓慢用力，柔中有刚。

2. 适用部位 腰椎。

3. 作用 具有抻拉与舒展腰部肌肉等功效。腰椎前屈抻展法主要抻展臀大肌、竖脊肌、腰方肌、背阔肌；腰椎后伸抻展法主要抻展腹直肌、腹内外斜肌；腰椎旋转抻展法主要抻展对侧的背阔肌、腹内外斜肌、对侧竖脊肌。

4. 适应证 治疗黄韧带肥厚、腰肌劳损、急性腰肌扭伤、棘间与棘上韧带损伤、腰椎小关节紊乱症、腰椎间盘突出症等病症。对于腰椎生理曲度加深及椎体滑脱者腰椎后伸抻展法慎用或禁用。

髋关节抻展法

术者沿髋关节运动轴方向，从首个扳机点（最大被动病理位或功能位）开始，反复抻展髋关节至功能位或生理位的手法，称为髋关节抻展法。常用的有髋关节前屈、后伸、水平后伸及旋转抻展法。

【实训示范】

1. 髋关节前屈抻展法 受术者仰卧，术者站其患侧，一手握住受术者患侧膝关节上方，另一手握住其小腿下端，两手缓缓用力下压，使髋、膝关节屈曲至第一个扳机点（最大被动病理性或功能性）时，顺势将髋关节保持在此位置；令受术者放松配合，待髋关节松弛后，双手再缓缓发力，使髋关节屈曲小幅度增加至第二个扳机点时，再重复以上动作。如此反复数次，直至不能达到新的扳机点为止（图 5-100）。

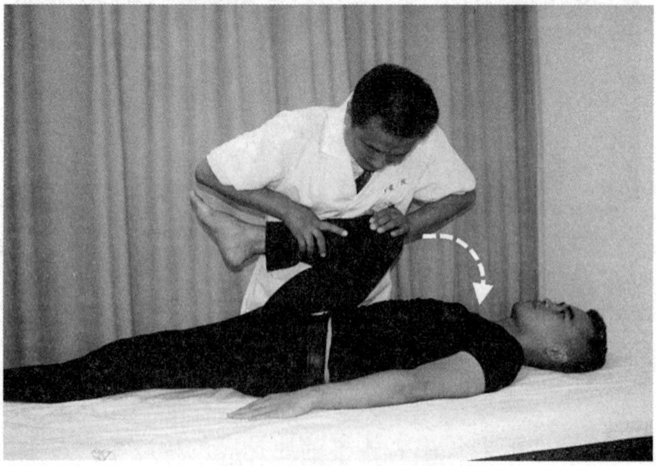

图 5-100 髋关节前屈抻展法

2. 髋关节后伸抻展法　受术者俯卧，术者站其患侧，制动手向下按住患侧髋关节上方，动作手握住大腿下端。操作时，动作手向后牵拉患侧下肢，使髋关节后伸至第一个扳机点时，顺势将髋关节保持在此位置；令受术者放松配合，待髋关节产生松弛效应后，动作手再缓缓发力使髋关节后伸的幅度小幅度增加至第二个扳机点时，再重复以上动作。如此反复数次，直至不能达到新的扳机点为止（图 5–101）。

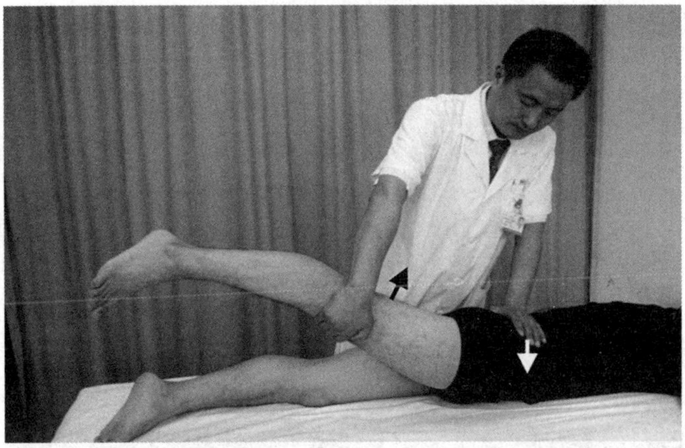

图 5–101　髋关节后伸抻展法

3. 髋关节水平后伸抻展法　受术者仰卧，健侧下肢伸直，患侧髋关节屈曲 90°后再稍向后伸，将患肢外踝部置于健侧膝关节上方，术者站其患侧。制动手按压住健侧髂前上棘处，动作手握住患侧膝关节内侧处，沿水平后伸方向使受术髋关节至第一个扳机点时，顺势将髋关节保持在此位置；并令受术者放松配合，待髋关节及股内收肌产生松弛效应后，动作手再缓缓发力，使髋关节后伸的幅度逐渐增加至第二个扳机点时，再重复以上动作。如此反复数次，直至不能达到新的扳机点为止（图 5–102）。

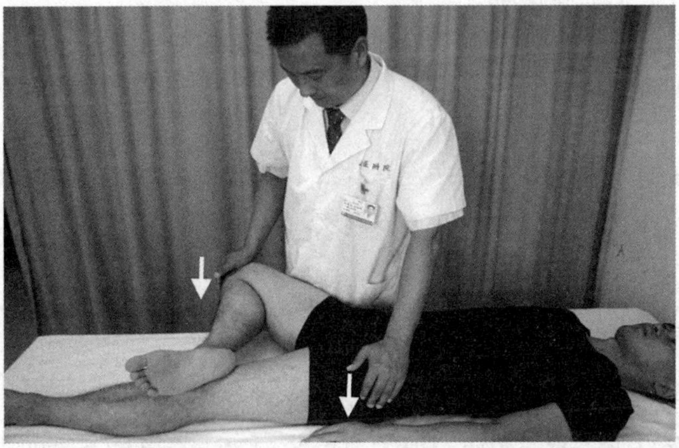

图 5–102　髋关节水平后伸抻展法

4. 髋关节旋转抻展法 受术者仰卧，患肢屈髋屈膝各 90°，术者站其患侧，制动手握住其膝关节上方，动作手握住其小腿下端，使患髋保持在 90°的屈曲位。操作时，动作手牵引小腿向内，使患髋沿其垂直轴向外旋转，至第一个扳机点时，顺势将其保持在此位置；令受术者放松配合，待髋关节产生松弛效应后，动作手再缓缓发力，使髋关节外旋幅度渐渐增大至第二个扳机点时，再重复以上动作。如此反复数次，直至不能达到新的扳机点为止（图 5-103）。髋关节内旋抻展法时，双手握法及操作方法与髋关节外旋抻展法相同，方向相反。

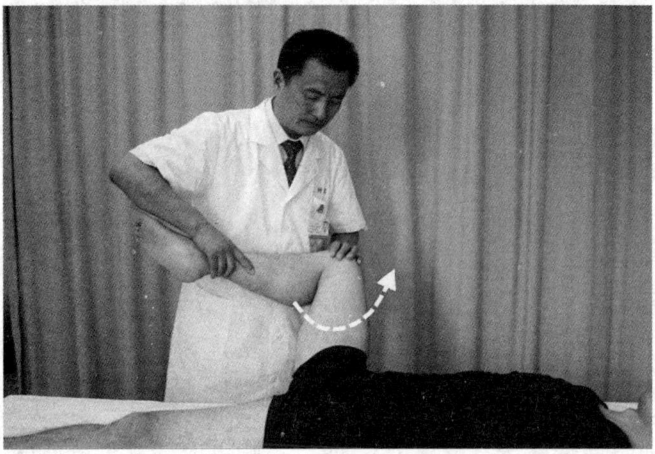

图 5-103 髋关节旋转抻展法

【实训要领】

1. 本法操作时，髋关节的屈曲、后伸、旋转运动必须沿其运动轴进行，以保证手法的抻展力准确传递到关节轴心。

2. 注意髋关节向水平后伸方向抻展时，患肢大腿向外转动是在人体水平面内进行的，应与髋关节外展运动相鉴别。

3. 注意髋关节屈曲、后伸、水平后伸及内外旋转的幅度以受术者耐受为度，操作时注意两手的协调配合。

【手法实训】

腰椎抻展法练习 术者和受术者选择好合适的体位与姿势，按照操作规范，反复练习髋关节前屈、后伸、水平后伸及旋转抻展法。

【临床应用】

1. 力学特点 缓慢用力，柔中有刚。

2. 适用部位 髋关节。

3. 作用 具有抻拉与舒展髋关节周围软组织的功效。髋关节前屈抻展法主要抻展半腱肌、臀大肌、半膜肌、股二头肌；髋关节后伸抻展法主要抻展股四头肌、髂腰肌、耻骨肌、阔筋膜张肌、缝匠肌；髋关节水平后伸抻展法主要抻展半膜肌、半腱肌、阔筋膜张肌、耻骨肌及内收肌等肌群；髋关节外旋抻展时主要抻展半膜肌、半腱肌、阔筋膜张肌、耻骨肌及内收肌群；髋关节内旋抻展法主要抻展梨状肌、臀大肌、臀中、小肌（后段）、髂腰肌。

4. 适应证 治疗各种导致髋关节后伸运动受限的疾病，如髋关节滑囊炎、髋关节周围软组织扭挫伤、髂胫束劳损、梨状肌综合征、骶髂关节后下半脱位、股骨头坏死早期及髋关节骨折或脱位后期因长期固定导致髋关节后伸受限等病症。对于严重股骨头坏死及骨关节炎的患者慎用或禁用。

第六章 复合手法实训

【实训目的】

掌握推揉法、推摩法及滚摇法的操作规范、实训要领及临床应用；熟悉按揉法、点揉法及牵抖法的操作规范、实训要领及临床应用；了解掐揉法、四指推法的操作规范、实训要领及临床应用。

第一节 概 述

由两种或两种以上单式手法复合并同时操作的一类手法，称为复合手法。常用的有推揉法、推摩法、四指推法、滚摇法、牵抖法、按揉法、点揉法及掐揉法。

该类手法常用的操作形式有：①一个施术部位操作两种单式手法，如按揉法、掐揉法等。②一个手的两个施术部位，在邻近部位同时操作两种单式手法，如推摩法等。③两个手在一个受术部位同时操作两种单式手法，如滚摇法等。

该类手法具有下列特点：①同时、同步操作：任何一种操作形式的复合手法，其基本特征是两种单式手法同时、同步操作，不能操作完一个单式手法，再做另一个手法。②功效互补：一种复合手法可发挥几种单式手法治疗作用的协同，以提高疗效，扩大适应证。

第二节 常用复合手法

推揉法

术者以一指禅推法与拇指揉法相复合操作的手法，称为推揉法。

【实训示范】

术者用拇指中峰或罗纹面或偏峰或侧峰，或拇指指间关节背侧突起部着力于治疗部位，肩、肘、腕关节及四指的姿势同一指禅推法、偏峰推法及跪推法。术手做小幅度的主动环转与肘关节主动屈伸摆动的联合运动，带动施术部位在治疗部位上做节律性的推揉摆动（图 6-1）。

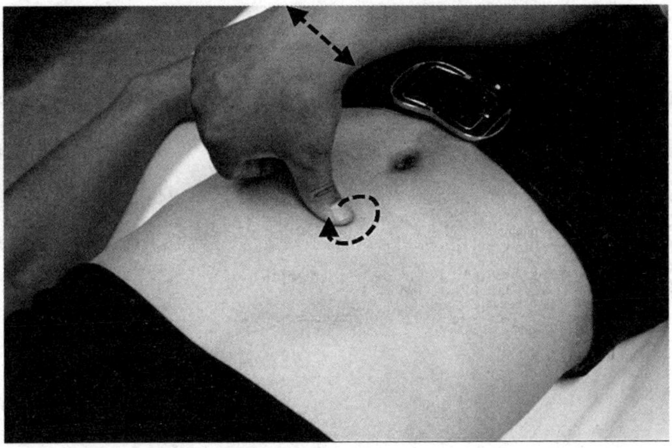

图 6-1　推揉法

【实训要领】

1. 操作时整个推揉动作应自然流畅而富于节律。

2. 拇指着力点要吸定在治疗部位上，反复推揉回旋，并带动治疗部位皮肤使之产生内摩擦。

3. 环旋幅度宜小而摆动幅度同一指禅推法操作。

【手法实训】

1. 定点练习　术者和受术者采取合适的体位与姿势，按照操作规范，选择以下穴位进行推摩法练习：①于印堂穴练习偏峰推揉法；②于太阳穴或百会穴练习跪式推揉法；③于肩井穴练习一指禅中峰推揉法；④于中脘穴或气海穴练习一指禅罗纹推揉法。

2. 走线练习　术者和受术者采取合适的体位与姿势，按照操作规范，选择以下路线进行推摩法走线练习：①于巨阙至水分或气海至中极一线，进行罗纹推揉法走线练习；②于印堂至神庭一线，自下而上做偏峰推揉法走线练习；③于大杼至膈俞（受术者坐位，术者站位）、肝俞至大肠俞（受术者俯卧位，术者坐位）一线进行一指禅中峰推揉法走线练习。

【临床应用】

1. 力学特点　本法兼有一指禅推法持久、柔和、深透与揉法舒缓温通的作用特点，应用时或轻柔舒缓，或刚劲深透，可根据需要进行操作。

2. 适用部位　头面、颈项、胸腹、腰背及四肢部经穴。

3. 作用　具有开窍醒神、舒筋通络、温经祛寒、宽胸理气、消食导滞、破瘀散结等功效。

4. 适应证　治疗头痛、眩晕、失眠、脘腹胀满、便秘、腹泻、胸部闷痛、脊柱及四肢关节酸痛等病症。

推摩法

术者用一指禅推法或偏峰推法与四指摩法相复合操作的手法，称推摩法。

【实训示范】

术者坐位，沉肩、垂肘，用一手拇指罗纹面或中峰或侧峰或偏峰着力于治疗部位，其余四指掌面贴附在一侧的治疗部位上。拇指按一指禅推法或偏峰推法之操作规范操作，同时带动其余四指在治疗部位上做摩法（图 6-2）。

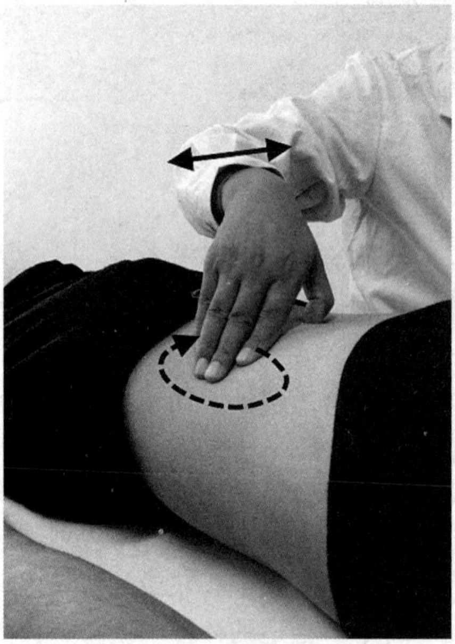

图 6-2　推摩法

【实训要领】

1. 操作时，拇指作用于起主要治疗作用的穴位，其余四指放在起辅助治疗作用的部位。如推摩中脘时，拇指一指禅推中脘穴，四指摩梁门穴或下脘穴。

2. 操作时要兼顾两个着力点的动作配合与协调。

3. 腕部要放松，不能僵硬。

【手法实训】

1. 定点练习　术者和受术者采取合适的体位与姿势，按照操作规范，选择以下穴位进行推摩法练习：①推中脘，摩梁门；②推脐中，摩天枢、大横；③推关元，摩水道；④推身柱，摩肺俞；⑤推神道，摩心俞；⑥推至阳，摩膈俞；⑦推筋缩，摩肝俞；⑧推命门，摩肾俞；⑨推百会，摩少阳；⑩推膻中，摩胸旁等。

2. 走线练习　受术者仰卧位，术者正坐，面向其头侧，用拇指自巨阙穴始用罗纹推法或偏峰推法，沿任脉向下边推边走至脐中穴；同时带动贴附在一侧不容穴的四指，用摩法沿胃经向下边摩边走至天枢穴止。如此自上而下紧推慢移，反复操作练习。

【临床应用】

1. 力学特点 推摩结合，刚柔相济、深透有力。

2. 适用部位 适用于面积较大的治疗部位。

3. 作用 具有宣肺化痰、宽胸理气、健脾和胃、温中理气、消积导滞及疏肝理气等功效。

4. 适应证 治疗胸闷、气短、胸痛、咳嗽、痰喘、呃逆、嗳气、月经不调、痛经、胁肋胀痛等病症。

擦摇法

术者一手在受术关节操作擦法的同时，另一手同时摇动该关节的复合手法，谓擦摇法。常用的有颈项部擦摇法、肩关节擦摇法、腰骶关节擦摇法及髋关节擦摇法。

【实训示范】

1. 颈项部擦摇法 受术者正坐，术者站其侧后方。一手扶其前额，另一手沿风府至大椎一线往返进行擦动，同时扶额手使头慢慢前俯或后仰。向上擦动时，使头前俯；向下擦动时，使头后仰（图 6–3）。

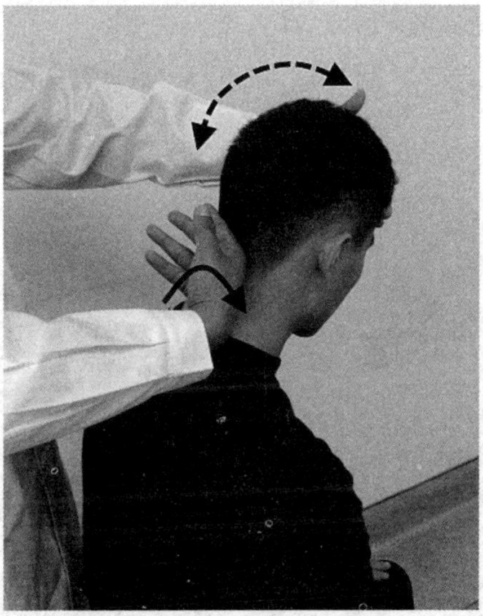

图 6–3 颈项部擦摇法

2. 肩关节擦摇法 受术者正坐，术者站其一侧，一手握其肘部，另一手在肩部沿肩髃 到臂臑一线反复擦动；同时，握肘之手将受术肩关节在外展 45°～ 90°范围内，上下起落反复缓缓地摇动（图 6–4）。

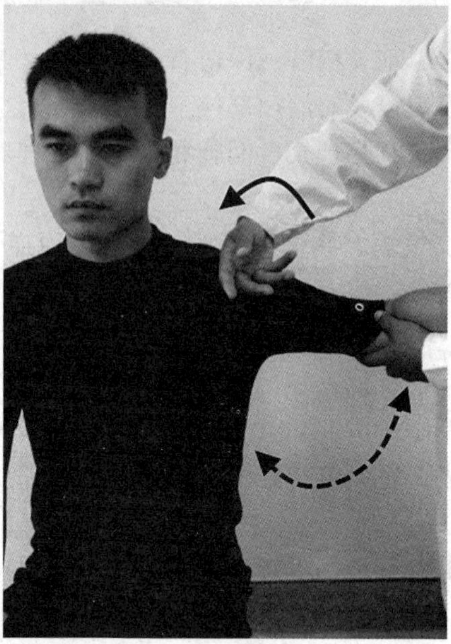

图 6–4　肩关节擦摇法

3. 腰骶关节擦摇法　受术者俯卧，术者站其一侧，一手托握住一侧膝关节上方，另一手在腰骶关节处反复施行擦法；同时，一手将下肢抬起，使腰骶关节后伸，然后再放下，如此反复进行（图 6–5）。

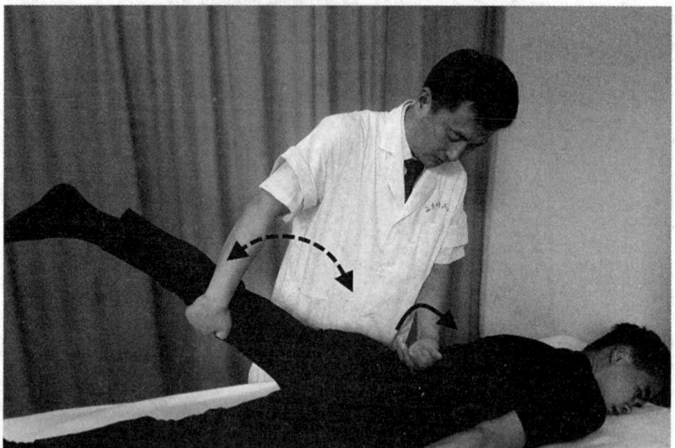

图 6–5　腰骶关节擦摇法

4. 髋关节擦摇法　受术者俯卧，术者站其一侧。一手托握住一侧膝上股前处，另一手在臀部反复施行擦法；同时，一手将下肢反复做外展、内收运动。本法也可取仰卧位，一手在其髋关节前方髀关穴处擦动，另一手同时做髋关节的外展、内收运动（图 6–6）。

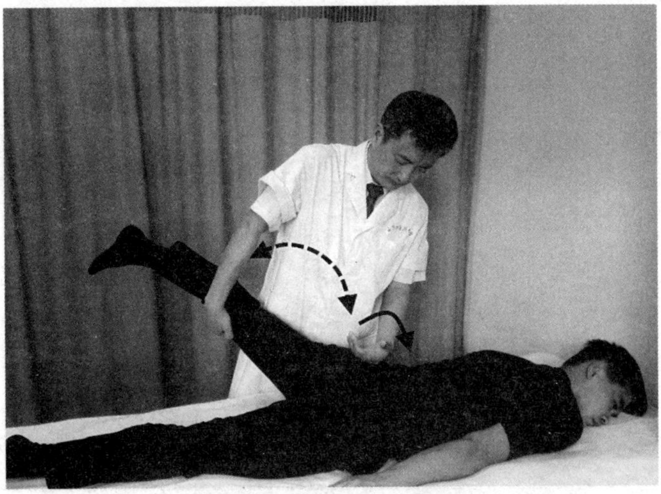

图 6–6　髋关节滚摇法

【实训要领】

1. 操作时双手要配合协调。

2. 操作时关节的摇动幅度要由小渐大，缓缓进行，滚法的频率要保持在 120 ～ 160 次 / 分。

3. 操作时要呼吸自然，不能屏气。

【手法实训】

滚摇法练习　术者和受术者采取合适的体位与姿势，按照操作规范进行肩关节滚摇法、颈椎滚摇法、腰骶关节滚摇法及髋关节滚摇法练习。

【临床应用】

1. 力学特点　柔和深透、柔中有刚。

2. 适用部位　颈项部、肩关节、腰骶关节及髋关节。

3. 作用　具有舒筋通络、活血止痛、松解粘连的功效。

4. 适应证　治疗颈椎病、落枕、腰肌劳损、腰椎间盘突出症、肩周炎、髋关节炎、弹响髋等病症。

牵抖法

术者把拔伸法与抖法相复合操作的一种手法，即在受术关节部施以拔伸牵引的作用力后，再施用抖法，称为牵抖法。

【实训示范】

术者站位，双手握持住受术关节远端的肢体部位，沿关节纵轴方向对受术关节施以纵向拔伸牵引，再用力做连续、小幅度的上下抖动（图 6–7）。

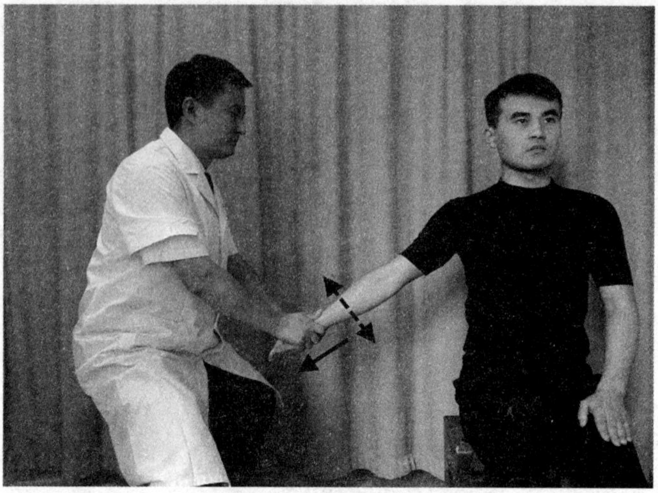

图 6–7 牵抖法

【实训要领】

1. 用力由小渐大，手法柔和，切忌暴力强牵硬抖。

2. 术者肘关节伸直，上身后仰，借助自身体重发力，不要用肱二头肌收缩发力。

3. 操作时先做拔伸法，后做抖法。

4. 操作时术者呼吸自然，不可屏气。

【手法实训】

1. 上肢牵抖法 受术者坐位，一侧上肢外展 90°。术者站其一侧，双手握住一侧上肢的腕关节，双手微用力向外缓缓拔伸上肢，最后做小幅度的上下抖动。

2. 腰部牵抖法 受术者俯卧位，双手抓住床沿，以固定上身；或助手站在受术者前方，拉住肩部。术者站其足侧，双手分别握住两踝，先做腰部拔伸，使腰部充分牵引放松后，再上下提抖，带动腰部抖动。

【临床应用】

1. 力学特点 先牵后抖，持续有力。

2. 适用部位 上肢部、下肢部。

3. 作用 具有舒筋通络、松解粘连，理筋整复的功效。

4. 适应证 治疗肩关节周围炎、腰椎间盘突出症、腰椎小关节紊乱症、腰肌劳损等病症。

按揉法

术者用指、掌、大鱼际或肘尖同时做按法与揉法的复合手法，称按揉法。根据施术部位不同有指按揉法、叠指按揉法、掌按揉法、叠掌按揉法、掌根按揉法、大鱼际按揉法、肘按揉法。

【实训示范】

术手用指、掌、大鱼际或肘尖在受术部位，由轻渐重、由浅而深地向下按压的同时，带动受术部位的皮肤做小幅度回旋揉动，得气后再按揉 3 ～ 10 秒钟，再逐渐边按边揉由深层返回至浅层，如此反复操作（图 6–8）。

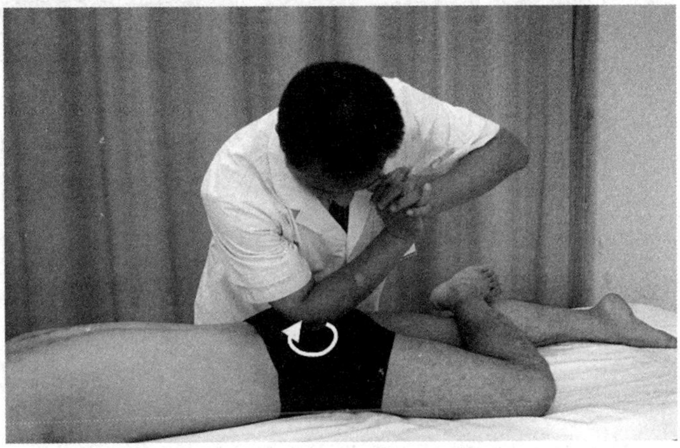

图 6–8　按揉法

【实训要领】

1. 操作时，回旋揉动的幅度宜小而匀速，使作用力深透而集中。

2. 本法作用力重实而缓和，刺激量控制在轻度至重度之间，不宜过重，以受术者耐受为度。

【手法实训】

1. 穴位按揉法练习　①于风府或风池或合谷穴，练习单指按揉法；②于腰眼或足三里穴，练习叠指按揉法；③于中脘或神阙穴，练习掌按揉法；④于肾俞或八髎穴区，练习叠掌按揉法；⑤于臀中或伏兔穴，练习掌根按揉法；⑥于下关或颊车穴，练习大鱼际按揉法；⑦于环跳或腰骶部夹脊穴，练习肘按揉法。

2. 循经按揉法练习　①沿背腰部及下肢部膀胱经进行掌按揉法走线练习；②沿腹部任脉、足少阴肾经及足阳明胃经进行指按揉法走线练习。

【临床应用】

1. 力学特点　本法兼有按法之深透及揉法之柔和的作用特点。应用时，刚柔并济，上下进退、回旋徐疾可辨证调控，随证应变，是指针疗法的主治手法。

2. 适用部位　全身经穴、头面部、腹部、腰背部及大腿前、外、后侧肌肉丰厚处。

3. 作用　具有调整脏腑，舒筋活络、活血止痛等功效。

4. 适应证　治疗内、外、妇、儿及伤科等病症。

掐揉法

术者用拇指指甲同时做掐法与揉法的一种复合手法，称为掐揉法。

【实训示范】

受术者采取合适体位与姿势，术者用拇指指甲在穴位上掐定后，再边掐边揉（图

6–9）。

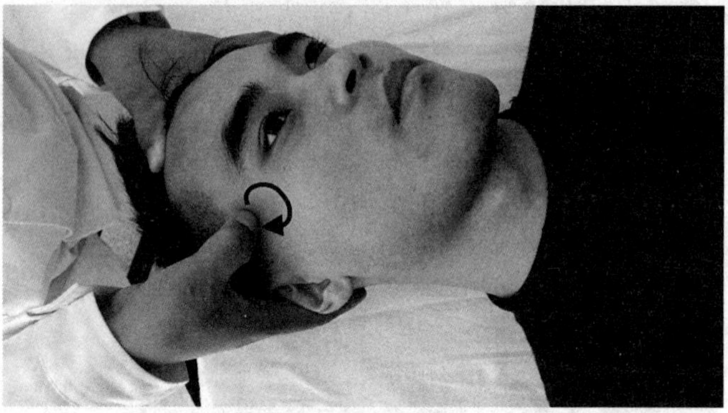

图 6–9 掐揉法

【实训要领】

1. 本法既有掐法的刺痛效应，又有揉法的柔和之性。故在操作时，掐按的力量不宜太重，揉转的幅度要小而匀速。

2. 较重掐揉时，可在受术部位垫上薄绢，以防掐破受术皮肤。

【手法实训】

穴位掐揉法练习 ①于外劳宫穴练习掐揉法；②于人中或少商或中冲穴练习掐揉法；③于百会、印堂、颊车、四神聪练习掐揉法。

【临床应用】

1. 力学特点 刚中有柔、刚柔相济。

2. 适用部位 成人头面部经穴及儿童手部特定穴。

3. 作用 具有发汗解表、温阳散寒、温经通络、温中止痛、清热散结、开窍醒脑等功效。

4. 适应证 治疗头痛、头晕、惊厥、小儿腹痛、厌食、夜啼等病症。

点揉法

术者用指、指节、肘尖同时做点法与揉法的一种复合手法，称点揉法。根据施术部位不同可分为拇指点揉法、指节点揉法、肘尖点揉法。

【实训示范】

术者用指、指节、肘尖于治疗部位由浅而深垂直向下重力按压的同时，做回旋揉动，直至受术者产生强烈得气感时，继续点揉 3 ～ 5 秒钟，然后再慢慢回到起始的位置，如此反复操作（图 6–10）。

【实训要领】

1. 本法为重刺激手法，以受术者能耐受为度。

2. 操作时要随时观察受术者的反应。一般每次点揉 1 ～ 3 分钟，时间不宜过长。

3. 按点力量可稍大，但揉动的范围要小，以使作用力重实宛转而集中。

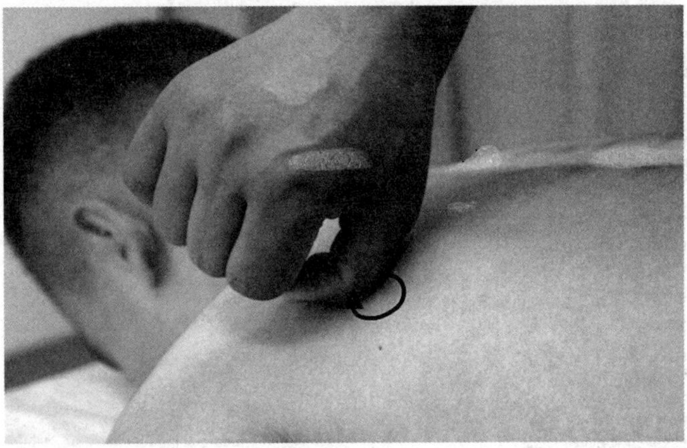

图 6–10 点揉法

【手法实训】

1. 拇指点揉法练习 受术者取合适体位，术者于肩井、天宗、曲池、手三里、居髎、承扶、殷门、承山等穴，练习拇指点揉法。

2. 指节点揉法练习 受术者取合适体位，术者于腰背部夹脊穴、环跳、居髎、承扶、殷门等穴，练习食指或中指指节点揉法。

3. 肘尖点揉法练习 受术者取合适体位，术者于腰背部夹脊穴、环跳、居髎、承扶、殷门等穴，练习肘尖点揉法。

【临床应用】

1. 力学特点 刺激强度大，深透性强。

2. 适用部位 全身经穴及腰背、臀、下肢肌肉比较丰厚的部位。

3. 作用 具有活血通络、祛风散寒、蠲痹胜湿、以痛止痛等功效。

4. 适应证 治疗久痹、陈伤、顽痛、肢体萎软、麻痛及劳损等病症。

四指推法

术者以拇、食、中、无名四指指腹着力，将摆动、按揉与提拿手法相复合而操作的手法，称为四指推法。

【实训示范】

术者沉肩、垂肘，腕关节自然掌屈，以拇、食、中、无名四指着力在治疗部位。操作时，前臂内外节律摆动，带动腕关节屈伸和四指来回做摆式推动；同时，掌指关节主动屈伸，相对用力提拿治疗部位，如此反复操作（图 6–11）。

【实训要领】

1. 四指用力均匀柔和，刚柔相济，手法动作连贯而富有节律。

2. 本法可定点操作，也可边推边提拿，缓缓移动。

3. 本法在应用时，根据受术部位的不同情况，四指的力量分配和用力方向可随机应变、灵活掌握。一般在腰背、臀部操作时，应适当增加“推”力而“拿”力次之；在肩部、颈项部及四肢部操作时，则适当增大“拿”力而“推”力次之；在重要穴点或顽痛点操作时，着力指要稍用力向下按压，演变成一指或多指的按揉法或指按法；在条索样组织上操作时，拇指或三指可变化成节律性的弹拨法。

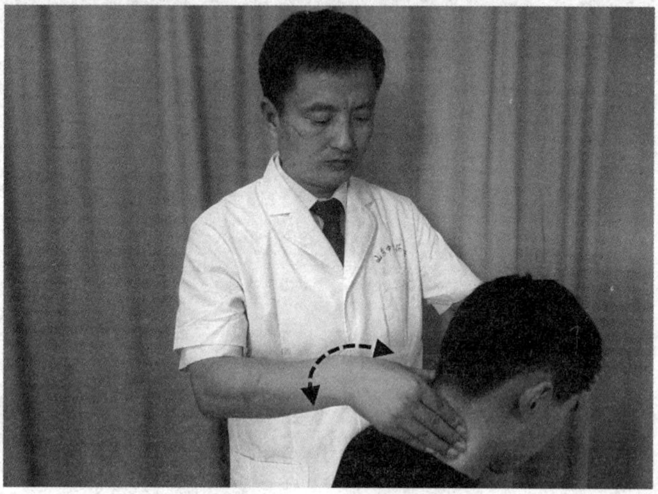

图 6–11　四指推法

【手法实训】

1. 定点练习　受术者仰卧位，术者坐其一侧，在伏兔穴周围做定点四指推法练习。

2. 走线练习　术者和受术者采取合适的体位与姿势，按照操作规范，选择以下部位进行四指推法练习：①于股四头肌处，由下而上、上下往返地做四指推法的走线练习；②于膈俞穴至肾俞穴一线，反复往返做四指推法练习。

【临床应用】

1. 力学特点　柔和深透、柔中有刚，接触面积可大可小，刺激强度可轻可重。

2. 适用部位　全身经穴及各部位。

3. 作用　具有舒筋活络、活血止痛等功效。

4. 适应证　治疗各种颈肩腰背与四肢疼痛等病症。

小儿推拿手法实训篇

第七章　小儿推拿手法实训

第一节　小儿推拿基本手法实训

【实训目的】

掌握推法、揉法、按法、摩法、运法、捏脊法的操作规范、实训要领及临床应用；熟悉拿法、挤法、掐法的操作规范、实训要领及临床应用；了解扪法、捣法的操作规范、实训要领及临床应用。

推法

用拇指或食指、中指罗纹面在治疗部位上做单向直线或环转推动的手法，称为推法。

【实训示范】

1. 直推法　受术者坐位，术者以拇指桡侧缘，或拇指罗纹面，或食、中二指指腹在穴位上做单向直线推动（图 7-1）。

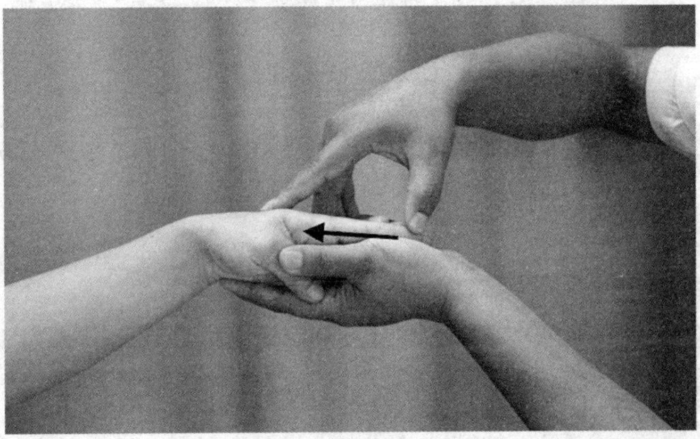

图 7-1　直推法

2. 旋推法 受术者坐位，术者以拇指罗纹面在穴位上做顺时针方向的旋转摩动（图 7–2）。

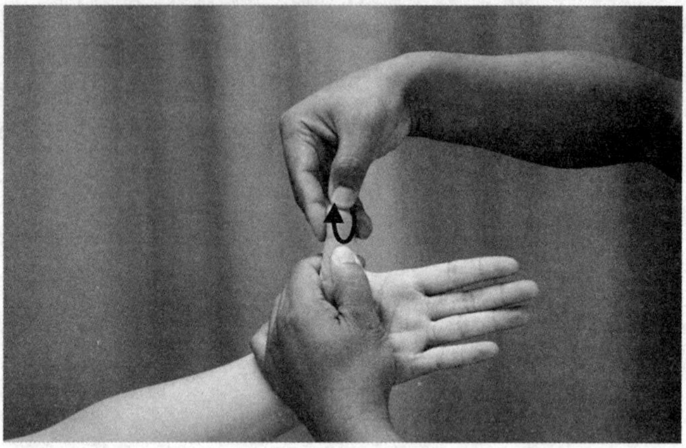

图 7–2 旋推法

3. 分推法 受术者坐位或卧位，术者以双手拇指的桡侧缘或罗纹面，或用双手食、中二指的指腹从穴位中央向两侧做相反方向的推动（图 7–3）。

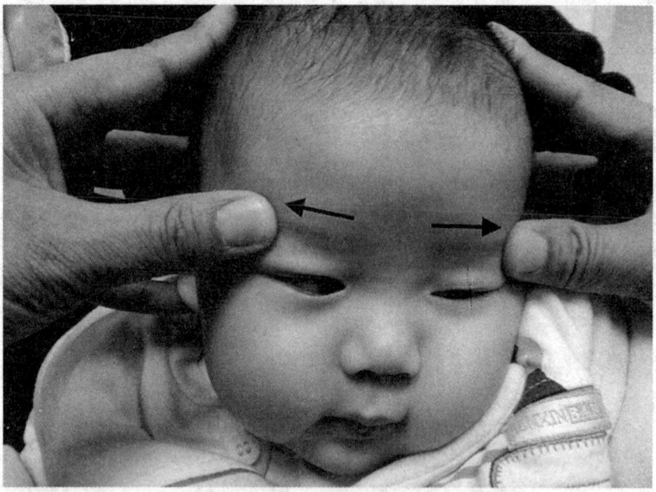

图 7–3 分推法

4. 合推法 受术者坐位，术者以双手拇指罗纹面从穴位两侧向中间做相向推动（图 7–4）。

【实训要领】

1. 肩、肘、腕关节自然放松，指间关节伸直。

2. 直推法为单向直线推动；旋推法为环形或弧形推动；分推法为以穴位为中点，向两侧直线或弧形推动；合推法为从两侧向穴位中点做直线或弧形推动。

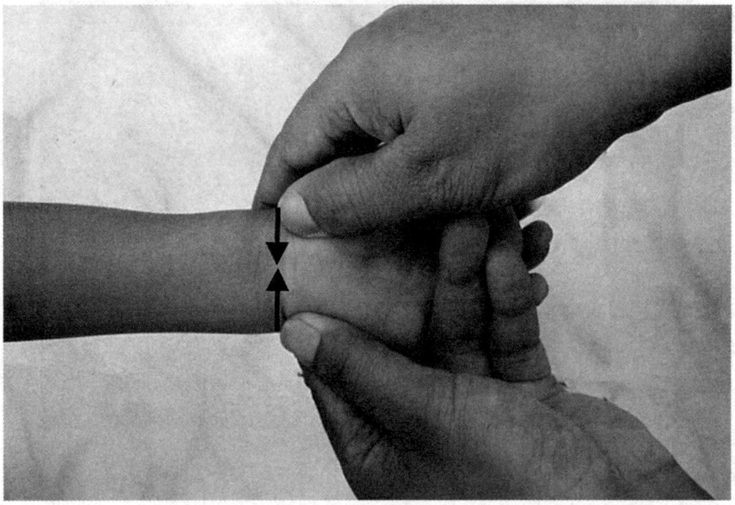

图 7-4 合推法

3. 动作均匀柔和，频率为 240 ～ 300 次 / 分。

4. 离心推为泻，向心推为补，来回推为平补平泻。

【手法实训】

1. 直推法练习 术者和受术者采取合适的体位与姿势，按照操作规范，进行推天河水、推大肠、开天门、推三关、退六腑、推脾经、推胃经、推箕门练习。

2. 旋推法练习 术者和受术者采取合适的体位与姿势，按照操作规范，进行旋推肺经、肾经、脾经练习。

3. 分推法 术者和受术者采取合适的体位与姿势，按照操作规范，进行分推腹阴阳、手阴阳、膻中、坎宫、肩胛骨练习。

4. 合推法 术者和受术者采取合适的体位与姿势，按照操作规范，进行合推手阴阳练习。

【临床应用】

1. 力学特点 轻快柔和。

2. 适用部位 全身各部位和穴位，尤其适合线状穴和面状穴。

3. 作用 具有补虚泻实、调整脏腑、健脾和胃、消积导滞、行痰散结等功效。

4. 适应证 治疗外感发热、咳嗽、腹泻、厌食等病症。

揉法

用指，或掌，或鱼际在治疗部位上带动皮肤及皮下组织做旋转揉动的手法，称为揉法。

【实训示范】

受术者坐位或卧位，术者以拇指指端，或中指指端，或掌根，或大鱼际，或小鱼际着力于治疗部位，带动皮肤及皮下组织做顺时针或逆时针方向的旋转揉动（图 7-5）。

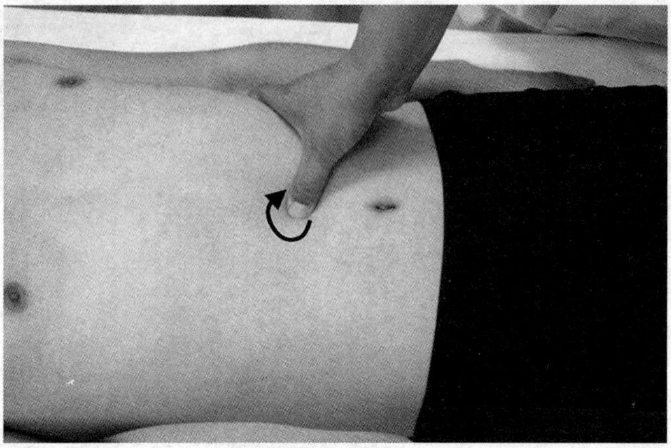

图 7-5 揉法

【实训要领】

1. 贵在柔和。

2. 揉转幅度要由小渐大，用力要由轻渐重。

3. 吸定在治疗部位上，不能在皮肤表面产生摩擦或滑动。

4. 频率为 100 ～ 160 次 / 分。

【手法实训】

1. 定点练习 术者和受术者采取合适的体位与姿势，按照操作规范，于百会、神庭、印堂、太阳、曲池、合谷、中脘、足三里等穴进行指揉练习。

2. 走线练习 术者和受术者采取合适的体位与姿势，按照操作规范，用右手拇指或中指沿印堂至太阳一线做往返走线练习，紧揉慢移；或用右手鱼际或掌根沿大椎至龟尾一线做往返走线练习，紧揉慢移。

【临床应用】

1. 力学特点 轻柔缓和而深透。

2. 适用部位 全身各部位或穴位。

3. 作用 具有宽胸理气、健脾和胃、活血散瘀、消肿止痛、祛风散寒、温经通络等功效。

4. 适应证 治疗头痛、眩晕、失眠、面瘫、脘腹胀痛、胸闷胁痛、便秘、泄泻以及腰背、四肢软组织损伤等病症。

按法

以指或掌在治疗部位上垂直按压治疗部位的手法，称为按法。

【实训示范】

受术者坐位或卧位，术者以拇指，或中指端，或掌根由轻渐重用力垂直按压治疗部位（图 7-6）。

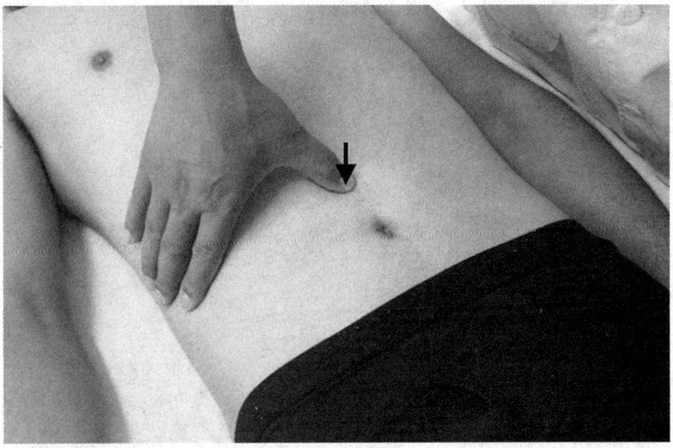

图 7–6 按法

【实训要领】

1. 按压方向应与受力面垂直，常与揉法配合应用。

2. 要紧贴体表，发力由轻渐重，再由重渐轻。

3. 不可骤然按压或松开。

【手法实训】

1. 定点练习 术者和受术者采取合适的体位与姿势，按照操作规范，于百会、攒竹、阳白、头维、肩井、肺俞、膻中、合谷、肾俞及足三里穴进行指按法练习。

2. 走线练习 术者和受术者采取合适的体位与姿势，按照操作规范，用双手拇指罗纹面沿脊柱两侧膀胱经或夹脊穴一线从上往下进行指按法走线练习。

【临床应用】

1. 力学特点 着力较稳，深透有力。

2. 适用部位 全身各部位，尤其适合点状穴位。

3. 作用 具有开通闭塞、镇静安神、理气和胃、止咳化痰及温中止痛等功效。

4. 适应证 治疗腹痛、腹胀、厌食、泄泻、便秘、遗尿、哮喘及腰背疼痛等病症。

掐法

用拇指指甲由轻渐重垂直掐压治疗部位的手法，称为掐法。

【实训示范】

受术者坐位或卧位，术者用拇指指甲由轻渐重垂直掐压治疗部位（图 7–7）。

【实训要领】

1. 掐时宜垂直用力，以产生微痛感为度。

2. 不要掐破皮肤，中病即止，每次操作 3 ～ 5 次。

3. 掐后兼揉以减轻疼痛或不适感。

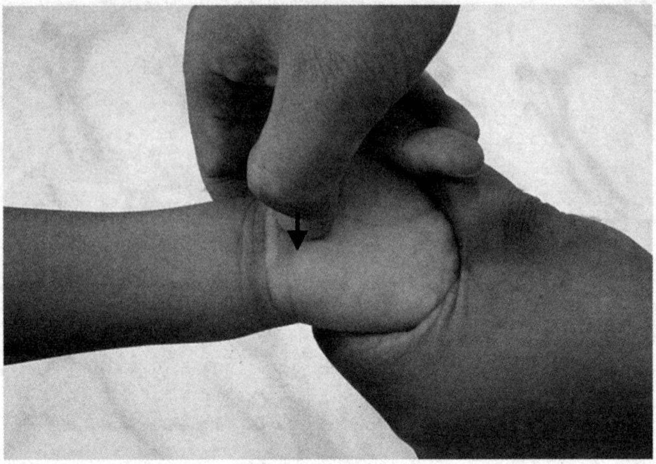

图 7–7　掐法

【手法实训】

术者和受术者采取合适的体位与姿势，按照操作规范，于威灵、精宁、十宣、四横纹及八卦穴进行掐法练习。

【临床应用】

1. 力学特点　着力较稳，刺激强度大。

2. 适用部位　头面部、手足部点状穴位。

3. 作用　具有醒神开窍、镇静息风、清热散结等功效。

4. 适应证　治疗惊风抽搐、口疮、夜啼、昏厥、中暑、瘫痪等病症。

摩法

以指面，或手掌面，或大鱼际在治疗部位上做环形摩擦移动的手法，称为摩法。

【实训示范】

受术者仰卧，术者以肘关节主动屈伸带动食、中、无名指指面，或手掌面，或大鱼际在治疗部位上做有节奏的环形摩擦移动（图 7–8）。

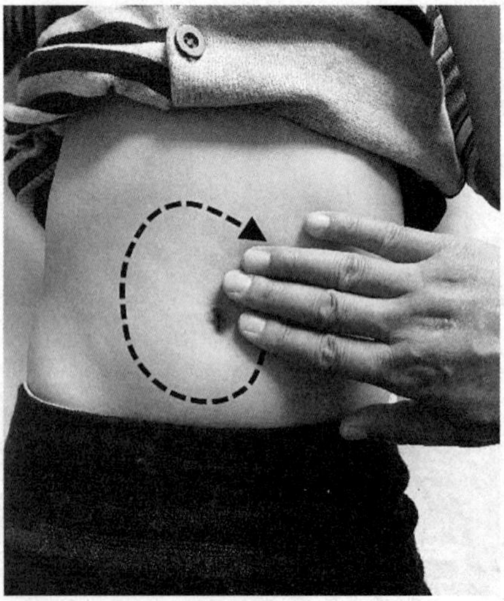

图 7–8　摩法

【实训要领】

1. 肩关节放松，肘关节自然屈曲，手掌或手指自然着力。

2. 指摩法操作时，腕关节略屈并保持一定的紧张度，适宜在面积较小的部位操作；掌摩法操作时腕关节放松，适宜在面积较大的部位施术。

3. 操作时，仅与皮肤表面发生摩擦，不宜带动皮下组织。

4. 操作频率为 100 ～ 120 次 / 分，指摩法动作轻快，而掌摩法宜稍重缓。

5. 摩法的操作频率和运动方向决定手法的补泻效应。如急摩为泻、缓摩为补；顺摩为泻、逆摩为补。

【手法实训】

1. 穴位练习 术者和受术者采取合适的体位与姿势，按照操作规范，于中脘、神阙进行指摩法练习。

2. 腹部练习 术者和受术者采取合适的体位与姿势，按照操作规范，于腹部进行顺时针、逆时针掌摩法练习。

【临床应用】

1. 力学特点 轻柔和缓，轻而不浮。

2. 适用部位 头面、胸胁、脘腹等部位。

3. 作用 具有温中散寒、宽胸理气、健脾和胃及消积导滞等功效。

4. 适应证 治疗胸胁脘腹胀满、咳嗽、厌食、泄泻、便秘等病症。

运法

以拇指或中指罗纹面着力，在治疗部位上做环形或弧形推摩运动，称为运法。

【实训示范】

受术者坐位，术者以拇指或中指的罗纹面着力，在经穴局部或经穴之间由此及彼做环形或弧形地轻轻推摩运动（图 7–9）。

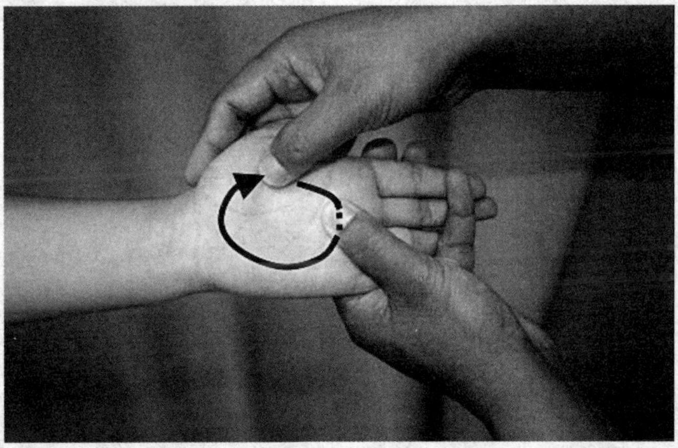

图 7–9 运法

【实训要领】

1. 施术部位紧贴体表。
2. 用力均匀柔和，宜轻不宜重，作用力仅在表皮，不带动皮下组织，较摩法为轻。
3. 动作宜缓不宜急，频率为 80 ～ 100 次 / 分。
4. 操作时宜配合水、姜汁、滑石粉等介质。

【手法实训】

运法练习 术者和受术者采取合适的体位与姿势，按照操作规范，于太阳、内八卦、外八卦、内劳宫、运土入水、运水入土等穴进行运法练习。

【临床应用】

1. 力学特点 轻柔和缓。

2. 适用部位 点状、弧形和圆形穴位。

3. 作用 具有清热解表、健脾和胃、宽胸理气、清热除烦等功效。

4. 适应证 治疗外感头痛、发热、厌食、呕吐、泄泻、便秘及咳喘等病症。

捏脊法

用拇指与食指中节桡侧面或食、中指指面相对用力，将脊柱部位的皮肤夹持、提起，并捻搓向前的手法，称为捏脊法。常用的有二指捏脊法和三指捏脊法。

【实训示范】

1. 二指捏脊法 受术者俯卧位，术者站位，以拇指与屈曲成弓状的食指中节桡侧面相对用力，将脊柱部位的皮肤夹持、提起，并沿长强到大椎方向交替捻搓向前直线移动［图 7-10（1）］。

2. 三指捏脊法 受术者俯卧位，术者站位，以拇指与食、中二指指面着力，沿长强至大椎方向，将脊柱部位的皮肤夹持、提起，并交替捻搓向前直线移动［图 7-10（2）］。

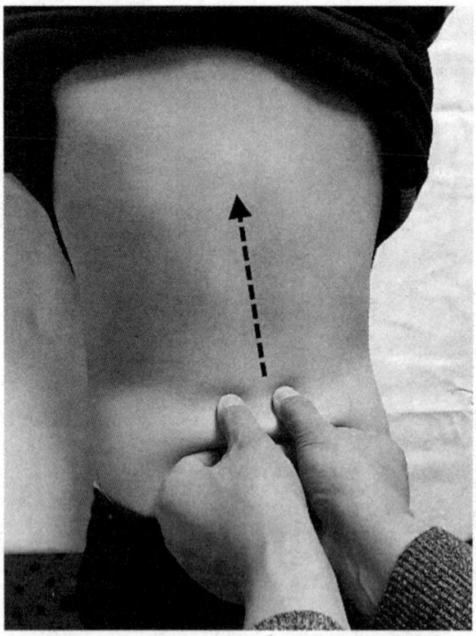

（1）

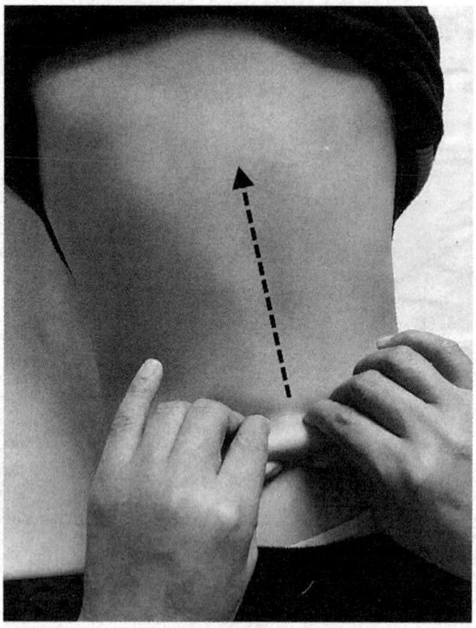

（2）

图 7-10 捏脊法

【实训要领】

1. 用指面着力，避免用指甲抠掐。

2. 夹持力量要适宜，提捏皮肤量要适中；捏得太紧，不容易捻动向前推进，捏得太松则容易滑脱。

3. 动作要连贯而有节奏性，用力要均匀而柔和。

4. 从长强至大椎直线移动，不可歪斜，否则易产生疼痛。

5. 每次操作 3 ～ 5 遍。每捏 3 次，提拉 1 次，称“捏三提一”，以提高疗效。

【手法实训】

捏脊法练习 术者和受术者采取合适的体位与姿势，按照操作规范，于脊柱穴由下而上进行二指捏脊法和三指捏脊法练习。

【临床应用】

1. 力学特点 柔中有刚，刺激强度较大。

2. 适用部位 脊柱。

3. 作用 具有健脾和胃、平衡阴阳、调整脏腑等功效。

4. 适应证 治疗感冒、咳嗽、厌食、呕吐、泄泻、脱肛、遗尿等病症。

拿法

用拇指和食指，或食、中两指，或其余四指相对用力，将治疗部位捏而提起，并同时做揉搓的手法，称为拿法。

【实训示范】

受术者坐位或卧位，术者用拇指和食指，或食、中两指，或其余四指相对用力，将治疗部位捏而提起，并同时做揉搓的手法（图 7–11）。

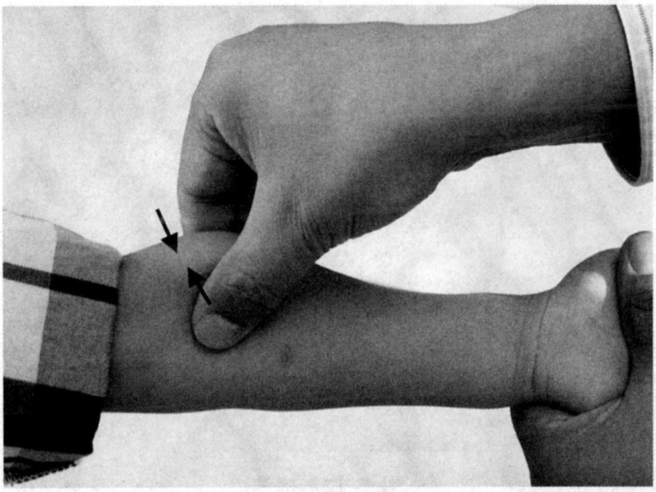

图 7–11 拿法

【实训要领】

1. 腕部放松，动作灵活而富有节律性。

2. 用力要由轻渐重，再由重渐轻。

3. 紧贴体表，提拿人体深层的肌腱、韧带、肌束等条索状组织，不要夹持表皮。

4. 避免指甲着力抠掐治疗部位，引起疼痛不适感。

5. 可在局部反复拿或“边拿边走”。

6. “拿而留之”，以加强临床疗效。

【手法实训】

1. 定点练习 术者和受术者采取合适的体位与姿势，按照操作规范，于风池、颈项、肩井、曲池、委中、肚角等穴进行拿法练习。

2. 走线练习 术者和受术者采取合适的体位与姿势，按照操作规范，于风府至大椎一线，或上肢，或下肢，做拿法走线练习。

【临床应用】

1. 力学特点 用力较重，刚中有柔。

2. 适用部位 颈项、肩部、腹部及四肢部。

3. 作用 具有行气止痛、祛风散寒、舒筋通络、活血化瘀、通调气血等功效。

4. 适应证 治疗腹痛、食积、夜啼、感冒、惊风等病症。

搓法

用两手掌夹住肢体的一定部位，相对用力做快速搓动并缓慢移动的手法，称为搓法。

【实训示范】

受术者坐位，术者用两掌夹住肢体的一定部位，并相对用力做快速、方向相反、上下往返的缓慢移动（图 7–12）。

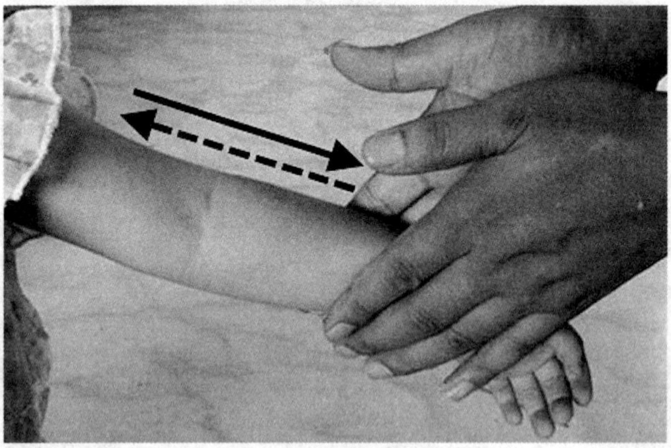

图 7–12 搓法

【实训要领】

1. 两掌夹持用力适中，否则容易造成手法呆滞。

2. 搓动频率宜快，移动速度宜慢。

3. 搓动幅度宜小，力度要均匀。

【手法实训】

搓法练习　术者和受术者采取合适的体位与姿势，按照操作规范，于腰背、胁肋及四肢部练习搓法；然后练习小儿复式手法按弦走搓摩。

【临床应用】

1. 力学特点　轻快柔和。

2. 适用部位　腰背、胁肋及四肢部。

3. 作用　具有活血化瘀、调和气血、消痞散结等功效。

4. 适应证　治疗胸闷、腹胀、胁痛、痰喘、疳积等病症。

挤法

用双手拇、食指相对用力向中心挤压治疗部位皮肤的手法，称为挤法。

【实训示范】

受术者坐位或卧位，术者用双手拇、食四指相对用力，将治疗部位的皮肤夹起，向中间对按、挤压、提起，反复操作数次，使局部皮肤产生痧点或痧斑为度（图 7–13）。

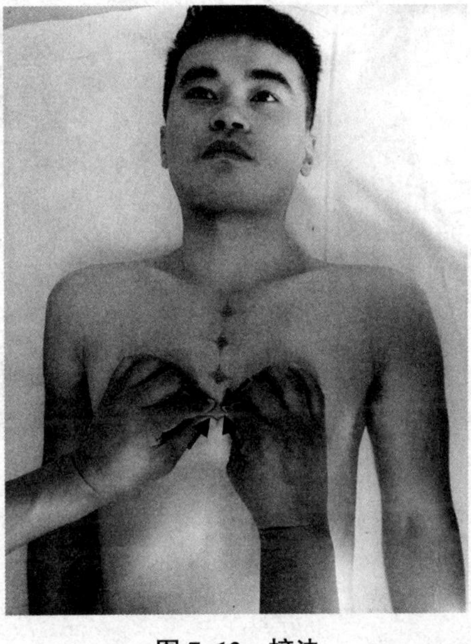

图 7–13　挤法

【实训要领】

1. 双手用力要均匀对称，不可用力过猛，也不可用指尖抠掐。

2. 操作次数不宜太多，以受术皮肤发红或产生痧斑为度。

【手法实训】

挤法练习　术者和受术者采取合适的体位与姿势，按照操作规范，于印堂、天突、人迎、扶突、膻中、肺俞、大椎、太阳、曲泽、尺泽、委中练习挤法。

【临床应用】

1. 力学特点 作用部位浅，刺激性强。

2. 适用部位 全身各部及穴位，常用于前额、颈项、脊背及四肢部。

3. 作用 具有祛风散寒、止咳化痰、活血止痛、消散筋结等功效。

4. 适应证 治疗头痛、风寒感冒、咳嗽、关节酸痛、肢体麻木等病症。

捣法

用中指指端，或食指、中指屈曲的指间关节背侧突起部着力，在治疗部位上做有节奏的轻巧弹性击打，称为捣法。

【实训示范】

术者以一手握持住患儿食、中、无名、小指四指，使手掌向上，另一手的中指指端或食指、中指屈曲指间关节背侧突起部着力，其他手指屈曲相握，以腕关节屈伸运动带动着力部位做有节奏的弹性击打（图 7–14）。

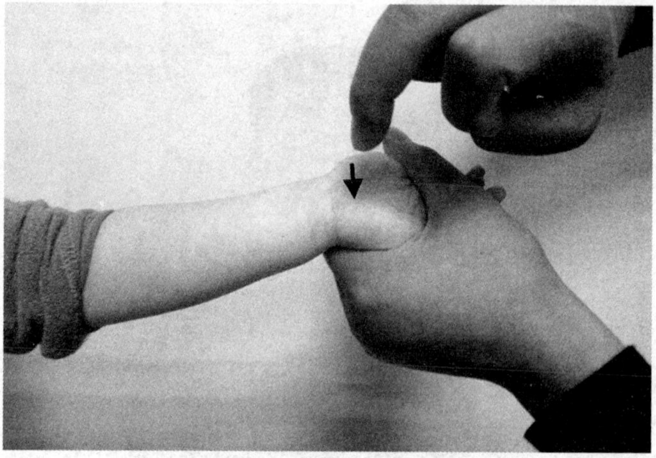

图 7–14 捣法

【实训要领】

1. 腕关节、指间关节自然放松，要以腕关节为支点，进行弹性点击穴位，不要用力太重。

2. 操作时接触时间短，快起快落，用力富有弹性。

3. 操作前要将指甲修剪圆钝、平整，以免损伤小儿皮肤。

【手法实训】

捣法练习 术者和受术者采取合适的体位与姿势，按照操作规范，于小天心穴练习捣法。

【临床应用】

1. 力学特点 轻快柔和，富有弹性。

2. 适用部位 头面部、四肢部。

3. 作用　具有通关活络、醒脑开窍、安神定志等功效。

4. 适应证　治疗夜啼、惊风、遗尿、鼻炎、耳鸣、耳聋等病症。

扪法

两手掌擦热后，迅速将手掌捂在治疗部位上的手法，称为扪法。

【实训示范】

术者两手掌擦热后，迅速将手掌捂在治疗部位上，使热气透入皮下组织，反复操作，直至施术部位感到温热感为止（图 7–15）。

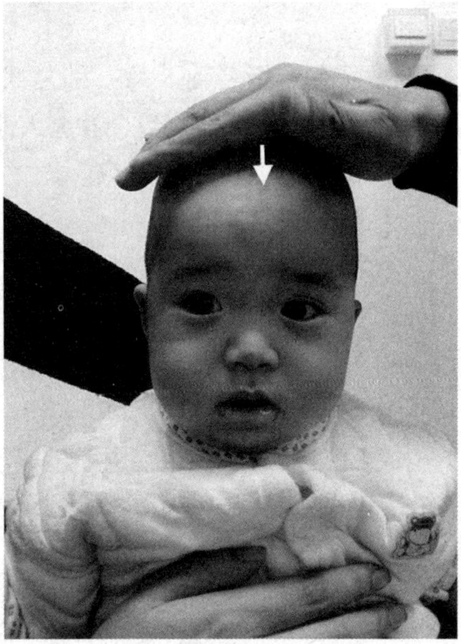

图 7–15　扪法

【实训要领】

1. 手掌在治疗部位自然着力，不可用力下压。
2. 可反复操作，直到治疗部位有温热感为止。

【手法实训】

扪法练习　术者和受术者采取合适的体位与姿势，按照操作规范，两掌相互摩擦生热后，将手掌心放置在腹部、囟门、双眼，使局部有温热舒适感。

【临床应用】

1. 力学特点　用力轻柔，温通经络。

2. 适用部位　眼眶、脘腹、脐及囟门处。

3. 作用　具有祛风散寒、温胃和中、解痉止痛等功效。

4. 适应证　治疗感冒、脘腹胀痛、泄泻、脱肛等病症。

第二节　小儿推拿复式手法实训

【实训目的】

掌握凤凰展翅、摇㪷肘、打马过天河、黄蜂入洞、水底捞月、飞经走气、按弦走搓摩、二龙戏珠、苍龙摆尾、猿猴摘果、揉脐及龟尾并擦七节骨、赤凤点头及按肩井的操作规范、实训要领及临床应用；熟悉天门入虎口、开璇玑法的操作规范、实训要领及临床应用；了解㪷肘走气、乌龙摆尾及双龙摆尾的操作规范、实训要领及临床应用。

一、概述

复式手法是指由不同的手法与经穴组成的特殊操作规范，且具有专用医疗功能的组合式手法。本类手法多见于明清时期的小儿推拿专著中，古代医家称其为“大手法”或“大手术”等。

【手法特点】

1. 专用医疗功能 每一种复式手法由不同的经穴和操作路线构成，故具有专用的医疗功能。如“按弦走搓摩法”专司理气化痰、健脾消积之功效。

2. 规范化操作程序 操作时，要严格按照每种复式手法规定的手法及经穴路线进行操作。

3. 冠有专指名称 每一种复式手法都冠有一个专指的名称。如“苍龙摆尾”是根据操作规范的形象而命名；“运土入水”是根据操作部位的名称和手法命名；“总收法”是根据操作规范的功用而命名。

【操作要领】

1. 操作时，先后次序要分明，手法之间的配合与衔接要流畅。

2. 所选定的经络某段路线、穴位连线及部位区域的组合，先后排列要清晰。

3. 操作时，往往还有一些动作的配合，如边推边用口吹气等，以起到与治疗手法的协同作用。

4. 有些复式手法配合运动关节类手法，由于小儿肢体柔弱，故要注意运动关节类手法的应用要婉转顺畅，切忌暴力。

二、常用复式手法

凤凰展翅

【实训示范】

患儿坐位，术者以两手食、中二指固定患儿之腕部，使掌背朝上，同时以两手拇指掐其精宁、威灵二穴，并上下摇动如凤凰展翅之状（图 7–16）。

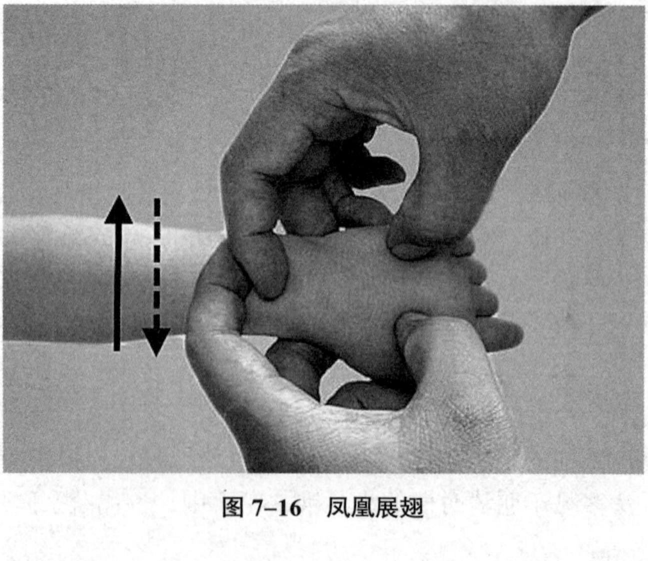

图 7–16　凤凰展翅

【实训要领】

1. 操作时用力要适当，防止牵拉过度而损伤患儿腕关节。

2. 掐压穴位时，以患儿耐受为度。

3. 一般摇 20 ～ 50 遍。

【手法实训】

凤凰展翅操作练习 术者和受术者采取合适的体位与姿势，按照操作规范，反复练习，达到手法娴熟，动作灵活。

【临床应用】

本法具有救暴亡、舒喘胀、除噎、定惊之功效。常用于治疗感冒引起的发热、腹胀、食欲不振、呕逆等病症。

苍龙摆尾

【实训示范】

患儿坐位，术者用左手托握其斛肘，右手握其食、中、无名、小指左右摇动，如摆尾之状（图 7–17）。

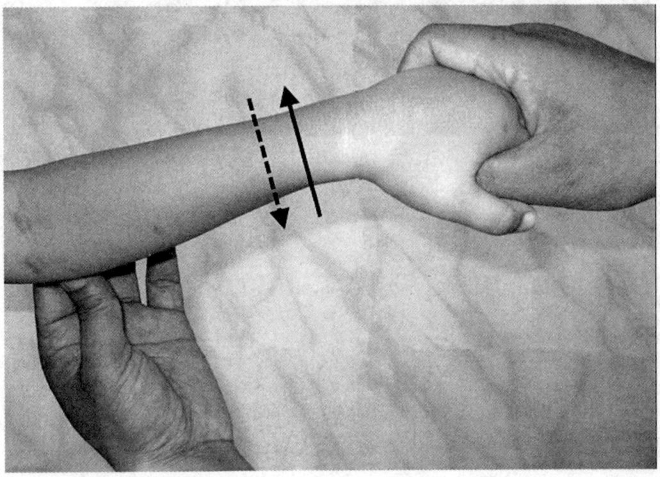

图 7–17 苍龙摆尾

【实训要领】

1. 操作时用力要适当，防止牵拉过度而损伤患儿腕关节。

2. 左手要托握斛肘，以防滑落。

3. 一般摇 20 ～ 30 遍。

【手法实训】

苍龙摆尾操作练习 术者和受术者采取合适的体位与姿势，按照操作规范，反复练习，达到手法娴熟，动作灵活。

【临床应用】

本法具有退热、开胸、通便之功效。常用于治疗胸闷发热、躁动不安、大便秘结等病症。

黄蜂入洞

【实训示范】

患儿坐位，术者以左手扶其枕后部，右手食、中二指轻入患儿两鼻孔上下轻揉之（图 7–18）。

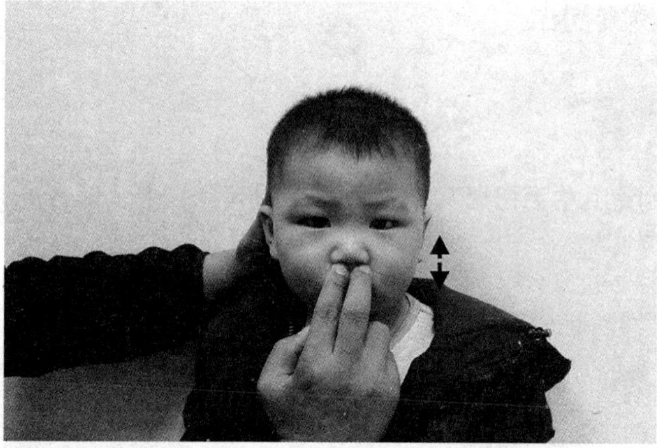

图 7–18 黄蜂入洞

【实训要领】

1. 操作时，用力要均匀、柔和、缓慢。

2. 一般揉动 50 ～ 100 遍。

【手法实训】

黄蜂入洞操作练习 术者和受术者采取合适的体位与姿势，按照操作规范，反复练习，达到手法娴熟，动作灵活。

【临床应用】

本法具有发汗解表、宣肺通窍之功效。常用于治疗外感风寒、发热无汗、鼻塞流涕及急慢性鼻炎等病症。

打马过天河

【实训示范】

患儿取坐位或仰卧位，或由家长抱坐怀中。术者面对患儿取坐位，用左手握住患儿四指，掌心向上，用右手中指面运内劳宫 [图 7–19（1）]，再用食、中二指沾凉开水沿内关、间使、循天河向上一起一落弹打至肘弯洪池处，边弹打边用口吹凉气随之 [图 7–19（2）]。

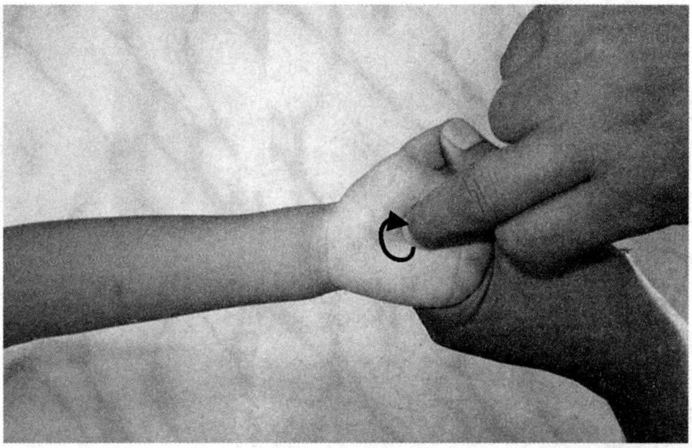

（1）

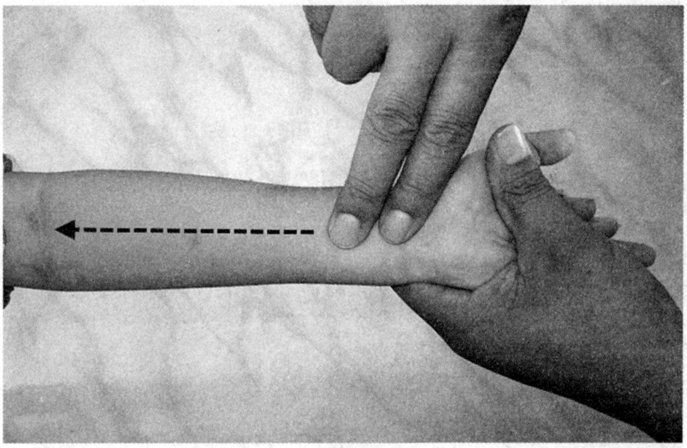

（2）

图 7–19　打马过天河

【实训要领】

1. 以指腹密密弹打天河水穴，用力应轻巧柔和。

2. 一般操作 10 ～ 20 遍。

【手法实训】

打马过天河操作练习　术者和受术者采取合适的体位与姿势，按照操作规范，反复练习，达到手法娴熟，动作灵活。

【临床应用】

本法具有清热解毒凉血、行气活血通络之功效。常用于治疗高热烦躁、神昏谵语、上肢麻木、惊风、抽搐等实热病症。

水底捞月

【实训示范】

患儿坐位，术者先以左手持患儿四指，再以右手食、中二指固定患儿拇指，然后以拇指自患儿小指尖经小鱼际边缘，推至小天心处，再转入内劳宫穴处为一遍（图 7–20）。

【实训要领】

1. 操作时用力应均匀柔和，推动路线应准确到位。

2. 每次操作 30 ～ 50 遍。

【手法实训】

水底捞月操作练习 术者和受术者采取合适的体位与姿势，按照操作规范，反复练习，达到手法娴熟，动作灵活。

【临床应用】

本法大凉，有清心、退热、泻火之功。常用于治疗一切高热神昏、热入营血、烦躁不安、便秘等实热病证。

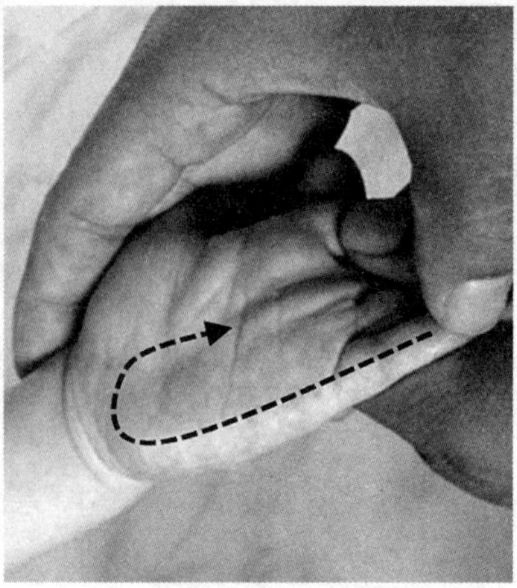

图 7-20 水底捞月

猿猴摘果

【实训示范】

患儿坐位，术者以两手食、中二指夹住其两耳尖向上提拉 10～20 次 [图 7-21(1)]，再用拇、食二指捏住两耳垂向下扯拉 10 ～ 20 次，如猿猴摘果之状 [图 7-21（2）]。

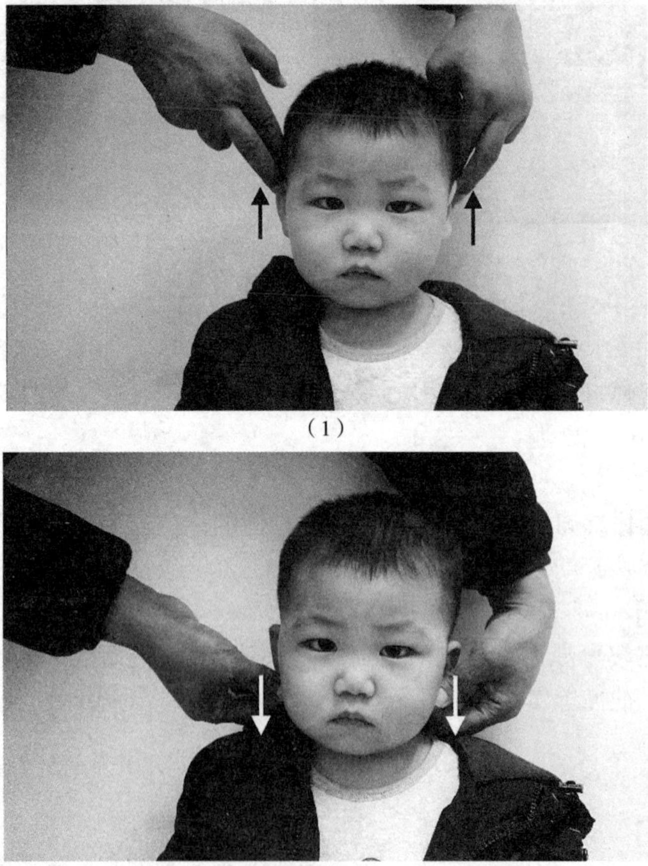

（1）

（2）

图 7-21 猿猴摘果

【实训要领】

1. 提拉、扯拉动作应柔和轻巧。

2. 向上提拉、向下扯拉各 10 ～ 20 次。

【手法实训】

猿猴摘果操作练习　术者和受术者采取合适的体位与姿势，按照操作规范，反复练习，达到手法娴熟，动作灵活。

【临床应用】

本法具有定惊悸、除寒积之功效。常用于治疗寒热往来、疟疾、痰痞、食积痞闷、惊悸怔忡等病症。

飞经走气

【实训示范】

术者先用右手握住患儿左手四指，再用左手四指，从曲池起，按之、跳之，至总筋穴数次；再以左手拇、食二指拿住患儿之阴池、阳池二穴不动，然后右手将患儿左手四指向内向外一屈一伸，连续操作（图 7–22）。

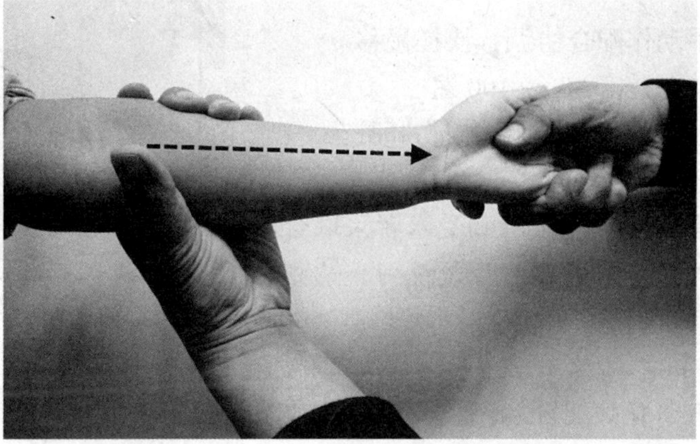

（1）

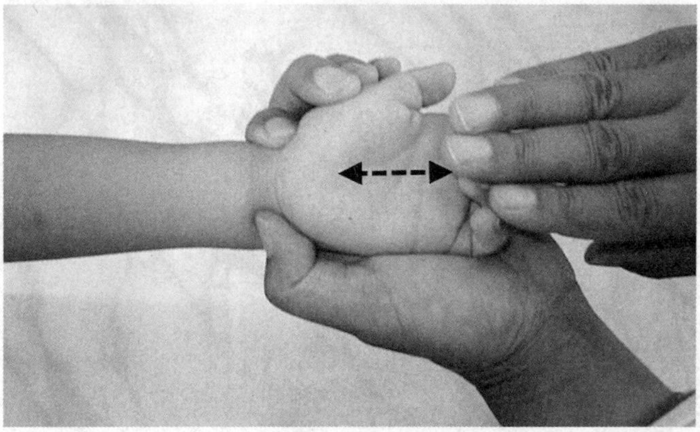

（2）

图 7–22　飞经走气

【实训要领】

1. 操作时用力轻巧，动作协调连贯。

2. 每次操作 20 ～ 50 遍。

【手法实训】

飞经走气操作练习 术者和受术者采取合适的体位与姿势，按照操作规范，反复练习，达到手法娴熟，动作灵活。

【临床应用】

本法具有行一身之气、清肺、化痰之功效。常用于治疗失音、咽痛、咳喘、外感风寒等病症。

按弦走搓摩

【实训示范】

患儿家长抱其于怀中，或令较大患儿两手叉搭在两肩上，术者以两掌从患儿两胁搓摩至肚角处（图 7–23）。

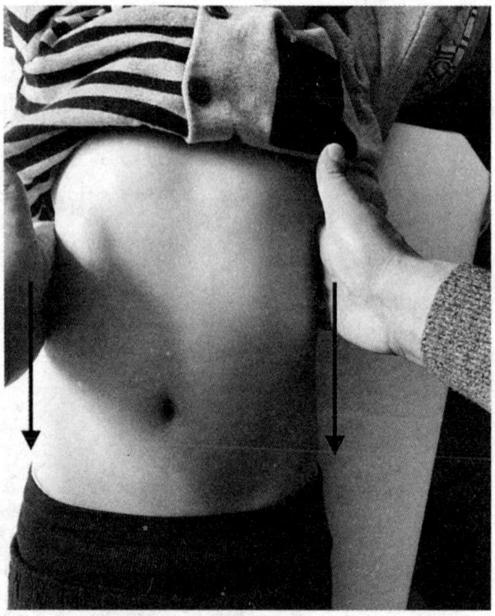

图 7–23 按弦走搓摩

【实训要领】

1. 操作时双手动作配合协调，快搓慢移。

2. 自上而下单向搓摩 50 ～ 100 遍。

3. 右侧用力较左侧为轻，以防损伤肝脏。

【手法实训】

按弦走搓摩操作练习 术者和受术者采取合适的体位与姿势，按照操作规范，反复练习，达到手法娴熟，动作灵活。

【临床应用】

本法具有顺气、化痰、除胸闷、开积聚之功效。常用于治疗咳嗽气喘、痰涎壅盛、食积等病症。

摇𦚢肘

【实训示范】

术者以左手拇、食、中三指托住患儿左侧𦚢肘，再以右手拇食二指叉入其虎口，同时用中指按定其天门穴（小鱼际处），使掌心向下，然后屈伸患儿腕关节，上下摇之（图 7–24）。

【实训要领】

1. 操作时，按摇结合，动作均匀、和缓、协调。

2. 每次操作 20 ～ 30 遍。

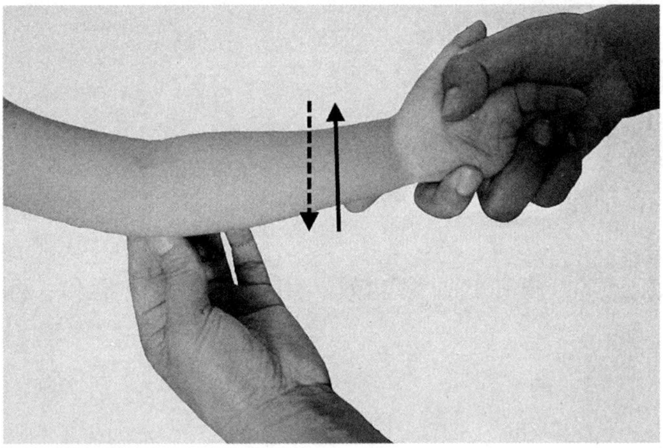

图 7–24 摇抖肘

【手法实训】

摇抖肘操作练习 术者和受术者采取合适的体位与姿势，按照操作规范，反复练习，达到手法娴熟，动作灵活。

【临床应用】

本法具有顺气和血、通经活络之功效。常用于治疗痞块、积滞等病症。

二龙戏珠

【实训示范】

术者以左手持握患儿之手，使掌心向上，前臂伸直，右手食、中二指自患儿总筋穴起，以两指端交互向前按之，直至曲泽穴为止（图 7–25）。

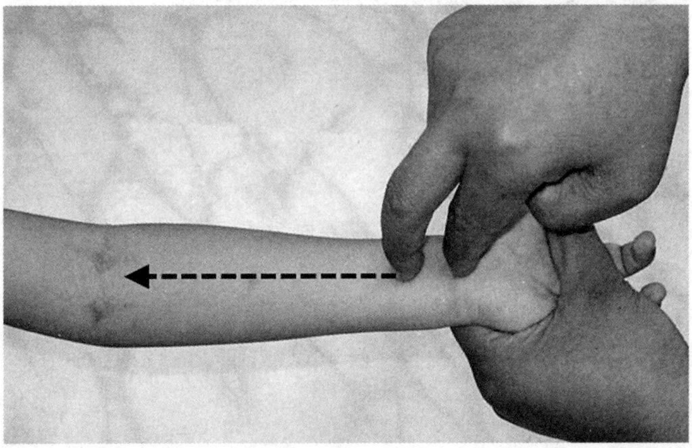

图 7–25 二龙戏珠

【实训要领】

1. 操作时双手协调，节律均匀，轻快柔和。

2. 取穴准确，走线不能歪斜。

3. 一般操作 20 ～ 30 遍。

【手法实训】

二龙戏珠操作练习 术者和受术者采取合适的体位与姿势，按照操作规范，反复练习，达到手法娴熟，动作灵活。

【临床应用】

本法具有镇惊定痉、调和气血之功效。用于治疗寒热不和、四肢抽搐、惊厥等病症。

赤凤点头

【实训示范】

患儿坐位，术者用左手托住其左侧㪷肘，右手拇、食二指捏住其中指上下摇之，如赤凤点头之状（图 7–26）。

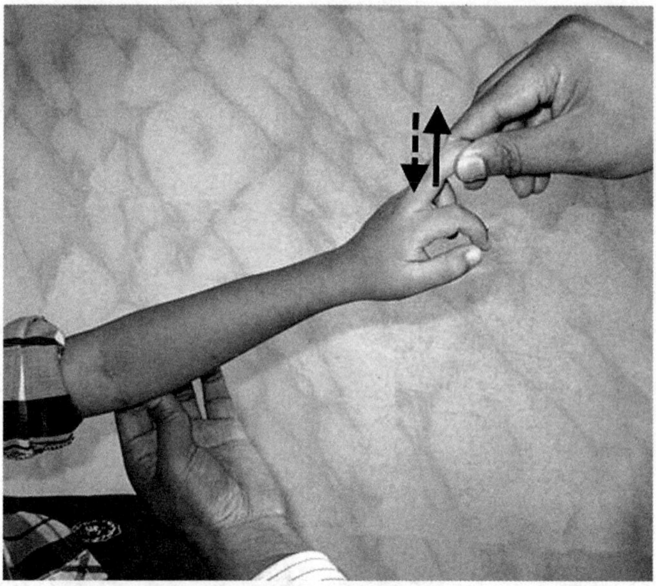

图 7–26 赤凤点头

【实训要领】

1. 操作时两手配合协调，摇中指宜和缓平稳，用力宜轻柔。

2. 每次操作 20 ～ 30 遍。

【手法实训】

赤凤点头操作练习 术者和受术者采取合适的体位与姿势，按照操作规范，反复练习，达到手法娴熟，动作灵活。

【临床应用】

本法具有消鼓胀、定喘息、通关顺气、补血宁心之功效。常用于治疗胸胁胀满、寒热往来、喘息气短、腹胀、腹痛等病症。

揉脐及龟尾并擦七节骨

【实训示范】

患儿仰卧位，术者坐其身旁，用一手手掌或食、中、无名三指指面着力揉脐，另一手用中指指面揉龟尾穴［图 7–27（1）］；再令患儿俯卧，用拇指罗纹面或食、中二指指面推擦七节骨，推上为补，推下为泻［图 7–27（2）］。

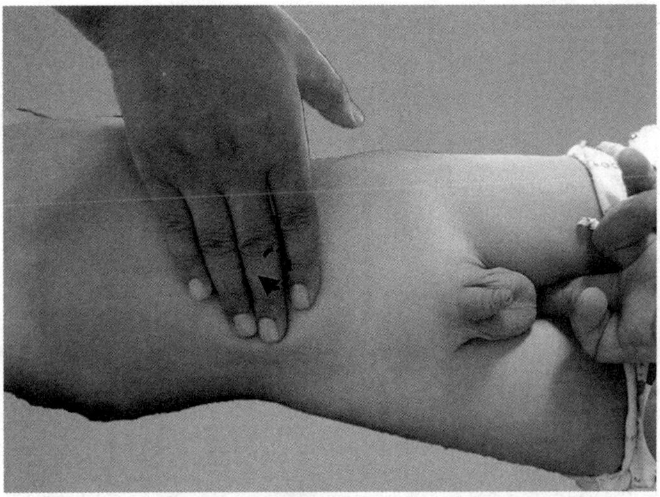

（1）

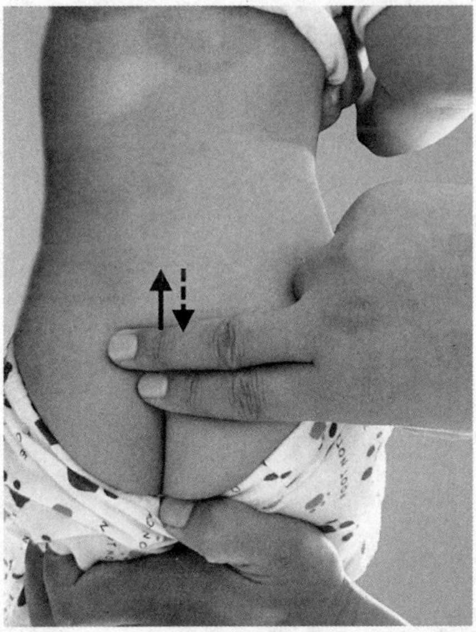

（2）

图 7–27 揉脐及龟尾并擦七节骨

【实训要领】

1. 操作时应注意先后次序，沿七节骨做上下推擦时应配合介质，以免损伤患儿皮肤。

2. 每次操作 100 ～ 300 遍。

【手法实训】

揉脐及龟尾并擦七节骨操作练习 术者和受术者采取合适的体位与姿势，按照操作规范，反复练习，达到手法娴熟，动作灵活。

【临床应用】

本法能通调任督二脉之经气、调理肠腑、止泻导滞。推上七节骨为补，能温阳止泻；推下七节骨为泻，能泄热通便。常用于治疗泄泻、痢疾、便秘等病症。

按肩井法

【实训示范】

患儿坐位，术者以左手中指掐按患儿左侧肩井穴，再以右手拇、食、中三指紧拿患儿食指和无名指，使患儿之上肢伸直摇之（图 7–28）。

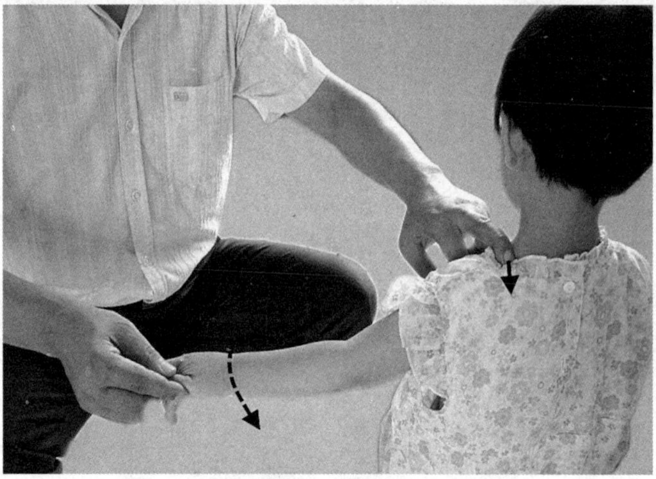

图 7–28 按肩井法

【实训要领】

1. 手法宜轻柔缓和，以患儿能够耐受为度，一般在诸手法用毕后用此手法结束，具有关门之意。

2. 每次摇动 20 ～ 30 遍。

【手法实训】

按肩井法练习 术者和受术者采取合适的体位与姿势，按照操作规范，反复练习，达到手法娴熟，动作灵活。

【临床应用】

本法具有通行一身之气血之功效，诸症推毕，均宜此法收之，故本法又有总收法之称。也可在最后仅用双手拿揉肩井代之。

天门入虎口

【实训示范】

术者以拇指桡侧沿患儿拇指尺侧缘推至虎口后再做掐按虎口；或术者以拇指从患儿食指端沿食指桡侧缘经大肠穴推至虎口数次、再掐按虎口（图 7–29）。

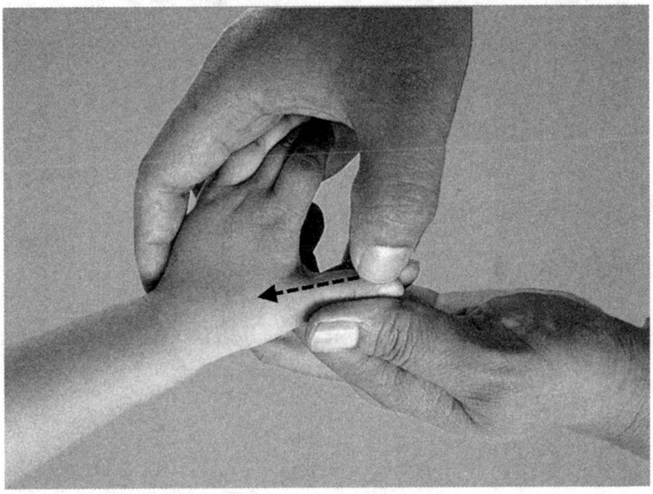

图 7–29　天门入虎口

【实训要领】

1. 操作时应配合介质，如滑石粉、葱姜水等，防止擦伤患儿皮肤。
2. 掐按虎口时用力应柔和，掐后加揉，切勿损伤患儿皮肤。
3. 推 30 ～ 50 遍，掐 10 次左右。

【手法实训】

天门入虎口操作练习　术者和受术者采取合适的体位与姿势，按照操作规范，反复练习，达到手法娴熟，动作灵活。

【临床应用】

本法具有健脾理气、消食除痞之功效。常用于治疗脾胃虚弱、腹胀、腹痛、腹泻、食积、食少纳呆、面黄肌瘦等病症。

肘肘走气

【实训示范】

患儿取坐位，术者坐其前侧，用左手托其肘肘，右手拿患儿之手摇动，两手配合协调，运摇肘关节（图 7–30）。

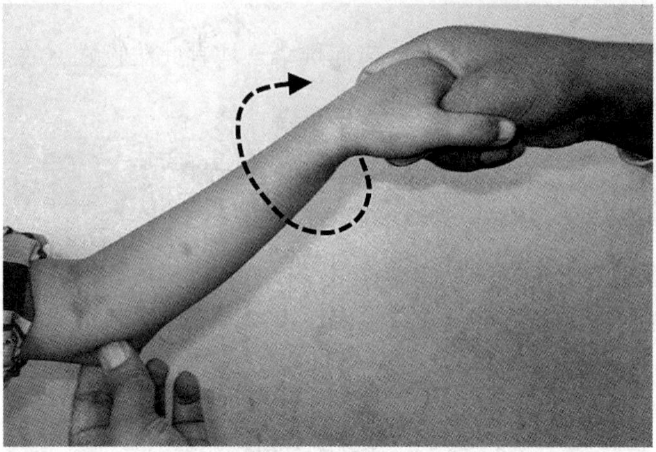

图 7–30 肘肘走气

【实训要领】

1. 操作时用力应轻巧柔和，双手协调运动而有节律性。

2. 每次摇 20 ～ 30 遍。

【手法实训】

肘肘走气操作练习 术者和受术者采取合适的体位与姿势，按照操作规范，反复练习，达到手法娴熟，动作灵活。

【临床应用】

本法具有行气消滞之功效。常用于治疗痞证。

乌龙摆尾

【实训示范】

患儿取仰卧位或坐位，术者坐其前侧，左手拿住其肘肘穴处，右手拇、食二指拿住患儿小指摇动（图 7–31）。

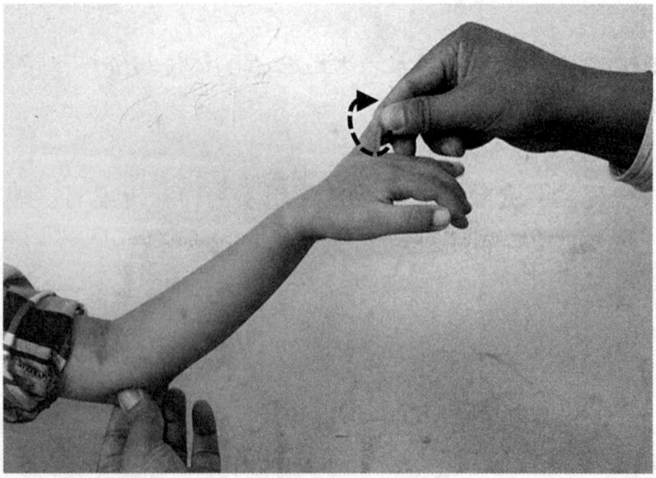

图 7–31 乌龙摆尾

【实训要领】

1. 操作时用力应轻巧柔和，防止损伤患儿小指关节。

2. 每次摇动 20 ～ 30 遍。

【手法实训】

乌龙摆尾操作练习　术者和受术者采取合适的体位与姿势，按照操作规范，反复练习，达到手法娴熟，动作灵活。

【临床应用】

本法具有开闭结、通二便之功效。常用于治疗二便不爽。

双龙摆尾

【实训示范】

患儿取仰卧位或坐位，术者坐其身前，用左手托住其㪺肘穴处，用右手拿住患儿食指与小指，向下扯拉，并同时摇动患儿肘关节，似双龙摆尾之状（图 7–32）。

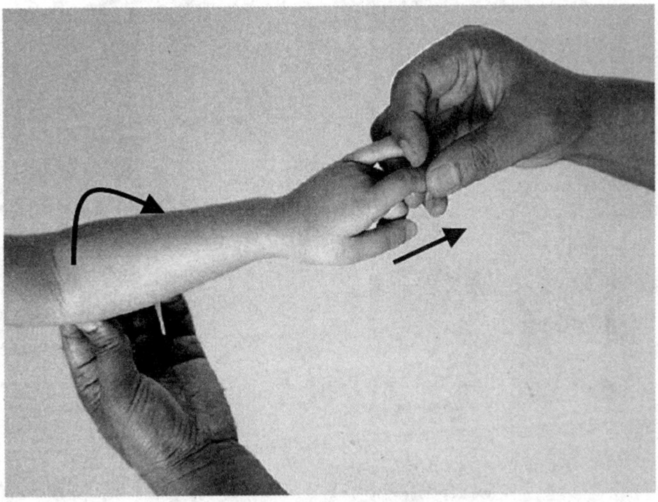

图 7–32　双龙摆尾

【实训要领】

1. 操作时用力应柔和，以防损伤患儿指间关节。

2. 每次扯摇 5 ～ 10 遍。

【手法实训】

双龙摆尾操作练习　术者和受术者采取合适的体位与姿势，按照操作规范，反复练习，达到手法娴熟，动作灵活。

【临床应用】

本法具有行气、开通闭结之功效。常用于治疗气滞、大小便闭结之病症。

开璇玑

【实训示范】

术者先用两手拇指自患儿璇玑穴沿肋骨向两侧分推，并自上而下分推至季肋［图 7–33（1）］；再从胸骨下端之鸠尾穴处向下直推至脐部［图 7–33（2）］；再以脐为中心用三指或四指顺时针或逆时针摩腹［图 7–33（3）］；再从脐部向下直推至小腹部［图 7–33（4）］；最后再令患儿俯卧，做推上七节骨［图 7–33（5）］。

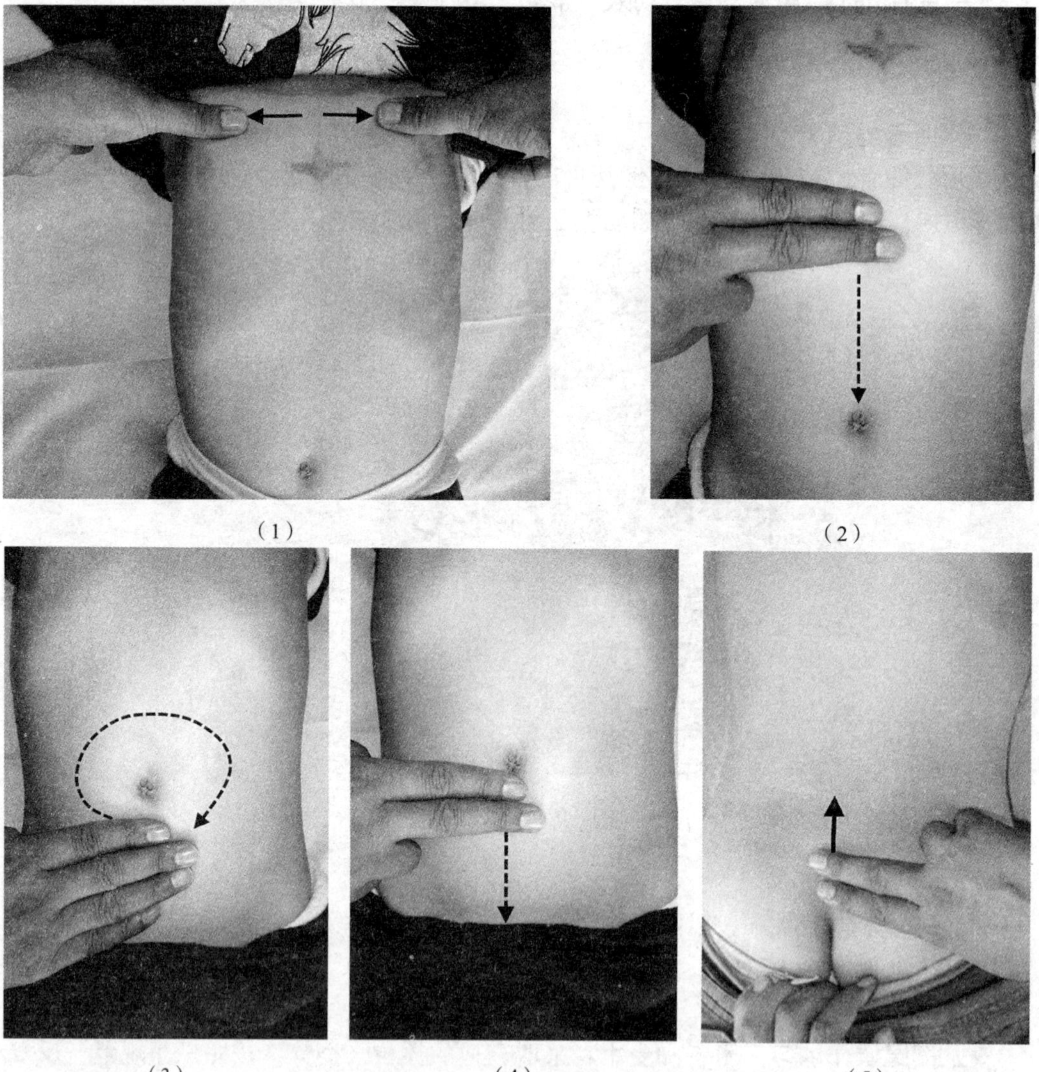

（1） （2） （3） （4） （5）

图 7–33 开璇玑

【实训要领】

1. 本法包括了分推璇玑、膻中，直推中脘，摩脐、腹，直推小腹，推上七节骨 5 个操作步骤，并依次有序操作。

2. 操作时，要搓热双手，避风寒，室内温度适宜。

3. 上述各法操作 50 ～ 100 遍。

【手法实训】

开璇玑操作练习　术者和受术者采取合适的体位与姿势，按照操作规范，反复练习，达到手法娴熟，动作灵活。

【临床应用】

本法具有宣通气机、消食化痰之功效。常用于治疗痰闭胸闷、咳喘气促、食积、腹胀、腹痛、呕吐、泄泻、外感发热、神昏惊搐等病症。

第三节　小儿推拿整复手法实训

【实训目的】

掌握小儿桡骨小头半脱位整复手法的操作规范、实训要领及临床应用；熟悉小儿髋关节错缝整复手法的操作规范、实训要领及临床应用。

一、小儿桡骨小头半脱位整复手法

桡骨小头半脱位是婴幼儿常见的肘部损伤之一。2 ～ 3 岁发病率最高，男孩比女孩多，左侧比右侧多。临床表现为肘部疼痛，患儿哭闹，肘部半屈曲，前臂中度旋前，不敢旋后和屈肘，不肯举起和活动患肢。桡骨小头部位压痛，X 线检查阴性。手法整复具有较好的疗效，现介绍如下。

【实训示范】

术者面向患儿，一手握住其肘部，拇指按压在桡骨小头处，另一手握住腕部。两手用力拔伸牵引前臂 [图 7–34（1）]，然后前臂旋后 [图 7–34（2）]，最后屈曲肘关节 [图 7–34（3）]，拇指下有错动感，提示整复成功。

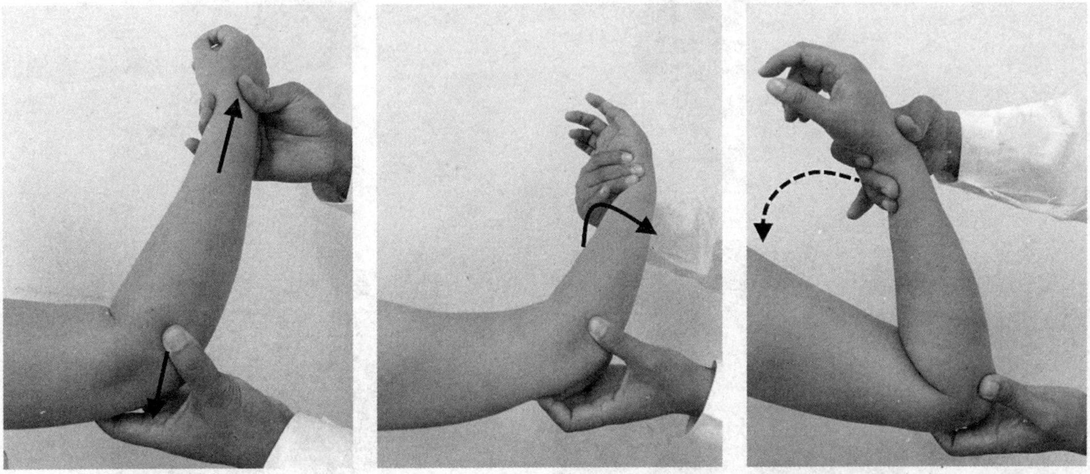

（1）　（2）　（3）

图 7–34　小儿桡骨小头半脱位整复手法

【实训要领】

1. 两手配合协调，握点准确，用力轻柔。

2. 细心体会桡骨小头的位置及复位时的错动感。

【手法实训】

1. 练形 学生互为模特，按照实训示范，练习基本操作规范。

2. 练神 反复练习，达到手法娴熟，动作灵活。

【临床应用】

本法具有整复肱桡关节错缝之功效。常用于治疗小儿桡骨小头半脱位。

二、小儿髋关节错缝整复手法

小儿髋关节错缝，多发于10岁以下的儿童。该病多无暴力外伤史，由于儿童关节囊和周围韧带较松弛，当髋关节过度外展或内收时，造成髋关节腔出现负压，将关节滑膜嵌顿于关节腔内而致关节错缝，继而导致局部炎性渗出，出现肿痛症状。临床表现为髋关节疼痛，大腿及膝关节内侧不适，躯干向患侧倾斜，不敢做屈髋活动。检查见患侧腹股沟中间部位压痛，被动运动尤其是旋内、外展及伸直受限；双侧臀横纹及腹股沟不在同一水平位上，两腿长短不齐；有股内收肌群屈曲挛缩。X线一般无明显异常。本病通过手法整复治疗效果较佳，现介绍如下。

【实训示范】

患儿取仰卧位，双腿伸直，术者立于患侧。先以手掌按揉患侧内收肌、屈肌及髋关节周围的肌肉2～3分钟，使紧张的肌肉松弛。然后术者一手握住患侧小腿下端，一手握持患者膝部，先被动屈膝屈髋2～3次后，再顺势稍向上缓缓牵引抖动，屈曲髋膝关节至最大限度，使膝靠近胸腹部，足跟接触臀部[图7–35（1）]。在此基础上，外展型（患肢增长）屈髋向内做内收内旋髋关节[图7–35（2）]；内收型（患肢缩短）屈髋向

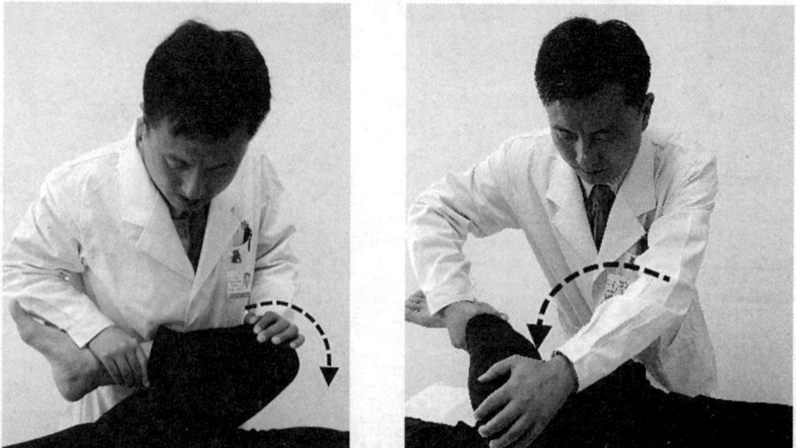

（1） （2）

图7–35 髋关节错缝整复手法

外做外展外旋髋关节，最后伸直患肢。

【实训要领】

1. 两手配合协调，握点准确，用力轻柔，忌暴力整复。

2. 整复前，先放松周围肌肉。

【手法实训】

1. 练形　学生互为模特，按照实训示范，练习基本操作规范。

2. 练神　反复练习，达到手法娴熟，动作灵活。

【临床应用】

具有整复髋关节错缝之功效。常用于治疗小儿髋关节错缝。

推拿手法综合实训篇

第八章 推拿手法综合实训

【实训目的】

掌握成人各部手法综合操作常规；熟悉成人全身保健推拿手法综合操作常规；了解小儿常用保健推拿手法综合操作常规。

第一节 成人各部手法综合实训

在掌握了基本手法的操作规范及动作要领以后，根据人体不同部位的解剖结构和生理特点，必须进行人体各部手法综合实训，才能更好地应用于推拿临床。所以，人体各部的手法综合实训是推拿手法与推拿治疗之间的重要桥梁。

一、头面、颈项部手法综合实训

【体位】

受术者取正坐或仰卧位，术者站其侧前方或坐于头侧。

【手法】

一指禅偏峰推法、拇指揉法、大鱼际揉法、抹法、擦法、拿法、扫散法、颈椎摇法及扳法等手法。

【实训步骤】

1. 受术者仰卧，术者坐于头侧，用一指禅偏峰推法、大鱼际揉法、拇指揉法沿印堂、神庭往返操作 2 ～ 3 遍。

2. 接上势，术者用一指禅偏峰推法、大鱼际揉法、拇指揉法沿印堂→阳白→瞳子髎→太阳→头维，左右各操作 2 ～ 3 遍。

3. 接上势，术者用一指禅偏峰推法、拇指揉法自印堂→攒竹→眶上缘→眶下缘→睛明，左右相接，呈横“∞”字形操作练习。

4. 接上势，术者用一指禅偏峰推法、拇指揉法，沿印堂→左睛明→左鼻旁→迎香→颧髎→下关→听宫→颊车→大迎→承浆→地仓→人中，绕唇操作 1 周，右侧亦然。

5. 接上势，术者用一指禅偏峰推法、拇指揉法或大鱼际揉法，沿印堂→神庭→上星→百会，往返操作 2 ～ 3 遍。

6. 接上势，术者用两手分抹前额（先自印堂→鱼腰→瞳子髎，再沿额中→阳白→太阳，最后自神庭→头维）。然后分推眉弓、按点睛明、分抹双睛、分推鼻旁迎香、分人中、分承浆。

7. 受术者取坐位，术者站其后方，㨰摇颈项部（自枕骨下经风府、大椎、肩中俞、肩外俞操作㨰法；另一手同时配合做颈椎前屈、后伸、左右旋转或侧屈的被动运动）。

8. 接上势，用拇指按揉风池、天柱、肩井、肩中俞、天宗穴，各 20 ～ 30 次。

9. 接上势，拿五经（自前发际向后至枕部，用五指拿头顶），至项部用三指拿法，自前向后操作 3 ～ 5 遍。

10. 接上势，双手食指揉太阳，然后自前向后拘抹颞侧胆经至风池穴。

11. 受术者取坐位，术者站其前侧，扫散胆经（自头维穴开始，自上而下，从前向后，沿颞部手、足少阳经路线扫散至耳后枕部）。

12. 接上势，直推桥弓穴。推左侧桥弓穴时，术者必须用右手拇指或食、中二指伸直并拢以指面着力操作，推右侧时用左手。左右各推 10 ～ 20 遍。

13. 受术者取坐位，术者站其后方。做颈椎摇法，左右各 1 次；做颈椎拔伸法，包括坐位、低坐位，各操作 1 ～ 2 次；做坐位颈椎旋转扳法、定位旋转扳法及侧扳法，左右各 1 次；然后用双手大鱼际处着力，自枕后经风池合推至项根部；最后，再拿风池及项后大筋，拿肩井，配合指揉肩井，结束手法操作。

二、腰背部手法综合实训

方法一

【体位】

受术者正坐，术者站于后侧。

【手法】

一指禅推法、㨰法、大鱼际揉法、插法等手法。

【实训步骤】

1. 受术者正坐，术者站于后侧。用一指禅推法、㨰法沿肩井、秉风、巨骨、曲垣穴，往返操作 2 ～ 3 遍，左右相同。

2. 接上势，用一指禅推法、㨰法沿曲垣、大杼、肺俞、心俞、膈俞穴，往返操作 2 ～ 3 遍，左右相同。

3. 接上势，沿腋中线用大鱼际揉法，自腋下→大包→肋弓下缘，操作 2 ～ 3 遍。

4. 接上势，插肩胛，左右各 2 次；然后沿腋中线自上而下搓摩两胁 2 ～ 3 遍。

5. 接上势，做扩胸扳法、上胸椎后伸扳法各 1 次；然后沿曲垣、大杼、风门、肺俞、心俞、膈俞等穴用掌根揉 2 ～ 3 遍。

方法二

【体位】

受术者俯卧，术者站其体侧。

【手法】

一指禅推法、㨰法、揉法、平推法、擦法等手法。

【实训步骤】

1. 受术者俯卧，术者站其体侧。用掌根自上而下按揉脊柱两侧骶棘肌 2 ～ 3 遍。

2. 接上势，用㨰法或一指禅推法或按揉法沿双侧膈俞、肝俞、胆俞、脾俞、胃俞、肾俞、大肠俞等穴，往返操作 2 ～ 3 遍。

3. 接上势，用双掌叠按法自上而下从大椎→腰骶部，依次按压脊柱 1 ～ 2 遍。

4. 接上势，用㨰法于臀外侧进行施术，并配合髋关节的被动后伸与外展运动。

5. 接上势，用后伸扳法扳腰骶关节，左右各 1 次；横拍腰骶部 3 ～ 5 次。

6. 接上势，自上而下，从胸腰部夹脊穴起，用双手拇指向两侧分推 1 ～ 2 遍。

7. 接上势，自上而下，双手搓、摩两侧竖脊肌，操作 2 ～ 3 遍。

8. 接上势，用平推法，自大椎水平向下依次横向推擦背腰部及腰骶部，操作 2 ～ 3 遍。

9. 受术者侧卧，术者站其体侧，做侧卧位腰椎旋转扳法，左右各 1 次。

三、胸腹部手法综合实训

【体位】

受术者仰卧位，术者坐其体侧。

【手法】

一指禅偏峰推法、大鱼际揉法、按法、摩法等手法。

【实训步骤】

1. 受术者仰卧位，术者坐其体侧。术者沿天突→膻中→鸠尾穴一线，用一指禅偏峰推法、大鱼际揉法及拇指按揉法往返操作 2 ～ 3 遍。

2. 手法同上，自天突穴→锁骨下→云门→中府，左右相接，各操作 2 ～ 3 遍。

3. 手法同上，自膻中→鸠尾→上脘→中脘→下脘→脐中，往返操作 2 ～ 3 遍。

4. 手法同上，自中脘→梁门→天枢，左右相接，操作 2 ～ 3 遍。

5. 手法同上，沿脐中→气海→关元，操作 2 ～ 3 遍。

6. 接上势，先顺时针后逆时针摩上腹部、少腹部，各摩 30 ～ 50 遍。

7. 用掌或指振法振中脘穴、神阙穴各 1 分钟。

8. 以腹中线为起点，用双手拇指沿肋弓下缘至脐中，自上而下分推腹部 2 ～ 3 遍。

9. 接上势，用擦法自锁骨下起始，依次向下横擦胸部（女性除外）、上腹及小腹部，操作 2 ～ 3 遍。然后用掌推法沿天突→膻中→鸠尾自上而下直推，操作 2 ～ 3 遍。

10. 接上势，用双掌擦两胁肋 2 ～ 3 遍（右侧肝区用力稍轻）；然后从腋下至腰眼搓摩两胁肋 2 ～ 3 遍。

四、上肢部手法综合实训

【体位】

受术者正坐，术者站其侧方。

【手法】

一指禅推法、㨰法、拿法、揉法、搓法、抖法、大鱼际擦法、劈法、拍法等手法。

【实训步骤】

1. 受术者正坐，术者站其侧方。用㨰法于肩井穴沿斜方肌来回㨰 2 ～ 3 遍。

2. 接上势，用 㨰法于肩关节前侧沿肌腱走行方向来回㨰 2 ～ 3 遍，同时配合肩关节被动内旋、外旋及外展运动。

3. 接上势，用㨰法于肩关节外侧沿三角肌来回㨰 2 ～ 3 遍，同时配合肩关节被动内收、外展运动。

4. 接上势，用㨰法于肩关节后侧沿肱三头肌肌腱来回㨰 2 ～ 3 遍，同时配合肩关节被动前屈、后伸运动。

5. 接上势，用拿法自三角肌中部沿上臂外侧，拿至前臂桡侧肌群，操作 2 ～ 3 遍。

6. 接上势，由近端向远端拿腋前壁、三角肌前部，再沿上臂内侧拿肱二头肌，再向下拿前臂桡侧，直至腕部，操作 2 ～ 3 遍。

7. 接上势，由内向外拿腋后壁、三角肌后部，再沿上臂后侧拿肱三头肌，再向下拿前臂尺侧肌群直至腕部，操作 2 ～ 3 遍。

8. 接上势，大鱼际擦上肢桡侧、尺侧各 2 ～ 3 遍。

9. 接上势，拇指按揉天宗、肩贞、肩髃、曲池、手三里、外关、内关、阳溪，各操作 0.5 ～ 1 分钟。

10. 接上势，托肘摇肩、大幅度环转摇肩、摇肘、摇腕，左右各操作 3 ～ 5 遍；然后用拇指与食指相对按揉手背掌间肌，再用拇指桡侧面推擦掌间肌，操作 2 ～ 3 遍；最后捻理十指，掌劈指缝，掌击拳面，各操作 2 ～ 3 遍。

11. 最后，搓抖上肢 3 ～ 5 遍。

五、下肢部手法综合实训

【体位】

受术者俯卧或仰卧位，术者站其体侧。

【手法】

㨰法、揉法、弹拨法、拘揉法、拿法等手法。

【实训步骤】

1. 受术者俯卧位，术者站其体侧。用㨰法、揉法（掌根揉法或肘揉法）、弹拨法沿下肢膀胱经往返操作 2 ～ 3 遍，重点在承扶、殷门、委中、承山穴操作。

2. 接上势，用㨰法、弹拨法沿下肢足少阳胆经往返操作 2 ～ 3 遍，左右操作相同。

3. 受术者仰卧位，术者站其体侧。自上而下拿下肢，各操作 2 ～ 3 遍。

4. 接上势，用㨰法、按揉法、弹拨法沿足阳明胃经往返操作 2 ～ 3 遍，重点在髀关、伏兔、梁丘、足三里、上巨虚、丰隆、绝骨穴操作。

5. 接上势，用双手拇、食二指在髌骨上下推揉 30 ～ 50 次（双狮舞球势），然后用掌根揉髌骨下韧带 10 余次；最后，双掌合擦膝关节内外侧，以透热为度。

6. 接上势，用食、中、无名三指拘揉小腿腓肠肌，从委中至承山穴，操作 3 ～ 5 遍。

7. 接上势，摇髋、摇膝及摇踝各 3 ～ 5 遍。

8. 接上势，屈髋、屈膝、压单腿，左右各 1 次。再令患者双下肢屈膝，屈髋，压双腿 3 ～ 5 次。

9. 最后，搓抖下肢，每侧操作 2 ～ 3 遍。

第二节　成人全身保健推拿手法综合实训

一、头面部保健推拿手法综合实训

【体位】

受术者仰卧位，术者坐其头侧。

【手法】

推法、抹法、按法、揉法、拘揉法、拿法、拔伸法等手法。

【实训步骤】

1. 推抹面部　术者用双拇指开天门（即从印堂至神庭交替用拇指推法），抹前额（上、中、下三条线），抹眉弓，抹眶上缘、眼球、眶下缘，分抹颧髎一线（睛明→迎香→巨髎→颧髎→下关），分抹人中、承浆，各操作 2 ～ 3 遍。

2. 掐揉穴位　术者掐揉攒竹、鱼腰、丝竹空、承泣、四白、巨髎、颧髎、下关、颊车、承浆、人中，各操作 2 ～ 3 遍。

3. 按揉穴位　按揉睛明、迎香、承泣、四白、巨髎、颧髎、下关、颊车、耳门、听宫、听会、太阳、头维、角孙、率谷，各操作 2 ～ 3 遍。

4. 推颊车　双拇指由后向前推双侧颊车穴，操作 2 ～ 3 遍。

5. 按揉耳周　按揉两侧耳周发际线，操作 2 ～ 3 遍。

6. 搓掌浴面　双手掌搓热，由上而下，由内而外摩面，操作 2 ～ 3 遍。

7. 掌推背部　用掌推法分别沿背部督脉、膀胱经操作 2 ～ 3 遍。

8. 按揉头部经穴　用双拇指沿头部督脉、两侧膀胱经自前发际向后分别循经交替点按至头顶部，操作 2 ～ 3 遍；然后掐揉百会、四神聪穴，各操作 2 ～ 3 遍。

9. 搔、抹、叩击头部　搔头部督脉、膀胱经，掌抹颞侧胆经，中指叩击神庭、百会穴，五指尖叩击头部督脉、两侧膀胱经，各操作 2 ～ 3 遍。

10. 指擦鼻旁及颞侧胆经　术者用食指擦鼻旁，然后用食、中二指上下擦颞侧胆经，各操作 2 ～ 3 遍。

11. 扫散颞侧胆经 扫散颞侧胆经，操作 2 ～ 3 遍。

12. 拿五经及项后肌群 术者一手托住枕后，另一手自前向后拿五经，然后自下而上拿揉项后大筋，操作 2 ～ 3 遍。

13. 抹、点项后部 术者双掌交替抹项后部，然后点按双侧风池、风府、天柱穴，操作 2 ～ 3 遍。

14. 拔伸、扳动颈椎 术者做仰卧位拔伸颈椎，然后做仰卧位颈椎扳法左右各 1 遍，最后拿肩井结束操作。

二、胸腹部保健推拿手法综合实训

【体位】

受术者仰卧位，术者站其体侧。

【手法】

推法、揉法、摩法、擦法、按法、弹拨法等手法。

【实训步骤】

1. 拇指分肋 术者双手拇指沿锁骨下、肋间隙由上而下、由内而外进行分推，向下分推至季肋部，操作 2 ～ 3 遍。

2. 点按、揉胸骨一线 术者用双拇指自天突、膻中至鸠尾穴一线从上往下进行交替点按，然后用大鱼际揉法沿上述一线进行操作。各操作 2 ～ 3 遍。

3. 按揉穴位 术者用拇指按揉中府、云门、缺盆、璇玑、膻中穴，每穴操作 0.5 ～ 1 分钟。

4. 横擦胸腹部 术者用掌擦法自锁骨下起始，依次向下横擦胸部（女性除外）、上腹及小腹部，操作 2 ～ 3 遍。

5. 掌推胸骨一线 用掌沿天突→膻中→鸠尾自上而下进行直推，操作 2 ～ 3 遍。

6. 擦抹胁肋 术者用双掌顺肋间隙方向擦胁肋部，然后用掌抹法搓抹两胁，操作 2 ～ 3 遍。

7. 拇指分推腹部 以腹中线为起点，术者用双手拇指沿肋弓下缘至脐中，自上而下分推腹部 2 ～ 3 遍。

8. 摩腹 术者以肚脐为中心顺时针摩腹 2 ～ 3 遍；然后用掌于腹上、脐旁、腹下横摩 2 ～ 3 遍；最后用掌于腹部左右两侧斜摩 2 ～ 3 遍。

9. 点按腹部穴位 术者双拇指交替点按腹部任脉、足少阴肾经、足阳明胃经经穴，重点按中脘、天枢、关元、中极穴，每穴操作 0.5 ～ 1 分钟。

10. 弹拨腹部 弹拨两侧腹直肌、任脉三线，操作 2 ～ 3 遍。

11. 击点腹部穴位 术者拇食中指或五指捏拢，以腕关节为支点，击点中脘、天枢、关元、气海、中极、曲骨穴，每穴操作 0.5 ～ 1 分钟。

12. 推全腹 术者沿两侧腹直肌和腹中线，用掌从上往下直推，操作 2 ～ 3 遍。

三、上肢部保健推拿手法综合实训

【体位】

受术者仰卧位，术者站其体侧。

【手法】

㨰法、按法、揉法、弹拨法、拿法、摇法等手法。

【实训步骤】

1. 㨰肩部 从肩前部开始，沿肱二头肌、肘窝、前臂掌侧进行施术；然后，沿三角肌、肱三头肌、前臂背侧进行施术。操作 2 ～ 3 遍。

2. 拿上肢 首先沿肱二头肌、前臂尺侧进行施术；然后，沿肱三头肌、前臂桡侧进行施术；最后，拿三角肌。操作 2 ～ 3 遍。

3. 按揉穴位 按揉上肢部云门、中府、肩前、肩髃、肩髎、曲池、手三里、外关、合谷、中渚穴，每穴操作 0.5 ～ 1 分钟。

4. 弹拨上肢肌肉或穴位 术者用拇指弹拨三角肌后缘、肱二头肌长头和短头肌腱、前臂背伸肌群，或肩贞、手三里、合谷等穴位，操作 3 ～ 5 分钟。

5. 摇上肢关节 首先托肘、大幅度摇肩，然后摇肘关节，最后摇腕关节。操作 2 ～ 3 遍。

6. 擦上肢 用大鱼际擦法于上肢桡侧、尺侧施术；用掌擦法于前臂掌侧、背侧施术。各操作 2 ～ 3 遍。

7. 结束手法 搓抖上肢 2 ～ 3 遍；捻理十指 2 ～ 3 遍；劈指缝 2 ～ 3 遍；掌击拳顶 2 ～ 3 遍；分抹手掌大小鱼际 2 ～ 3 遍。

四、下肢前侧部保健推拿手法综合实训

【体位】

受术者仰卧位，术者站其体侧。

【手法】

㨰法、揉法、弹拨法、拿法等手法。

【实训步骤】

1. 㨰下肢前侧及外侧 术者沿下肢足阳明经和少阳胆经由上往下进行施术，操作 2 ～ 3 遍。

2. 掌揉下肢 用掌根揉法沿股四头肌进行往返施术，然后让受术者屈髋屈膝用双掌合揉下肢内、外侧，操作 2 ～ 3 遍。

3. 拿下肢 术者用五指拿法拿股四头肌及股内收肌，然后拿下肢内侧足三阴经及对侧下肢足三阳经，最后受术者屈髋屈膝，用食、中、无名指勾拿腓肠肌，操作 2 ～ 3 遍。

4. 按揉下肢经穴 术者用拇指按揉髀关、伏兔、血海、梁丘、风市、足三里、丰隆、三阴交、绝骨、太溪、解溪、内庭、太冲、涌泉，每穴操作 0.5 ～ 1 分钟。

5. 弹拨穴点肌束 于风市、阳陵泉、丰隆、臀中肌处施术，操作 2 ～ 3 分钟。

6. 推下肢 术者用掌推法沿股前侧或股外侧、小腿前外侧至踝部进行施术，操作 2～3 遍。

7. 摇下肢关节 首先摇髋，然后摇膝，最后摇踝关节，各操作 2～3 遍。

8. 擦下肢 术者用掌擦法沿下肢足少阳胆经及足阳明胃经施术；然后两掌合擦膝关节内外侧。各操作 2～3 遍。

9. 结束手法 术者用小鱼际叩击股四头肌，然后拳尖击或拍下肢少阳胆经，最后搓抖下肢结束操作。

五、项背腰、下肢后侧部保健推拿手法综合实训

【体位】

受术者俯卧位，术者站其体侧。

【手法】

㨰法、揉法、弹拨法、推法、擦法、拿法、扳法等手法。

【实训步骤】

1. 拿揉项后部 术者用拇指沿项后督脉、膀胱经三线由上而下进行拿揉项后部，操作 2～3 遍。

2. 弹拨项后部 术者用拇指弹拨项后肌群，重点于风池穴，第 2、5、6 颈椎横突处及项根部进行操作，操作 2～3 遍。

3. 㨰背腰部及下肢部 首先沿斜方肌、肩胛骨周围、冈下窝往返施术；然后沿背腰部及下肢膀胱经经穴往返施术；最后沿下肢外侧少阳胆经往返施术。各操作 2～3 遍。

4. 按揉背腰部 沿背腰部及下肢膀胱经经穴往返按揉施术，操作 2～3 遍。

5. 弹拨背腰部及下肢后侧 首先沿斜方肌、肩胛骨内侧缘、冈下窝进行弹拨施术；然后沿背腰部及下肢膀胱经经穴往返施术；最后沿下肢外侧少阳胆经往返施术。重点弹拨斜方肌、肩胛骨内侧缘、冈下肌、腰三横突处、臀中肌、阔筋膜张肌、腓骨长短肌。各操作 2～3 遍。

6. 点按经穴 拇指点按肩井、天宗、肾俞、居髎、风市、委中、承山、太溪、昆仑；肘按背腰夹脊穴、环跳、秩边、承扶、殷门。每穴操作 0.5～1 分钟。

7. 拿背腰及下肢 拿肩井，拿腰肌，拿下肢后侧至足跟。各操作 2～3 遍。

8. 整复胸腰椎 术者用胸椎扳法及侧卧位腰椎旋转扳法进行施术，各操作 1 遍。

9. 推背腰及下肢部膀胱经 沿肩胛骨内缘、腰部膀胱经、下肢后侧膀胱经进行施术，操作 2～3 遍；刨推胁肋及双下肢，操作 2～3 遍。

10. 叩击腰背部及下肢 用小鱼际横向叩击腰背部膀胱经，然后用拳尖击法于下肢膀胱经施术，最后拳背击大椎、八髎穴。各操作 2～3 遍。

11. 擦项背腰部及下肢 术者用掌横擦腰背部，然后用小鱼际竖擦督脉及膀胱经，横擦腰骶部及八髎穴，最后掌擦下肢膀胱经、少阳胆经。各操作 2～3 遍。

12. 拍背腰、下肢经络 用虚掌从上往下竖拍双侧膀胱经、督脉三条线，然后拍打

下肢膀胱经及胆经，最后横拍腰骶部结束操作。各操作 2 ～ 3 遍。

第三节　小儿常用保健推拿法综合实训

一、疏风解表推拿法综合实训

小儿脏腑娇嫩，腠理不密，卫外功能弱，加之寒暖不能自调，若遇气候骤变、冷暖失常，最易感受外邪侵袭而发病。外邪郁于肌表，与正气相争，可出现高热、恶风或无汗等。应用疏风解表推拿法，可发汗散邪，使外邪从汗而解。

【实训步骤】

1. 开天门　受术者仰卧位，术者坐其头侧。用双手拇指罗纹面从受术者两眉心交替向上直推至前发际边缘，操作 30 次。

2. 推坎宫　术者用双手拇指罗纹面从受术者眉头起向两边分推至眉梢，操作 30 次。

3. 揉太阳　术者用双手拇指按揉太阳穴 30 次。

4. 揉耳后高骨　术者用双手中指指端按揉受术者耳后高骨下凹陷中 30 次。

5. 黄蜂入洞　术者用一手轻扶受术者头部以固定，另一手食、中两指的指端紧贴受术者两鼻孔下缘处反复揉动 30 次。

6. 拿风池　受术者取坐势，术者位于其身侧。用左手轻扶其头部，右手拇指、食指按揉位于后发际两侧凹陷处的风池穴 5 次。

【实训要求】

1. 每日操作 1 次，3 ～ 7 次为 1 个疗程。
2. 可使用滑石粉等介质以保护皮肤。
3. 手法宜轻快柔和，以推后皮肤不发红为佳。
4. 体质虚弱出汗较多者慎用该法。

二、补益肺气推拿法综合实训

肺为娇脏，主一身之气，外合皮毛，职司卫外，管理人体呼吸功能，可抵御外邪。小儿肌肤娇嫩，卫外不固，易感外邪，由口鼻或皮毛而入，必内归于肺。通过本法操作，可补益肺气，预防感冒。

【实训步骤】

1. 补脾经　患儿坐位，术者坐其对面，用左手握患儿之左手，同时以拇、食二指捏住患儿拇指，使之微屈，再用右手拇指沿患儿拇指桡侧缘自指尖推向指根，操作 200 次。

2. 补肺经　术者一手托持小儿四指令掌心向上，另一手以拇指罗纹面自无名指指尖推至末节罗纹面，操作 200 次。

3. 揉外劳宫穴　术者以一手托持小儿四指令掌背向上，另一手拇指端按揉外劳宫穴（掌背第 3、4 掌骨歧缝间）100 次。

4. 推三关　术者以一手握持小儿四指令前臂呈中立位，另一手以食、中两指指面由腕至肘向上直推三关穴（前臂桡侧腕横纹向肘横纹一线）100 次。

5. 摩囟门　术者食、中、无名、小指四指并拢，以指面摩小儿囟门穴（前发际正中直上，百会前骨陷中）1 分钟。

6. 推八道　术者用双手拇指罗纹面从第 1 肋间隙的胸肋关节处向两边做分推，依次推第 2、3、4 肋间隙，最后用中指按揉膻中穴 50 次。

【实训要求】

1. 每日操作 1 次，3 ～ 7 次为 1 个疗程。

2. 可使用滑石粉等介质以保护皮肤。

3. 注意保暖防寒，但平时衣着不要过于暖厚，以后背不出汗为宜。

4. 多参加户外活动，增强体质。

三、益气健脾推拿法综合实训

小儿脏腑娇嫩，形气未充，脾常不足，易为饮食所伤。因此，应用本法可以调理脾胃，使小儿运化健旺，食欲增强，促进小儿生长发育。

【实训步骤】

1. 补脾经　患儿坐位，术者坐其对面，用左手握患儿之左手，同时以拇、食二指捏住患儿拇指，使之微屈，再用右手拇指沿患儿拇指桡侧缘自指尖推向指根，操作 200 次。

2. 运内八卦　术者一手托持小儿四指令掌心向上，同时拇指按定中指根下方离卦，另一手食、中二指夹持小儿拇指，同时以拇指罗纹面从乾卦始顺运内八卦穴 100 次。

3. 按揉足三里　术者以一手拇指指端按揉足三里穴（小腿外侧外膝眼下 3 寸，距胫骨前嵴约一横指处）100 次。

4. 摩腹　术者用手掌着力于小儿腹部，顺时针摩腹 80 ～ 100 次。

5. 捏脊　用二指或三指捏法从长强至大椎穴处交替捻搓 5 遍。

【实训要求】

1. 每日操作 1 次，3 ～ 7 次为 1 个疗程。。

2. 可使用滑石粉等介质以保护皮肤。

四、消积导滞推拿法综合实训

小儿脏腑娇嫩，脾气未充，运化水谷精微功能未健全，加上饮食不知自节，易过食肥甘厚味，生吃瓜果；或父母过于溺爱，缺乏喂养知识，妄加滋补食品等，导致食滞中焦，脘腹胀满。因此，应用该法可以健脾助运，理气和胃，消积导滞。

【实训步骤】

1. 补脾经　患儿坐位，术者坐其对面，用左手握患儿之左手，同时以拇、食二指捏住患儿拇指，使之微屈，再用右手拇指沿患儿拇指桡侧缘自指尖推向指根，操作 200 次。

2. 清胃经 术者一手持小儿拇指以固定，另一手以拇指罗纹面沿大鱼际桡侧赤白肉际处自掌根推向拇指根，操作 100 次。

3. 揉板门 术者一手托持小儿四指令其掌心向上固定手部，另一手拇指端按揉其板门穴（大鱼际平面中心）200 次。

4. 掐揉、推四横纹 术者一手持小儿四指固定，另一手用拇指甲自食指至小指依次掐揉其四横纹（食、中、无名、小指近侧指间关节横纹处）各 5 次，然后用拇指桡侧依次来回推其四横纹 100 次。

5. 按揉天枢穴 术者用食、中二指按揉双侧天枢穴 100 次。

6. 分腹阴阳 术者用两拇指端沿肋弓边缘，向两旁分推整个腹部 100 次。

7. 捏脊 用二指或三指捏法从长强至大椎穴交替捻搓 5 遍。

【实训要求】

1. 每日操作 1 次，3 ～ 7 次为 1 个疗程。

2. 可使用介质以保护皮肤，如滑石粉等。

五、镇静安神推拿法综合实训

小儿神气怯弱，知觉未开，心气有余，见闻易动，易受惊吓，故小儿的精神调摄非常重要。该法能养心平肝、镇静安神，改善睡眠，增强自我控制与调节能力。

【实训步骤】

1. 清心经 术者左手握住患儿之手，使其手指向上，手掌向外，然后用右手拇指掌面自中指末节罗纹面推向其指尖 200 次。

2. 清肝经 术者左手握住患儿之手，使其手指向上，手掌向外，然后用右手拇指掌面自食指末节罗纹面推向其指尖 200 次。

3. 掐揉小天心 术者一手持小儿四指以固定，掌心向上，另一手先以拇指甲掐小天心穴（手掌大小鱼际交接凹陷处）5 次，然后再以中指端按揉该穴 100 次。

4. 掐揉五指节 术者一手持小儿四指以固定，掌背向上，另一手以拇指甲依次掐揉五指节（拇、食、中、无名、小指近侧指间关节背侧处）3 ～ 5 次，掐一揉三。

5. 摩囟门 术者食、中、无名、小指四指并拢，以指面摩小儿囟门穴（前发际正中直上，百会前骨陷中）1 分钟。

6. 推脊 受术者俯卧位，术者用一手食指、中指、无名指分别置于脊柱两侧膀胱经及督脉上，自上而下推 10 遍。

【注意事项】

1. 睡前或下午操作为宜。

2. 每日操作 1 次，3 ～ 7 次为 1 个疗程。

3. 可使用介质以保护皮肤，如滑石粉等。

第九章 常见病推拿常规综合实训

第一节 成人常见病推拿常规综合实训

【实训目的】

掌握肩周炎、颈椎病、腰椎间盘突出症的推拿操作常规；熟悉胃脘痛、失眠的推拿操作常规；了解痛经的推拿操作常规。

一、颈椎病

颈椎病是临床常见病、多发病，是由于颈椎间盘退变、椎间不稳、椎间盘突出及骨刺形成刺激或压迫颈脊神经根，或脊髓，或椎动脉，或交感神经而引起的综合症候群。轻者头、颈、肩臂麻木疼痛，重者可致肢体酸软无力，甚至大小便失禁、瘫痪。病变累及椎动脉及交感神经时则可出现头晕、恶心、心慌等症状。该病治疗时应明确诊断，确定推拿适应证。推拿治疗颈椎病疗效较佳，现把推拿操作常规介绍如下，供实训参考。

【推拿常规综合实训】

1. 治法 舒筋通络，理筋整复。

2. 手法 㨰法、按法、揉法、拿法、捏法、拔伸法、扳法、搓法、抖法、擦法。

3. 取穴 阿是穴、风池、风府、肩井、肩中俞、肩外俞、肩髃、曲池、手三里、外关、内关、小海、合谷。

4. 操作

（1）㨰颈项及肩背上肢 受术者坐位，术者位于其后，用㨰法于颈肩部、上背部及患侧上肢操作 5 ～ 10 分钟。

（2）拿颈项部及上肢 首先拿揉项后部肌肉，然后拿斜方肌，最后拿上肢。操作 2 ～ 3 遍。

（3）点按穴位 点按阿是穴、风池、风府、肩井、肩中俞、肩外俞、肩髃、曲池、手三里、外关、内关、小海、合谷等穴，以得气为度，每穴操作 0.5 分钟。

（4）拔伸颈椎 用颈部端提法，或低坐位颈部拔伸法，或仰卧位定点拔伸法拔伸颈椎 1 ～ 3 遍。

（5）扳颈椎 用颈椎旋转扳法，或颈椎定位扳法，或仰卧位颈椎扳法扳动颈椎，左右各操作 1 次。神经根型颈椎病适用，脊髓型、椎动脉型颈椎病慎用或禁用。

（6）弹拨项背及上肢部 弹拨项后部斜方肌、肩胛内缘、冈下肌、大圆肌、手三里等，重点松解条索状结节及痉挛的肌肉，操作3分钟。

（7）擦颈项部及上肢　术者双掌合擦项后部，擦上肢桡侧及尺侧，各操作1～3遍。

（8）搓抖上肢　搓抖上肢，操作1分钟。

（9）椎动脉型颈椎病　若为椎动脉型颈椎病患者，于头面部采用抹法、分推法、按揉法、扫散法、五指抓拿法，操作3～5分钟。

二、腰椎间盘突出症

腰椎间盘突出症是指腰椎间盘纤维环部分或全部破裂，髓核向外突出压迫或刺激神经根、马尾神经引起腰痛及下肢放射痛等一系列临床症状与体征。本病易发于20～40岁之间，男性多于女性，好发部位为腰4～5和腰5～骶1。推拿治疗该病具有较好的临床疗效。现把推拿操作常规介绍如下，供实训参考。

【推拿常规综合实训】

1. 治法　舒筋活血，理筋整复，通经止痛。

2. 取穴　肾俞、腰阳关、大肠俞、环跳、委中、阳陵泉、承山、悬钟、昆仑等穴。

3. 手法　㨰法、拿法、弹拨法、扳法、拔伸法、拉压法等。

4. 操作

（1）㨰揉腰骶及下肢部　受术者俯卧位，术者用㨰法、按揉法于腰臀及患侧下肢部施术，操作3～5遍。

（2）拿下肢　受术者俯卧位，术者用拿法于患侧下肢部施术，操作3～5遍。

（3）点按穴位　术者用双手拇指按揉受术者肾俞、腰阳关、大肠俞、环跳、委中、阳陵泉、承山、悬钟、昆仑、阿是穴，每穴0.5分钟。

（4）弹拨穴点及肌束　弹拨局部压痛点、臀中肌、阔筋膜张肌、阳陵泉穴处，操作2～3分钟。

（5）叠掌按腰　术者用左手掌叠放于右手背向下按压腰部，由轻到重，逐渐加压，然后放松，反复操作3～5遍。

（6）腰部拉压法　术者俯卧位，一助手用双手拉住受术者双腋处以固定肩部，另一助手分别握住受术者双踝做对抗牵引，术者双手叠掌放于腰部向下按压，反复牵拉、按压3～5次。

（7）腰部扳法　受术者侧卧位使患侧在上，术者面对患者站立，一手按在肩前，另一手或肘部压在臀部后上方，双手协调用力，做腰部斜扳法。

（8）结束手法　用㨰法、按揉法重复施术于下肢；然后推下肢，叩击腰部，擦腰骶部；最后搓抖下肢结束治疗。

三、肩周炎

肩关节周围炎的主要临床表现为肩关节疼痛与功能障碍，又称“五十肩”“冻结肩”“肩凝症”。多见于体力劳动者，女性发病率略高于男性。早期推拿治疗效果较好，现把推拿操作常规介绍如下，供实训参考。

【推拿常规综合实训】

1. 治法 活血止痛，松解粘连。

2. 手法 㨰法、一指禅推法、点法、按法、拿法、扳法、拔伸法、摇法、抖法、搓法等。

3. 取穴及部位 合谷、曲池、外关、缺盆、肩髃、肩贞、肩井、天宗等穴及肱二头肌长头、短头肌腱处。

4. 操作

（1）㨰或一指禅推肩前部 受术者仰卧或坐位，术者站（或坐）于患侧，用㨰法或一指禅推法施术于患者肩前部及上臂内侧，往返数次，配合患肢的被动运动。操作2～3分钟。

（2）㨰肩外侧及腋后部 受术者健侧卧位，术者一手握患肢的肘部，另一手在肩外侧和腋后部用㨰法，配合上肢外展、后伸等被动运动，操作2～3分钟。

（3）点按穴位 受术者坐位，术者点按上述穴位，每穴0.5～1分钟，以得气为度。

（4）摇肩关节 术者站其后外侧，一手扶住患肩，一手握住腕部或托住肘部，以肩关节为支点做环转运动，幅度由小到大。然后医者一手托起前臂，使患者屈肘，上臂内收，患侧之手搭在健侧肩上，再由健肩绕过头顶到患肩，反复环绕5～10次。

（5）肩关节后伸缓扳法 术者站其前方，并以胸腹部顶住患肩前部。一手握住受术者腕部将患臂由前向后扳动，逐渐用力使之缓慢后伸，操作2～3次。

（6）肩关节内旋后伸上提扳法 术者站其前外侧，一手扶其患肩前方，防止受术者上身前屈，另一手握住受术者腕部，从背后将患肢向上牵拉扳动，以患者耐受为度。

（7）顿牵上提肩关节 术者站其肩外侧，用双手握住患腕部稍上方，将患肢提起，用提抖的方法向斜外上牵拉。牵拉时要求受术者先沉肩屈肘，术者缓缓向斜外上方牵抖患肢，幅度逐渐增加，手法力量由小到大，须注意用力不能过猛，以防发生意外。

（8）结束手法 用双掌擦肩关节前后两侧，以透热为度；最后搓抖上肢结束治疗，操作2～3遍。

四、踝关节扭伤

踝关节扭伤是指踝关节周围的韧带、肌腱、关节囊等软组织损伤。本病可发生于任何年龄，以青壮年居多。临床上一般分为内翻扭伤和外翻扭伤两大类，以前者见多。急性损伤有出血者，宜在24～48小时后肿胀消失才能推拿治疗。韧带完全断裂或合并骨折者，不宜采用推拿治疗。单纯的韧带扭伤或韧带部分纤维撕裂，关节稳定性正常者，推拿疗效满意。现把推拿操作常规介绍如下，供实训参考。

【推拿常规综合实训】

1. 治法 急性期以活血消肿止痛为主，恢复期以松解粘连为主。

2. 手法 按法、揉法、摩法、擦法、拔伸法、摇法等。

3. 取穴 风市、足三里、太溪、昆仑、解溪、丘墟、太冲、绝骨等。

4. 操作

（1）急性期　①摩揉局部：受术者取仰卧位，抬高下肢。术者以指摩法、大鱼际揉法作用于损伤局部以活血消肿。②按揉穴位：术者用拇指按揉风市、足三里、太溪、昆仑、解溪、丘墟、太冲、绝骨穴，以得气为度。③理筋整复：摇、拔伸踝关节，以理筋通络止痛，整复踝关节错缝。

（2）恢复期　①点按穴位：术者用拇指按揉风市、昆仑、照海、太溪、解溪、丘墟、太冲等穴位。②拔伸、摇踝关节：受术者仰卧，术者以右手紧握患者足趾并向上牵引，先外翻以扩大踝关节内侧间隙，同时以左手食指压入间隙内，然后仍在牵引下内翻足部，扩大踝关节外侧间隙，以拇指压入关节间隙内，使拇、食指夹持踝关节，右手在牵引下将患足左右轻轻摇摆、内翻、外翻1～2次。然后做背屈、跖屈动作，同时夹持踝关节的食、拇指在踝关节背屈时下推，跖屈时上提。③弹拨、擦患处压痛点：术者用拇指弹拨法轻柔弹拨韧带损伤处1～2分钟，最后在损伤局部及其周围配合介质做擦法，以透热为度。

五、失眠

失眠是指经常不能获得正常的睡眠。一般包括睡眠时间、深度及恢复体力的不足。轻者入睡困难，或眠而不酣，时寐时醒，醒后不能再寐；严重者可彻夜不眠，常兼见头痛、头晕、心悸、健忘等症状。推拿治疗该病有较好的临床疗效。现把推拿操作常规介绍如下，供实训参考。

【推拿常规综合实训】

1. 治法　调理脏腑，镇静安神。

2. 手法　一指禅推法、抹法、推法、㨰法、拿法、振法、摩法、擦法、点按法、叩击法等

3. 取穴　印堂、神庭、太阳、睛明、攒竹、鱼腰、角孙、百会、风池、肩井、中脘、气海、关元、心俞、肝俞、脾俞、胃俞、肾俞、命门等穴。

4. 操作

（1）一指禅推、抹头面部经穴　受术者仰卧，术者用一指禅偏峰推法从印堂穴推至神庭穴，往返操作3～6遍；再从印堂向两侧沿眉弓推至太阳穴，往返操作3～6遍；然后从印堂穴开始沿眼眶周围治疗，往返操作3～6遍。沿上述部位用双手抹法治疗操作3～6遍。

（2）按揉头面部、腹部经穴　用拇指按揉印堂、攒竹、睛明、鱼腰、太阳、神庭、角孙、百会、风池、中脘、气海、关元穴，每穴操作0.5～1分钟。

（3）扫散胆经　用扫散法在头两侧胆经操作，每侧操作3～5遍。

（4）拿五经及项背经穴　拿五经，拿肩井，操作2～3分钟。

（5）摩腹　术者用掌摩法先顺时针方向摩腹，再逆时针方向摩腹，操作1～3分钟。

（6）㨰背部膀胱经　受术者俯卧位，术者用㨰法在其背部、腰部施术，重点在心俞、肝俞、脾俞、胃俞、肾俞、命门等穴，操作3～5分钟。

（7）推腰背部　用掌推法沿督脉及膀胱经自上而下推至腰骶部，反复操作3～5遍。

六、胃脘痛

胃脘痛是指上腹近心窝处经常发生疼痛的一种病证。本病的发生常与寒邪犯胃、饮食伤胃、肝气郁结和脾胃虚寒等因素有关。推拿治疗该病有较好的临床疗效。现把推拿操作常规介绍如下，供实训参考。

【推拿常规综合实训】

1. 治法　理气和胃止痛

2. 手法　一指禅推法、摩法、按揉法、㨰法、擦法、搓法、振法等。

3. 取穴　中脘、天枢、气海、足三里、肝俞、脾俞、胃俞、三焦俞、肩井、手三里、内关、合谷等穴位。

4. 操作

（1）一指禅推、摩胃脘部　受术者仰卧，术者坐其右侧，先用轻快的一指禅推法、摩法在胃脘部治疗。

（2）点按穴位　点按肩井、手三里、内关、合谷、中脘、气海、天枢、足三里等穴，操作3～5分钟。

（3）一指禅推、按揉及擦背部经穴　受术者俯卧位，沿膀胱经从膈俞向下至三焦俞用一指禅推法，往返操作3～5遍。然后重按膈俞、肝俞、脾俞、胃俞、三焦俞，操作1～3分钟。最后，在背部膀胱经脾俞、胃俞处施擦法，以透热为度。

（4）搓抹胁肋　受术者坐位，术者站其后侧，由上而下搓抹两胁部，往返操作3～5遍。

七、痛经

痛经是指女性在经期或行经前后出现周期性的小腹疼痛或痛引腰骶，甚至因剧痛而晕厥，常可伴面色苍白、头面冷汗淋漓、手足厥冷、泛恶呕吐等症。多见于未婚青年女性。痛经的发生多与情志所伤、起居不慎、六淫为害、体质及经期、经期前后特殊的生理环境有关。推拿治疗该病有较好的临床疗效。现把推拿操作常规介绍如下，供实训参考。

【推拿常规综合实训】

1. 治法　理气活血止痛

2. 手法　一指禅推法、摩法、揉法、推法、按法、擦法等。

3. 取穴　气海、关元、肾俞、八髎、中极、三阴交、血海等穴位。

4. 操作

（1）摩腹　受术者仰卧，术者坐其右侧，用摩法按顺时针方向在小腹部治疗，操作3～5分钟。

（2）一指禅推、按揉腹部穴位　用一指禅推法或按揉法在气海、关元、中极治疗，每穴操作1～2分钟。

（3）㨰腰骶部　受术者俯卧，术者站于右侧，用㨰法在腰部脊柱两侧及腰骶部治疗，操作 3 ～ 5 分钟。

（4）一指禅推、按揉及擦腰骶部经穴　术者先用一指禅推法或按法于肾俞、八髎穴施术，以酸胀为度；然后在腰骶部及八髎穴用擦法治疗，以透热为度。

（5）辨证加减　气滞血瘀型，先按揉章门、期门、肝俞、脾俞，每穴操作 0.5 ～ 1 分钟。然后拿血海、三阴交，以酸胀为度；寒湿凝滞型，先直擦背部督脉，再横擦腰骶部、肾俞、命门，以透热为度，然后按揉血海、三阴交，每穴操作约 0.5 分钟；气血虚弱型，先直擦背部督脉，再横擦两侧背部，以透热为度，然后摩腹并按揉中脘穴 1 ～ 2 分钟，最后按揉脾俞、胃俞、足三里，每穴操作约 0.5 分钟；肝肾虚损型，先直擦背部督脉，再横擦腰部肾俞、命门，以透热为度，然后按揉照海、太溪、肝俞、肾俞、涌泉等穴，每穴操作约 0.5 分钟。

第二节　小儿常见病推拿常规综合实训

【实训目的】

掌握感冒、小儿腹泻的推拿操作常规；熟悉咳嗽、厌食的推拿操作常规；了解近视眼的推拿操作常规。

一、感冒

感冒是以发热、头痛、喷嚏、鼻塞、流涕、咳嗽等为主要特征的小儿常见外感疾病。一年四季均可发生，尤以冬春季节气候骤变时多见。本病一般预后良好，但婴幼儿期病情可迁延不愈或反复发作。小儿感冒的特点是易出现兼夹证，特别是婴幼儿、体弱年长儿感冒时容易出现夹痰、夹滞、夹惊证候。临床以风寒和风热感冒多见。推拿治疗该病有较好的临床疗效。现把推拿操作常规介绍如下，供实训参考。

【推拿常规综合实训】

1. 治法　疏风解表

2. 取穴　开天门，推坎宫，揉太阳，揉耳后高骨，黄蜂入洞，点按风门、肺俞穴，拿风池。

3. 操作

（1）开天门　患儿仰卧位，术者坐其头侧。用双手拇指罗纹面从其眉心交替向上直推至前发际边缘 50 次。

（2）推坎宫　术者用双手拇指罗纹面从其眉头分推至眉梢 50 次。

（3）揉太阳　术者用双手拇指或中指端按揉太阳穴 50 次。

（4）揉耳后高骨　术者用双手中指指端按揉患儿耳后乳突后下缘凹陷中 50 次。

（5）黄蜂入洞　术者一手轻扶患儿头部以固定，另一手食、中二指指端紧贴其两鼻孔下缘处，反复揉动 50 次。

（6）点按背俞穴　患儿俯卧位。术者先用大鱼际揉小儿背部脊柱两侧膀胱经 3 ～ 5

遍，然后点按风门、肺俞穴 10 ～ 20 次。

（7）拿风池　术者用拇指和食、中二指拿小儿后发际两侧凹陷处 5 ～ 10 次。

4. 辨证加减　风寒感冒加推三关、掐揉二扇门、拿肩井，各操作 300 次；风热感冒加清肺经、清天河水、退六腑，各操作 300 次。

二、咳嗽

咳嗽是儿科临床常见病证，尤以冬春季节多见。外邪袭肺或其他脏腑病变累及肺脏，均可引起。各年龄儿童均可发病，尤以 3 岁以下婴幼儿多见，年龄越小，症状越重。临床常可分为风寒咳嗽、风热咳嗽及内伤咳嗽等证型。推拿治疗该病有较好的临床疗效。现把推拿操作常规介绍如下，供实训参考。

【推拿常规综合实训】

1. 治法　宣肺止咳。

2. 取穴　推肺经，运内八卦，点揉天突，分推、按揉膻中，按揉乳旁、乳根，按揉肺俞。

3. 操作

（1）推肺经　患儿仰卧位，术者坐其侧面。以一手托持小儿四指令掌心向上以固定无名指，另一手以拇指指端于无名指末节罗纹面由指根向指尖（清），或由指尖向指根（补）推动 200 次。

（2）运内八卦　术者一手托持小儿四指令掌心向上，同时拇指按定中指根下方离卦，另一手食、中二指夹持小儿拇指，同时以拇指罗纹面从乾卦始顺运或逆运内八卦穴各 100 次。

（3）点揉天突　术者用中指端朝胸骨内下方方向点揉天突穴 50 次。

（4）分推膻中　术者用两拇指罗纹面自膻中穴向两旁分推至乳头 100 次，然后按揉膻中穴 100 次。

（5）按揉乳旁、乳根　术者以食、中二指同时按揉乳旁、乳根穴各 50 次。

（6）按揉肺俞　术者用食、中二指按揉肺俞穴（第 3 胸椎棘突下旁开 1.5 寸）100 次。

4. 辨证加减

（1）外感咳嗽　加开天门 30 次，推坎宫 30 次，揉太阳 30 次，揉耳后高骨 30 次；风寒者再加推三关 200 次，掐揉二扇门 30 次；风热者再加清天河水 200 次。

（2）内伤咳嗽　加补脾经 200 次，补肺经 200 次，推三关 200 次，揉二马 100 次，揉丰隆穴 100 次，捏脊 3 ～ 5 遍。

三、腹泻

腹泻是儿科常见病、多发病，临床以大便次数增多，便质稀薄或呈水样，兼有未消化的乳食残渣及黏液为特征。多见于 2 岁以下的婴幼儿，四季均可发生，以夏秋季节为多。如治疗失时或不当，可危及生命；如久泻不愈，常可导致营养不良，影响患儿的生长发育。临床可分为寒湿泻、湿热泻、伤食泻及脾虚泻等证型。推拿治疗该病有较好的临床疗效。现把推拿操作常规介绍如下，供实训参考。

【推拿常规综合实训】

1. 治法 健脾利湿止泻。

2. 取穴 推脾经，推大肠，摩腹，揉脐、揉龟尾，推七节骨。

3. 操作

（1）推脾经 患儿坐位，术者坐其对面，用左手握其左手，同时以拇、食二指捏住其拇指，使之微屈，再用右手拇指沿患儿拇指桡侧缘自指尖推向指根（补脾经）；或将患儿拇指伸直，沿其拇指桡侧缘自指根推向指尖（清脾经）。各操作 200 次。

（2）推大肠 术者一手持患儿食指以固定，另一手用拇指罗纹面着力沿小儿食指桡侧缘由指尖向指根方向直推（补大肠），或由指根向指尖方向直推（清大肠）。各操作 100 次。

（3）揉脐 术者用掌根或中指指端按揉肚脐，操作 100 次。

（4）摩腹 术者用手掌着力于小儿腹部，顺时针（泻）或逆时针（补）方向摩腹，操作 3 ～ 5 分钟。

（5）揉龟尾 患儿俯卧位，术者用拇指或中指指端揉小儿尾椎骨端，操作 100 次。

（6）推七节骨 术者用拇指或食、中二指罗纹面推上（补）或推下（泻）七节骨（在第 4 腰椎与尾骨端成一直线），各操作 100 次。

4. 辨证加减 寒湿泻加揉外劳宫、推三关；湿热泻加清天河水、退六腑；伤食泻加揉板门、掐推四横纹；脾虚泻加顺运内八卦、按揉足三里、捏脊。

四、厌食

厌食是指较长时期食欲不振，甚至拒食的一种病证。多见于 1 ～ 6 岁儿童，主要是由于喂养不当，导致脾胃不和，受纳运化失职所致。病程长者，可出现面色少华、形体消瘦等症。临床可分为脾失健运、胃阴不足、脾胃气虚等证型。推拿治疗该病有较好的临床疗效，现把推拿操作常规介绍如下，供实训参考。

【推拿常规综合实训】

1. 治法 健脾助运

2. 取穴 推脾经，推大肠，摩腹，运内八卦，掐揉四横纹，按揉板门、中脘、脾俞、胃俞。

3. 操作

（1）推脾经 患儿坐位，术者坐其对面，用左手握其左手，同时以拇、食二指捏住患儿拇指，使之微屈，再用右手拇指沿其拇指桡侧缘自指尖推向指根（补脾经），操作 200 次。

（2）推大肠 术者一手持小儿食指以固定，另一手用拇指罗纹面沿小儿食指桡侧缘由指根向指尖方向直推（清大肠）100 次。

（3）揉板门、足三里 术者以一手托持小儿四指令掌心向上固定手部，另一手用拇指端按揉板门穴（大鱼际平面中心）200 次。然后术者以一手拇指指端按揉足三里穴

（小腿外侧外膝眼下3寸，距胫骨前嵴约一横指处）100次。

（4）掐揉四横纹 术者一手持小儿四指固定，另一手用拇指甲自食指至小指依次掐揉四横纹（食、中、无名、小指近侧指间关节横纹处）5遍。

（5）运内八卦 术者一手托持小儿四指令掌心向上，同时拇指按定中指根下方离卦，另一手食、中二指夹持其拇指，同时以拇指罗纹面从乾卦始顺运内八卦穴100次。

（6）摩腹 术者用掌摩法，顺时针（泻）方向摩腹3～5分钟。

（7）揉中脘、脾俞、胃俞各100次。

4. 辨证加减 胃阴不足者加分手阴阳（阴重阳轻）、揉二马、补胃经；脾胃气虚者加按揉足三里、补肾经、捏脊。

五、近视眼

近视眼是以视远物模糊不清，视近物正常为特征的一种眼疾。中医称之为“能近怯远”症。近视分为轴性近视、屈光性近视、假性近视3种。假性近视多发生于青少年，常因学习时间过长，坐姿不良或光线暗淡下长时间近距离读书，使睫状肌过度疲劳，造成调节功能下降而导致近视。推拿治疗假性近视疗效较好，现把推拿操作常规介绍如下，供实训参考。

【推拿常规综合实训】

1. 治法 补益肝肾，调和气血，疏通眼络。

2. 取穴 攒竹、睛明、鱼腰、太阳、四白、承泣、风池、养老、合谷、光明、肝俞、肾俞、关元、气海、太溪。

3. 操作

（1）一指禅推眼眶 患儿仰卧位，双目微闭，术者坐其头侧。用轻快的一指禅偏峰推法从睛明推至攒竹穴，再沿眼眶做横“∞”形施术，操作2～3分钟。

（2）分抹前额及眼眶 术者用双手拇指指腹着力，沿小儿前额及上下眼眶向两旁分抹，各操作3遍。

（3）按揉经穴 术者用拇指或中指按揉攒竹、睛明、四白、鱼腰、太阳穴0.5～1分钟，然后按揉合谷、养老、光明穴各0.5～1分钟，最后让患儿俯卧，术者按揉肝俞、肾俞、关元、气海、太溪穴各0.5～1分钟。

（4）拘点风池 患儿仰卧位，术者坐于头侧。用双手中指拘点风池穴3～5次。

（5）捏脊 用二指或三指捏法从长强至大椎穴交替捻搓3～5遍。

附 篇

第十章 推拿流派手法综合实训

一、一指禅推拿流派

流派简介 李鉴臣于咸丰年间（1861 年前后）传于丁凤山（上海人，1843—1916），丁氏长期行医于苏、沪、杭等地，并广收门徒，知名者有王松山、钱福卿、丁树山等 10 余人。该流派以中医基础理论为指导思想，辨证施治，循经络、推穴道进行手法操作，尤擅长治疗内科病。该流派的手法特点：一是强调手法柔和、深透，柔中寓刚，刚柔相济，特别强调以柔和为贵。二是按穴准确。用拇指指峰、罗纹面、偏峰施术于穴位，接触面积小，深透性好。三是手法适合全身各部位。一指禅推法适合于头面、颈项、肩背胸胁、脘腹、腰臀、四肢等部位操作，对内、外、妇、儿、杂病皆有疗效。

【手法综合实训】

（一）头面部、颈项部手法综合实训

1. 体位 受术者正坐，术者站其侧前方。

2. 手法及实训步骤

（1）用一指禅偏峰或罗纹推法沿以下线路操作：①印堂→神庭往返操作 2 ～ 3 遍；②印堂→阳白→瞳子髎→太阳→头维，左右各操作 2 ～ 3 遍；③印堂→攒竹→眶上缘→眶下缘→睛明→攒竹（左右相接，沿双眼眶推成横“∞”字），操作 2 ～ 3 遍；④印堂→左睛明→左鼻旁→迎香→颧髎→下关→听宫→颊车→大迎→承浆→地仓→人中，绕唇 1 周，操作 2 ～ 3 遍；⑤印堂→右睛明及右侧面颊部诸穴，线路与④同（后接⑥），操作 2 ～ 3 遍；⑥印堂→神庭→上星→百会，操作 2 ～ 3 遍。

（2）术者位于受术者正前方，沿以下三条路线分抹前额：印堂→鱼腰→瞳子髎；额中→阳白→太阳；神庭→头维。各操作 3 ～ 5 遍。

（3）术者站在受术者正后方，用双手食指自前向后拘抹两侧太阳→用双食指中节桡侧拘抹颞部两侧胆经，操作 2～3 遍。

（4）术者站在受术者侧后方，三指拿风池、项后大筋及肩井穴，操作 2～3 遍。

（5）用一指禅推风府→大椎；风府→风池→项根。左右相接，往返操作 2～3 遍。

（6）双手取蝴蝶双飞式，用一指禅偏峰推法自风池至项根，操作 2～3 遍。

（7）做颈椎摇法、坐位颈椎旋转扳法左右各 1 次。

（8）重拿风池及项后大筋、拿肩井、指揉肩井，操作 2～3 分钟。

（二）上背部及胁肋部手法综合实训

1. 体位 受术者正坐，术者站其侧后方。

2. 手法及实训步骤

（1）用一指禅偏峰或罗纹推法沿以下线路操作：①肩井→秉风→巨骨→曲垣穴，往返操作 2～3 遍；②曲垣→大杼→肺俞→心俞→膈俞穴，往返操作 2～3 遍，左右相同。

（2）用大鱼际揉法沿腋中线→大包→肋下缘，自上而下操作 2～3 遍。

（3）插肩胛，左右各 2 次。

（4）沿腋中线自上而下搓摩两胁，右侧用力略轻于左侧，操作 3～5 遍。

（5）扩胸扳法、上胸椎扳法各 1 次。

（三）肩及上肢部手法综合实训

1. 体位 受术者正坐，术者站其侧方。

2. 手法及实训步骤

（1）单手一指禅推肩髃→双手一指禅推肩贞、肩前，各操作 1 分钟。

（2）拇指按揉肩髃→曲池→手三里→外关→内关→阳溪，自上而下反复操作 2～3 遍。

（3）拿上臂内侧阴筋（肱二头肌），拿上臂外侧阳筋（肱三头肌），从腋下至肘上，各操作 2～3 遍。

（4）拿揉前臂桡侧肌群，然后拿揉尺桡骨间三焦经、心包经路线，最后拿揉前臂尺侧肌群，自上而下，自肘至腕，各操作 2～3 遍。

（5）摇腕，拇指揉手背掌间肌→捻指→勒指，各操作 2～3 遍。

（6）托肘摇肩法；双手搓、揉双肩，然后自腋下至前臂下端搓上肢，最后抖上肢，各操作 2～3 遍。双侧上肢左右相接，操作相同。

（四）胸腹部手法综合实训

1. 体位 受术者仰卧，术者坐其右侧（用右手操作），面向受术者头侧。

2. 手法及实训步骤

（1）用一指禅偏峰或罗纹推法沿以下线路操作：①天突→膻中→鸠尾，往返操作 2～3 遍；②天突→锁骨下→中府，左右相接，各操作 2～3 遍；③天突→膻中→乳根，左右相接，各操作 2 ～ 3 遍；④膻中→鸠尾→上脘→中脘→下脘→脐中，自上而下反复操作 2 ～ 3 遍；⑤接上，脐中→中脘→梁门→天枢，反复操作 2 ～ 3 遍，左右相接；⑥中脘→脐中→气海→关元，反复操作 2 ～ 3 遍。

（2）摩上腹（以中脘为中心），先顺后逆，各操作 30 ～ 50 遍。

（3）摩少腹（以气海、关元为中心），先顺后逆，各操作 30 ～ 50 遍。

（4）振脐中（神阙）、中脘，各操作 1 ～ 3 分钟。

（5）沿鸠尾至脐中一线，以腹中线为起点，自上而下用拇指分推腹部 2 ～ 3 遍。

（6）自锁骨下至脐旁，从上而下用双手搓摩胸腹 2 ～ 3 遍。

（五）腰背部及下肢部手法综合实训

1. 体位 受术者俯卧，术者站或坐其体侧。

2. 手法及实训步骤

（1）用掌根或全掌揉脊柱两侧之骶棘肌，自上而下操作 2 ～ 3 遍。

（2）术者侧坐，用一指禅推法沿膈俞→肝俞→胆俞→脾俞→胃俞→肾俞→大肠俞，往返操作 2 ～ 3 遍，再接对侧相同路线。

（3）用拇指，或叠指，或掌自上而下在上述路线与穴位上按揉，操作 2 ～ 3 遍。

（4）用叠掌按压法，自上而下，从大椎至腰骶部，按压脊柱 1 遍。

（5）腰骶关节后伸扳法，左右各 1 次，然后虚掌横拍腰骶部 3 ～ 5 次。

（6）自上而下，沿大椎至腰阳关一线，以脊中线为起点，用拇指向两侧分推 1 ～ 2 遍。

（7）自上而下，双掌搓、摩两侧背腰部骶棘肌 1 ～ 2 遍，然后在腰眼处搓、摩 10 ～ 15 次。

（8）沿居髎→臀中→承扶，用㨰法反复操作 2 ～ 3 遍，然后用掌根或肘尖按揉上述穴位 5 ～ 10 次。

（9）沿承扶→殷门→委中→承山，用一指禅推法反复操作 2 ～ 3 遍，然后再用指揉或肘揉上述穴位各 0.5 ～ 1 分钟。

（10）以上（8）～（9）左右相接，各操作 1 遍。

（11）受术者仰卧，术者用一指禅推法、㨰法及拇指按揉法分别沿髀关→伏兔→梁丘→足三里→下巨虚穴操作，左右手交替，各操作 2 ～ 3 遍。

（12）接上势，用单掌揉髌骨 10 余次，再用双手拇指与食、中二指，分别握拿住髌骨上下端之髌下间隙做推揉 30 ～ 50 次（双狮舞球势），最后用掌根揉髌韧带 10 余次。

（13）接上势，用食、中、无名三指拘揉小腿腓肠肌，从委中至承山穴操作 2 ～ 3 遍。

（14）接上势，拿小腿内外侧腓肠肌，自上而下，各操作 2 ～ 3 遍。

（15）接上势，搓大腿、小腿，自上而下各操作 2 ～ 3 遍。

（16）接上势，摇髋，顺时针或逆时针摇髋各操作 2 ～ 3 次。

（17）接上势，屈髋，屈膝，压单腿，左右各操作 1 次。

（18）接上势，双髋、双膝屈曲，压双腿 2 ～ 3 次。

二、㨰法推拿流派

流派简介 创始人丁季峰，出生于一指禅推拿世家，伯父丁凤山、父丁树山均为一指禅大家。丁季峰于20世纪40年代初变法图新，把手背尺侧作为着力部位创立了㨰法，其理论基础同于一指禅推拿流派。其特点是：一是以经络学说为基础，结合有关解剖、生理、病理等理论作为实践依据。二是经仔细检查之后，以轻巧灵活手法治疗。因其接触面积大、压力也大而又柔和舒适，有利于疏通经络，行气活血。其主要适应证为半身不遂、小儿麻痹、颈肩腰臀及四肢关节软组织扭挫伤等。手法以㨰法为主，并辅以揉、按、拿、捻、搓，结合关节被动运动形成了风格独特的㨰法推拿流派。

【手法综合实训】

（一）头面部、颈项部手法综合实训

1. 体位 受术者正坐，术者站其侧前方。

2. 手法及实训步骤

（1）用大鱼际揉法沿以下线路操作：①印堂→神庭，往返操作2～3遍；②印堂→阳白→太阳→头维，左右各操作2～3遍；③印堂→阳白→太阳→上关→下关→颊车→顺面颊至地仓→承浆，左右相接；④印堂→神庭→上星→百会，往返操作2～3遍。

（2）术者位于受术者正前方，沿以下三条路线分抹前额：印堂→鱼腰→瞳子髎；额中→阳白→太阳；神庭→头维。各操作2～3遍。

（3）术者站于受术者侧后方，用三指拿风池及项后大筋，再拿肩井2～3次。

（4）术者经风府、大椎，做㨰摇法，往返操作2～3遍；然后一手行㨰法，自枕骨下经风池、天柱、肩中俞、肩外俞；另一手握住前额或下颏，同时配合颈椎前屈、后伸，左右旋转或侧屈的被动运动，左右操作各2～3遍。

（5）用拇指按揉风池、直下沿侧项部至项根、肩井、肩中俞、肩外俞、天宗穴，操作2～3分钟。

（6）左右环转摇颈各1次，然后左右旋转颈椎扳法各1次。

（7）拿风池及项后大筋，拿肩井，指揉肩井。

（二）上背部及胁肋部手法综合实训

1. 体位 受术者正坐，术者站其侧后方。

2. 手法及实训步骤

（1）用㨰法自肩井，沿冈上窝→巨骨→曲垣穴，来回㨰2～3遍。

（2）沿曲垣→大杼→肺俞→心俞→膈俞，上下来回㨰2～3遍，左右相连，操作相同。

（3）用大鱼际揉法，沿两侧腋中线自腋下→大包→肋下缘，自上而下操作2～3遍。

（4）双手沿腋中线自上而下搓摩两胁2～3遍。

（5）术者于腰椎操作坐位腰椎旋转扳法，左右各1次。

（三）肩及上肢部手法综合实训

1. 体位 受术者正坐，术者站其侧前方或侧后方。

2. 手法及操作步骤

（1）㨰肩关节外侧三角肌外部，并配合肩关节内旋、外旋及外展的被动运动，操作1～2分钟。

（2）㨰肩关节前侧三角肌前部，并配合肩关节内旋、后伸的被动运动，操作1～2分钟。

（3）㨰肩关节后侧三角肌后部，并配合肩关节内收及前上举的被动运动，操作1～2分钟。

（4）分别沿曲池→手三里→外关→阳池一线、曲泽→郄门→内关→大陵一线，用㨰法上下往返操作2～3遍，并配合肘关节、桡尺关节与腕关节相应的被动运动。

（5）用拇指罗纹面按揉肩内陵（肩前）、肩髃、肩髎、肩贞、天宗、臂臑、曲池穴，操作2～3分钟。

（6）拿肩井、曲池、合谷、极泉、少海等穴，操作2～3分钟。

（7）摇腕→捻指→勒指，各操作2～3遍。

（8）做肩关节外展、内收、前屈、后伸扳法，各操作1次。

（9）用托肘摇肩法，顺时针、逆时针各摇3～5次。

（10）搓抖肩臂、上肢，操作2～3遍。

（四）胸腹部手法综合实训

1. 体位 受术者仰卧，术者坐其右侧（用右手操作），面向其头侧。

2. 手法及实训步骤

（1）用大鱼际揉法沿以下线路操作：①天突→膻中→鸠尾，往返操作2～3遍；②天突→锁骨下→中府，左右相接，各操作2～3遍；③天突→膻中→乳根，左右相接，各操作2～3遍；④膻中→鸠尾→上脘→中脘→下脘→脐中，自上而下反复操作2～3遍；⑤接上，脐中→中脘→梁门→天枢，反复操作2～3遍，左右相接；⑥中脘→脐中→气海→关元，反复操作2～3遍。

（2）摩上腹（以中脘为中心），先顺后逆，各30～50次。

（3）摩少腹（以气海、关元为中心），先顺后逆，各30～50次。

（4）振脐中（神阙）、中脘，各操作3分钟。

（5）沿鸠尾至脐中一线，以腹中线为起点，自上而下用拇指分推腹部2～3遍。

（6）自锁骨下至脐旁，从上而下用双掌搓摩胸腹2～3遍。

（五）腰背部及下肢部手法综合实训

1. 体位 受术者俯卧，术者站其体侧。

2. 手法及实训步骤

（1）沿膈俞至大肠俞一线，用掌根揉脊柱两侧之骶棘肌，自上而下操作2～3遍。

（2）用㨰法沿膈俞→肝俞→胆俞→脾俞→胃俞→肾俞→大肠俞操作，往返操作2～3遍，再接对侧相同路线。㨰至腰部时，配合腰椎后伸被动运动。

（3）自上而下在上述路线与穴位上用指揉法或肘揉法，操作2～3分钟。

（4）㨰臀上、臀中，并配合髋关节的后伸与外展被动运动，操作2～3分钟。

（5）沿承扶→殷门→委中→承山，往返㨰动2～3遍，左右相接，操作相同。

（6）受术者仰卧位，以㨰法沿髀关→伏兔→梁丘→足三里→上巨虚→丰隆→绝骨，往返操作2～3遍。

（7）用拇指按揉上述各穴，每穴3～5次。

（8）受术者屈膝，术者用食、中、无名三指沿委中→承山，自后向前拘揉小腿腓肠肌3～5遍。

（9）搓大、小腿，自上而下各2～3遍。

（10）再接另一侧下肢，操作步骤同（6）、（7）、（8）、（9）。

（11）摇髋，顺时针、逆时针摇髋各3～5次。摇膝、摇踝关节各3～5次。

（12）单侧屈髋屈膝，压单腿，左右各1次。

（13）双侧屈髋屈膝，压双腿3～5次。

三、内功推拿流派

流派简介　代表人物是山东的李树嘉，李氏擅长武艺，且精于手法疗伤。李树嘉传于同乡马万起（1884—1941），马万起于20年代从山东到上海，以拳术和内功推拿饮誉沪上。其特点是强调整体观念，扶正驱邪并以少林内功指导患者进行锻炼。内功推拿是以擦法作为主要治疗手法，该手法的特点具有温热效应，除能起到温通经络、行气活血的作用外，还能明显提高内脏的功能，提高免疫力，具有温补的作用。其手法包括擦、拿（五指拿、捏拿）、点（包括肘按）、分、合、扫散、理、劈、抖、搓运、拔伸、击（掌击、拳击、棒击）等法。

【手法综合实训】

（一）头面部手法综合实训

1. 体位　受术者坐位，术者站其一侧。

2. 手法及实训步骤

（1）直推桥弓穴，男先推左侧，女先推右侧，推左侧桥弓穴时，术者必须用右拇指操作，推右侧时用左手。左右各推10～20次。

（2）拿五经，自前发际向后至枕部用五指抓拿五经2～3遍。

（3）自上向下提拿风池及项后大筋2～3遍。

（4）术者位于受术者前方，分推眉弓→点睛明→分抹双睛→分鼻旁迎香→分人中→分承浆，操作2～3遍。

（5）扫散胆经，男先左，女先右，自头维始，从前向后，自上而下，沿颞部胆经路线扫散至耳后枕部，操作 2 ～ 3 遍。

（6）分推前发际（神庭→头维）、分推额中（额前中点→阳白→太阳）各操作 3 ～ 5 遍。然后用双手大鱼际着力，沿两侧胆经经枕后、风池合推至项根部，操作 2 ～ 3 遍。

（7）术者站于受术者身后，双手拿肩井，并按揉之。

（二）躯干部手法综合实训

1. 体位 受术者正坐，术者站其一侧。

2. 手法及实训步骤

（1）术者用平推法或推法，自锁骨下起始，依次向下横擦胸部、上腹、小腹。受术者为女性时，先平推锁骨下，再用食、中、无名三指指端自上而下，直推天突→膻中→鸠尾，再平推乳根部，继而依次向下横擦上腹、小腹，各操作 2 ～ 3 遍。

（2）术者用平推法，自大椎水平向下依次横擦上背、下背、腰部直至腰骶部及骶部，操作 2 ～ 3 遍。

以上操作男性先自左向右推、再从右向左推；女性反之。

（3）用单掌或双掌，平推两胁肋，右侧肝区用力稍轻，各操作 2 ～ 3 遍。

（4）搓摩两胁肋，从腋下至腰眼，操作 2 ～ 3 遍。

（三）上肢部手法综合实训

1. 体位 受术者坐位，术者站其一侧。

2. 手法及实训步骤

（1）拿三角肌中部，再沿上臂外侧拿至前臂桡侧肌群，操作 2 ～ 3 遍。

（2）拿腋前壁，自内向外，捏拿三角肌前部，再沿上臂内侧拿肱二头肌，再向下拿前臂两骨之间直至腕部，操作 2 ～ 3 遍。

（3）拿腋后壁，自内向外，捏拿三角肌后部，再沿上臂后侧拿肱三头肌，再向下拿前臂尺侧肌群，操作 2 ～ 3 遍。

（4）用大鱼际擦法，自腕至肩分别沿上肢桡侧、外侧、内侧与尺侧之中线进行操作。桡侧线：阳溪→手三里→曲池→臂臑→肩髃；外侧线：阳池→外关→天井→肱三头肌中线→肩髎；内侧线：大陵→内关→肘横纹中点→肱二头肌中线→肩外陵；尺侧线：阳谷→支正→肘横纹内侧头→腋根部，来回推擦，各 10 ～ 15 次。

（5）用拇指桡侧面，分别推擦掌间肌，操作 1 ～ 2 分钟。

（6）勒五指，劈指缝，掌击拳面，各操作 2 ～ 3 次。

（7）运肩（大幅度摇肩法），搓、抖上肢，各操作 1 ～ 2 分钟。

上述操作男左女右，左右相接。

（四）头、躯干及下肢部手法综合实训

1. 体位 受术者取坐位，术者站其一侧。

2. 手法及操作步骤

（1）重复头面部操作（1）～（5）。
（2）掌心叩击百会 2～3 次。
（3）拳背竖击大椎 2～3 次。
（4）拳背横击腰骶及八髎 2～3 次。
（5）受术者取站裆势，术者用双掌拍法或掌根击法，从上至下拍击左、右下肢前、后面与内外侧面，各操作 2～3 次。

四、正骨推拿流派

流派简介 正骨推拿又称正骨按摩、伤科按摩，是以矫正骨缝开错、筋结筋歪等一类骨伤疾病为诊治范围的一种推拿疗法。其基本手法为推、拿、按、摩、摸、接、端、提八法，临床应用可分为正骨手法和推拿手法，然两者又可配合运用。运用正骨手法可使断者复续、陷者复起、碎者复原、突者复平，在治疗脊椎、骨关节、软组织疾患方面具有较好的疗效。近代中医正骨推拿名家代表人物有罗有明、龙层花、杜自明、黄东山、陆文等。

【手法综合实训】

（一）项背腰骶部手法综合实训

1. 体位 受术者俯卧，术者站其体侧。

2. 手法及实训步骤

（1）放松脊椎周围软组织，以掌揉法、拇指揉法交替进行。一般范围以患椎为中心，沿椎旁以线或片进行揉法操作，对棘突、横突附着的肌腱疼痛敏感区用按法或震法，重点处亦可用掌根、掌缘或前臂揉或㨰法，手法要柔和、深透。操作 3～5 分钟。

（2）术者一手托其下颌，另一手托枕部，将其头上仰、侧转，缓慢摇动 2～3 次，嘱病人放松颈部后，将头旋转至较大幅度时稍加有限度的闪动力，多可听到关节复位的弹响（咯嗒）声。一般先向健侧摇正为好。

（3）术者左掌根部按于颈 7 棘突右方，右手掌根部按于 1～3 胸椎棘突上左方，令病人呼吸，当其呼气约 1/2 时，双手同时用一冲击压力下按，由于病人头姿及术者左右手作用力有旋转推压作用，能使后突和旋转错位关节达到推正之目的。

（4）术者双拇指按于其后突的棘突两旁，两拇指分别置于左、右偏向不同的两个棘突旁，向前推动时双拇指加力推正之。

（5）正骨后梳理椎旁软组织硬结和调理气血的方法，常用弹拨法、拿捏法、叩打法和点穴法，一般操作 1～3 分钟即可。

（二）骨盆部手法综合实训

1. 体位 受术者俯卧，术者站其体侧。

2. 手法及实训步骤

（1）嘱受术者头部转向健侧，双手自然下垂放于治疗床两侧，双腿分开约60°。术者通过点、按、揉等放松手法，由轻到重放松腰骶部肌肉以及双侧臀部肌肉。

（2）术者站于受术者健侧，助手站于受术者患侧，助手双手抱患侧下肢，抬高患肢约45°（患侧髂前上棘脱离床面）。

（3）术者下肢分开与肩同宽站立，双掌叠加，掌根置于患侧骶髂关节处（压痛点）向下按压，方向垂直于骶髂关节面，当按压到阻力最大位置时，利用腰部力量，突然向前发力按压，力度控制在45～120kg，按压过程可听到"咔嚓"响声或骶髂关节移动感。

（三）上肢部手法综合实训

1. 体位 受术者坐位，术者站其一侧。

2. 手法及实训步骤

（1）一手持骨折近端，另一手持骨折远端，反方向牵引，或助手协助牵引。牵引时必须顺骨干的纵轴进行，如骨折处有锯齿状交错，可于牵拉同时滚磨，以助奏效，目的是使重叠、错位、嵌入的骨断端互相分离。

（2）在充分牵引的基础上，加大骨折端间隙，以防止卡压时嵌入软组织，如已嵌入软组织亦易分离。保持骨折端的原有位置，加大间隙后，用拇指按压游离骨片或移位的短块骨。施力要集中，应稳准徐徐加压，直至小骨复位。

（3）当小骨卡入后，缓缓地放松牵引力，以至两骨折面接触卡紧，如有滑脱可能或已滑脱者，可用夹板压垫固定之。亦可以在更换敷料、调整固定时再反复予以卡压固定。

（4）用拇指指尖之桡侧面或食、中、无名指三指并拢，仅用无名指指尖尺侧面在病变部位由上而下，循肌肉、肌腱之走向，施以压力，徐徐移行。

（5）在移行过程中，指尖与病变局部组织垂直，并横向左右移动，宛如蛇行状。操作过程中，纵行移动宜缓宜稳，横向剥动不宜过猛，以免再损伤。

（四）下肢部手法综合实训

1. 体位 受术者仰卧，术者坐其右侧（用右手操作），面向其头侧。

2. 手法及实训步骤

（1）用拇指与其余四指呈钳形挤捏骨折患部，纠正侧方移位（如掌指或跖趾骨折与脱位）；用双手并列五指对掌挤捏，纠正侧方移位（如四肢长管骨骨折侧方移位、髌骨骨折移位）；两掌对掌挤压，双手四指交叉，将患部挤捏于掌中，加大压力，以纠正侧方移位（如胫骨平台骨折、跟骨骨折、尺桡关节分离）。

（2）在囊内骨折的关节上下，术者持骨折之一端，助手持未损伤的一端，前者在关节侧方加压推挤，后者在另一端纵向推挤，并在小范围内磨动关节面，使累及关节面的骨折尽可能得到整复。

（3）在肢体远端用纵向力叩击之，使外力沿肢体骨干的纵轴传导至对合面，以利于固定和促进早期连接与骨痂生长。

（4）在骨折处敷用接骨药后，用小夹板，如软木板、马粪纸、硬木板等作为固定材料包扎固定，以防止再移位。在固定过程中，应调整固定松紧度，更换敷料，检查局部情况，手摸心会，轻轻予以接骨。

五、脏腑点穴推拿流派

流派简介 代表人物河北雄县人王文（1840—1930），行医于河北塘沽一带，1910年收王雅儒为单传弟子。王雅儒从师十余年，后据王文所授经验，口授《脏腑图点穴法》一书。该派以推按、点穴为主要手法，以腹部操作为主，重视脾胃，尤注重调理阑门穴，贯通上下气机。

【手法综合实训】

（一）胸腹部手法综合实训

1. 体位 受术者仰卧，双下肢微屈，放松身心，术者立于床侧。

2. 手法及实训步骤

（1）由上而下以掌按揉腹部，沿上脘、中脘、气海、关元操作，操作约3分钟；然后在小腹进行摩腹，力量由轻到重，逐渐深入，操作约2分钟。

（2）分胸腹阴阳5遍。

（3）顺、逆时针揉腹各5遍。

（4）用掌振法在小腹部操作2～3分钟。

（5）双手拇指置于腹肌一侧，余四指置于腹肌另一侧，拿腹，操作3～5分钟。

（6）术者直擦腹部足阳明胃经，横擦少腹，以透热为度；术者右手掌掌面着力于脐下小腹部行振颤手法，手部和前臂静止性用力，持续振颤1～2分钟。

（7）胸腹部及任脉点穴法，按以下各式施治。

第一式：受术者仰卧，术者坐其右侧。用右手中指按住阑门穴（脐上一寸五分），旋转推按，左手大指迎住巨阙部位。右手中指旋转推按的时间，以指下感到气通为止。

第二式：右手中指按住水分穴（脐上一寸），旋转推按，左手大指迎住巨阙部位。以水分穴气通为止。

第三式：用右手中指按住建里穴（脐上三寸），旋转推按；左手大指迎住巨阙部位。以建里穴气通为止。

第四式：受术者仰卧，术者坐其右侧，用左手大指迎住右石关（脐上三寸，旁开一寸五分）部位，食指和中指迎住左梁门（脐上四寸，旁开三寸）部位，右手中指按住气海穴，旋转推按不可过久，以指下觉气通即止。

第五式：两手放两带脉（季肋下二寸八分陷中）。用左手食指、中指和右手大指，同时按住阑门、水分穴，同时左手大指、右手食指和中指，按住腹部两侧的带脉，往里拢拨，以阑门感觉跳动为止。拢拨时，右手食指和中指微微有向里斜托之意，但扣住的部位，不能移动。

第六式：用右手大指按住阑门穴，中指按住左章门部位，旋转推按，气通即止，同时左手大指迎住巨阙部位。推按毕，用右手食指和中指由章门穴往下偏右斜推至少腹，最多不能超过 3 次。

第七式：右手中指按住左梁门穴，大指按住右石关穴，同时旋转推按，气通即止。推按毕，大指和中指仍按以上两穴，同时拧拨 1 ～ 3 次，左手大指迎住巨阙部位。

第八式：左手无名指扣天突穴，中指按璇玑穴，食指按华盖穴（在璇玑下一寸六分），右手中指按住巨阙部位，旋转推按，气通即止。

第九式：用右手中指按住左幽门部位，旋转推按，同时左手中指反扣左腋靠近胸部的筋，使气不能上冲咽喉。右手指下感到幽门的气稍平，随即用左手大指按住巨阙，食指和中指的指端扣扳倒数第 3、4 肋间，使气不能上冲胸肋部，气通即止。

第十式：用右手食指按上脘穴，中指按中脘，无名指按建里穴，同时旋转推按，并用左手中指和食指迎住巨阙部位。感到中脘、建里部位气通即止。此式操作毕，再治阑门穴（与第一式同）1 次。

第十一式：用右手大指按住右天枢部位，中指按住左天枢部位，同时旋转推按，气通为止。推按毕，大、中指仍按以上两穴，同时拧拨（食、中指向右旋引，大指乘势挑送之）1 ～ 3 次，左手大指迎住石关，食指迎住左梁门。

第十二式：按照第四式推按气海 1 次后，并压三把。其手式：右手中指仍按气海，无名指和小指蜷起，靠住病人少腹，自右少腹右侧缓缓压推至正面，中指和食指拳起，翻压少腹，自左少腹左侧缓缓压推至正面；用手背缓缓向下压推至关元部位，1 次为止。

（二）背腰部手法综合实训

1. 体位 受术者俯卧，术者站其体侧。

2. 手法及实训步骤

（1）术者用双手掌根沿着脊柱两侧膀胱经平推至腰骶部，操作约 2 分钟。

（2）接上势，滚腰背部，弹拨腰背部，拿肩井。

（3）按揉肝俞、肾俞、大肠俞、关元俞，各约 1 分钟。

（4）术者以小鱼际直擦腰部督脉，横擦命门、肾俞、八髎。

（5）腰背部及督脉点穴法，按以下各式施治。

第一式：用两手食指和中指扣住病人的两肩井穴，右手大指缓推风府、哑门十余次。

第二式：两手食指和中指仍扣住两肩井。用右手大指按住大椎穴，左手大指加按右大指上；两手食指和中指往里扣，大指往下按。至病人有感觉时为止。

第三式：两手食指和中指仍扣两肩井，两手大指捺住两风门穴缓缓顶按。

第四式：用左手大指和中指，扣住两膏肓穴的大筋（如钳形）按住不动，右手大指及食、中指（如钳形）扣住两风门的大筋，顺其筋脉向下缓缓往里拨弄至两膏肓扣住不动，随即用左手大指和中指扣住两脾俞穴的大筋，右手仍扣住两膏肓穴的大筋，顺其筋脉向下缓缓推至两脾俞穴为止。

第五式：用右手中指按百劳穴，左手大指食指和中指扣住肾俞穴大筋，往里合按不动（如升肾水，须扣住两肾俞穴捏按之）。

第六式：两手大指扣住两风门穴，两手食指和中指再扣两肩井穴，向上提拨数次。

第七式：用两手大指扣住两肩头，两手食指和中指扣住两腋前面的筋，分拨数次。

第八式：两手食指和中指按住两肩头，两手大指从背后插向腋下，用大指提拨腋下后面的筋3～5次，随即顺其筋脉缓缓向下拨送至两肘，操作3次。

第九式：用两手食指和中指插向两肋，扣住不动。两大指扣住两膏肓穴，用大指端扣拨两膏肓穴的大筋，往里合按，病人胸部感觉轻松即止。

第十式：用两手食指和中指扣两肋，两大指扣住两膏肓穴的大筋，两手均如半圆形，顺其肋缝，缓缓左右往下分推至两肾俞穴或两大肠俞穴为止。如泄泻则至肾俞穴为止，不可至大肠俞穴。

第十一式：两手握拳，按挤背脊两大筋，自风门穴起，顺其筋脉徐徐向下按至两肾俞穴，或大肠俞穴为止。如泄泻，则至肾俞穴，不可至大肠俞穴。

第十二式：右手食指和中指扣住右肩井，用左手掌按住大椎向下推送至尾闾部位3～5次为止。随即用左掌从左肩起，向下推至左肾俞穴3次，再从右肩起，推至右肾俞穴3～5次即止。

第十三式："散风"。用右手大指及食、中指并按住两风池穴，捏按数十次。

第十四式：治肺俞。用两手食指和中指扣住两肩井部位，两大指端扣住两肺俞穴的筋，扣拨3～5次。此式与第三式手法相同。

第十五式：治心俞。用右手中指按住百劳穴，左手大指和中指扣住心俞穴，往里扣拨两心俞穴的筋。治膈俞、肝俞、胆俞、胃俞等，亦适用本式手法。

第十六式：治命门。用右手中指按百劳穴，左手大指及食指和中指反扣两肾俞穴。扣拨后随即用左手大指在命门穴按2～3次。

第十七式：治大、小肠俞。两手大指按住两大肠俞穴，两手食指和中指扣住少腹后面胯上，用大指端往里向下扣按，以病人少腹感觉舒适即止。治小肠俞手法，与治大肠俞同。

（三）上肢部手法综合实训

1. 体位 受术者坐位，术者站其一侧。

2. 手法及实训步骤

（1）*左臂分筋法* 受术者坐位，术者站其左外侧，握起病人的手腕，按以下各式施治。

第一式：用右手捏住病人左腕，大指扣住病人手腕背面，食、中指反扣病人手腕正面，用左手将病人的左手食指、中指、无名指和小指握住，向里往复合转数次；同时用捏病人手腕的右手大指，分拨病人左腕骨背面的筋。

第二式：病人左臂拳起，手向上扬，用右手将病人左臂肘扣住，以大指扣曲池部位的筋，食、中指扣住肘后的筋，用左手大指合住病人左手腕背面，食指和中指合住病人左手腕，向里往下合拨，用大指向下压，食指和中指同时趁势向上挑，使病人手掌向上仰。

第三式：右手位置，同第二式不变，随即往外仰拨，用左手仍捏住病人腕骨，大指顶住病人手背的中指掌骨往里压，食、中指扣住脉门，使病人的手勾起往外仰拨。照此二、三两式，仰、合、里、外、上、下分拨 3 ～ 5 次。

第四式：病人左臂成曲平伸，用左手握住病人左手腕，手心对病人腕背，大指扣住病人的虎口，食指和中指扣住病人的脉门，用右手食、中指捺住病人左肩头，用右手大指扣住腋下前面的筋，分拨 3 ～ 5 次。

第五式：左手仍照第四式握住病人左手腕，右手大指扣住病人左肩头，食指和中指将腋下后面的筋扣住分拨，循肱骨后外侧面的筋，一手一手地往下分拨至肘端止，如是 3 ～ 5 次。

第六式：左手仍握住病人左手腕，用右手大指扣住病人左肘下外侧面（离肘端约寸间）的筋，同时食指和中指扣住肘下面与大指相对处，大指向下扣拨，食指和中指向上仰拨，顺其筋脉，一手一手的向前仰合分拨，大指至列缺部位止，同时食指和中指至与大指相对部位亦止。分拨时，病人五指均有感觉摇动。因所拨的筋，均与五指相通。

第七式：病人左臂反仰平伸。用右手大指顶住病人左手掌背面中指的骨节，食指和中指合住病人手掌及腕骨右侧面。用左手大指往里推，食指和中指往外合，使病人的手掌成为向上在里仰勾，与肩头相对。同时用左手的大指，推住病人左肩井上通项的大筋，食指和中指扣住背后靠扇子骨处。同时用右手将病人的左手往外押，左手扣住病人左肩的筋往后推，使病人左臂反仰，将其手臂的筋伸开。

第八式：右手仍照第七式顶住病人左腕骨（位置不变），随即将病人左手翻过，使病人手往下垂，用左手食指和中指按住病人左肩头，以大指按住肩头骨节处的筋，用右手将病人的左臂向前后往来摆动。同时左手大指分拨病人肩头骨节处的筋。

第九式：右手仍扣住病人左手腕骨（位置不变），用左手大指扣住病人左腋下前面的筋，食、中指扣住肩井部位，用右手仍扣病人手腕，将其臂向后反背 2 ～ 3 次，以病人的左臂能反背到右面软肋下为止。但不可勉强，如遇臂有病不能屈伸，或半身不遂者，以能反背到何处，即到何处止，渐渐筋脉舒开即能反背到软肋下矣。

第十式：病人的左臂成直平伸，再照四、五、六式重做一遍，即用右手捏住病人左腕，用左手的食指及大指，将病人的大指、食指、中指、无名指和小指顺次拈拨；同时用右手大指，亦顺次拨弄左手腕背面与指相连的筋。

第十一式：用右手握住病人的左手无名指和小指，左手握住病人食指和中指，以两手大指扣住病人的左手掌背面，颠抖病人的左臂，舒其筋络。

第十二式：用右手反捏住病人左手腕，用左手大指托住病人臂腋下前面的筋，以虎口、食指和中指托住左腋下全部及后面的筋。用右手将病人左臂向后反背过腰，以能背过至右边软肋为止，如是 3 ～ 5 次。但切不可勉强，遇手臂不能屈伸，或半身不遂，以能反背到何处，即到何处止，渐渐筋脉舒开即能反背到软肋下。

第十三式：左手握住病人左腕，用右手大指扣住病人的左肩井部位通项的大筋，食、中指拨按住病人的扇子骨，将扇子骨向上扳起，同时左手握住病人左腕，将病人左臂蜷起使手掌微仰，拎起。从胸前循右上方，即将病人的手掌往外翻，向外绕转，循左下方徐徐转至肋下间，随即顺其势，经胸前，向右上方往复绕转作环形，如 2 ～ 3 次。

第十四式：仍用左手握住病人左腕，向右前方扬起，用右手掌按住病人脊骨第 1 椎旁左边的大筋，慢慢往下推按，至第 14 椎旁左肾俞为止，1 次或 3 次均可。

第十五式：用右手扣住病人左肩头，左手托捏腋际的筋，命病人将左臂扬起，由头顶摸右耳（如左臂上举不能正常者，加用此法，否则不必用）。

（2）*右臂分筋法* 与左臂分筋法的手式相同。

（四）下肢部手法综合实训

1. 体位 受术者仰卧；术者坐其右侧（用右手操作），面向其头侧。

2. 手法及实训步骤

（1）*右腿分筋法* 病人仰卧，左腿平伸，右腿屈起，足趾往里靠合，足跟与股相对。术者站其右侧，按以下各式施治。

第一式：用两手大指，扣住右腿膝盖上两虎膝部位，两手食指、中指及无名指，扣入右膝后两边的筋，向左侧面缓缓扳下，缓按 3 ～ 5 次。

第二式：仍将右腿戳起，用右手大指捺膝上，中指和无名指扣阴陵泉部位。用左手食指和中指扣住右膝上面大筋，大指扣住膝后，食指和中指拨膝上面的大筋，缓缓向前拨动至腿腋止。

第三式：右手掌仍按膝上，用右手中指和无名指扣住膝面，左手大指扣住右膝后外侧大筋，缓缓向前拨动，至环跳部位止。

第四式：左手掌按膝上，用右手中指和无名指扣住膝面，大指扣住右膝后内侧大筋，缓缓向前拨动 3 ～ 5 次。

第五式：病人右腿戳起，用右手食指和中指扣住右腿弯里侧阴陵泉部位的大筋，大指扣住膝上。用左手大指扣住右膝下迎面骨上端，食指和中指扣委中部位的筋，向下缓缓拨动，揉送至承山部位止，如是 3 ～ 5 次。

第六式：左手扣住脚腕，用右手食指和中指按右膝下内侧，大指扣住右足三里部位的筋，顺其筋势，向下缓缓拨送，至悬钟部位止（即外踝上三寸）。病人的足趾及脚背，均有感觉，如是 3 ～ 5 次。

第七式：病人右腿仍戳起，用右手大指扣住右足三里部位的筋，食指和中指扣住后面，同时左手食指和中指扣住右足跟腱，大指分拨脚腕的筋。自右足内踝起，经解溪部位至外踝止，将其筋络往后拨动，如是 3 ～ 5 次。

第八式：右手仍如前式，位置不变，用左手大指拨动脚背前面的筋，自右足大趾跟起，至小趾跟止的筋，往复拨动，如是 3 ～ 5 次。

第九式：病人右腿蜷起，右脚外侧压在左膝上，用左手中指和无名指扣住右膝后内侧阴陵泉部位的筋，左手大指扣住膝上。用右手大指指端，分拨右三阴交穴的筋。

第十式：左手中指和无名指仍扣住右阴陵泉的筋（与上式同），右手握住右足内外踝，曲伸扰挍 3～5 次。

第十一式：再将右腿戳起，足跟靠住股间，足趾微往里合。用右手大指扣住右膝外侧大筋，食指和中指按住膝上，用左手大指按住右足面解溪部位，食指和中指按住足外踝及足跟。用右手掌按右膝上，向左侧面缓缓下按 3～5 次。

第十二式：右手仍不动，位置不变，但向左侧面压按至左腿上。用左手叉开，在右环跳部位揉推三五次后，即顺胯后推至肾俞穴，左手即改成钳形，将两肾俞穴扣住，拨 1～2 次为止。

第十三式：手法与第一式同。

（2）*左腿分筋法* 与右腿分筋法的手式，基本相同。病人仍为仰卧式。右腿平伸，左腿屈起，足心向下，足趾往里靠合，足跟与股相对。医师站在病人的左侧。依照右腿分筋法的手式，进行操作。右腿分筋法第十二式："加治肾俞 1 次"，左腿分筋法不必加治此穴。

（3）*两腿合治* 病人仰卧，两腿戳起。施术者与病人对面坐，并将右腿蜷起，压住病人两脚腕解溪部位。用右手捺住左腿膝上，左手捺住右腿膝上，向前及左右摇摆扰挍 3～5 次。两手指交叉，再将病人两腿往怀里扳挍 1 次为止。

六、腹诊推拿流派

流派简介 代表人物河北武邑人骆俊昌（1881—1965），早年随父骆化南习摄生之道及推拿治病法，后受教于当地名医李常，并遍访东北、京津推拿名流。骆氏继承了几近失传的古代腹诊法，结合独特的手法，创立了腹诊推拿流派，在重庆和西南地区颇有影响。诊法上重视腹诊，常用手法有推、拿、按、摩、捏、揉、搓、摇、引、重等，治法上突出温、补、通、消、汗、吐、下、和八法。其子骆竞波、骆竞洪、骆竞湖等承其业，编有《三宝合璧》《推拿入门》《实用脊柱推拿学》等著作。

【手法综合实训】

（一）腹部手法综合实训

1. 体位 受术者仰卧，双下肢微屈，身心放松，术者立于一侧。

2. 手法及实训步骤

（1）术者以一手四指或两手四指掌侧并置于受术者季肋下缘，自上而下逐步点按幽门、阴都，至肓俞穴止，反复操作 2～3 分钟。

（2）继以一手或两手四指并置于上腹部之巨阙、幽门穴处，自上而下呈直线横向摩动，自中脘、阴都至水分穴止，反复摩动 5～10 分钟。

（3）用右手掌按右下腹→右上腹→左上腹→左下腹的结肠走行路线进行环形摩腹，以受术者自感腹部发热为度，然后再在脐周部位环形摩动 1～3 分钟。

（4）分别按揉水分、下脘、建里、中脘、下脘穴各 0.5 分钟。

（5）用掌推法先左后右，再由右向左在腹部横向推动 5～10 遍，然后由鸠尾穴至曲骨穴纵向推动 5 ～ 10 遍。

（二）背腰部手法综合实训

1. 体位 受术者侧卧于治疗床上，双下肢微屈曲，术者站其体侧。

2. 手法及实训步骤

（1）术者一手四指掌侧置于侧腹部，另一手四指掌侧置于背部，前后对置，自上而下合摩侧腹部 3 ～ 5 分钟。

（2）继以一手四指掌侧置于腰部京门穴处，斜向腹内下方摩动至腹结穴处，再逐渐加力，按压腹结穴，反复操作 3 ～ 5 分钟。

（3）沿腰部督脉与膀胱经循行部位，自上而下，反复施行㨰法、拿捏法，各操作 3 遍。

（4）运用汗法，通过手法按摩开泄腠理，驱逐表邪。如风寒外感，用较重的背部提拿法，发汗解表；风热外感，用轻轻的背部抚摩法，使腠理疏松，散风热之邪。

（5）术者用拇指按压长强穴，由轻至重，操作 5 ～ 10 遍。

（三）上肢部手法综合实训

1. 体位 受术者坐位，术者站其体侧。

2. 手法及实训步骤 对外感病邪入半表半里部位，汗、吐、下三法不宜施用时，运用和法，通过较轻柔的按揉法和摩法来调整机体的功能，以达到扶正祛邪的目的。推拿上肢，重点按揉合谷、列缺、曲池等穴位。

（四）下肢部手法综合实训

1. 体位 受术者仰卧，术者坐其右侧（用右手操作），面向其头侧。

2. 手法及实训步骤 推拿下肢，重点按揉足三里、丰隆、血海、三阴交等穴位。

七、捏筋拍打推拿流派

流派简介 葛氏捏筋拍打疗法的代表人物为葛长海。代表手法主要有拍、击、叩等，是由我国古代“导引按跻”之术和武术家的“点穴法”相结合操作的一种独特的推拿疗法。其理论源自传统医学的经筋学说，治疗技术则源于古代的“导引按跻”之术。葛氏捏筋拍打疗法以手指或拍子捏揉、拍打身体特定部位的经脉筋腱，从而起到行气活血、调理脏腑、强筋健骨等功效，达到防病治病的目的。

【手法综合实训】

（一）背腰臀部手法综合实训

1. 体位 患者俯卧，双上肢放于体侧，腰部肌肉自然放松；术者站于受术者体侧。

2. 手法及实训步骤

（1）术者以手掌及掌根由胸段脊柱两侧向下至骶部摩揉腰部肌肉，由摩转揉，反复操作 3 ～ 5 遍。

（2）术者双手拇指和其余四指对合用力，捏揉腰部肌肉，重点放在骶棘肌和压痛点。若能摸到痛性硬结（条索），可用拇指端进行弹拨顺推。

（3）术者用肘点法，点按肾俞、大肠俞、秩边、环跳、委中、阿是穴等穴位，以得气为度。

（4）受术者侧卧，上腿屈曲，下腿伸直，术者一手扶肩，另一手扶臀，轻轻摇晃数次，趁受术者不备两手各自向相反方向推扳，以腰部出现“咔嗒”音为妙。

（5）受术者取俯卧位，用钢丝、棉垫和胶布做成具有弹性的拍子，由上而下有节律的拍打腰背、臀部及腰骶，重点拍打痛点，反复操作3～5遍。手法由轻渐重，再由重渐轻结束治疗。

（二）上肢部手法综合实训

1. 体位 患者坐位，术者站其身后。

2. 手法及实训步骤

（1）先用拿揉法拿揉肩部各肌肉，并重点拿揉肩井穴，操作1～2分钟。

（2）用拇指点揉天宗穴，操作约0.5分钟。

（3）用拇指点拨法，点拨云门、肩髃、肩贞穴，操作1～2分钟。

（4）按揉受术者上肢部肌肉，即冈上肌、冈下肌、大圆肌、小圆肌、三角肌等，操作1～2分钟。

（5）分别做上肢前屈引伸法、上举引伸法、后背引伸法以活动肩关节，操作2～3次。

（6）用拍打法，充分拍打肩部及上肢部肌肉，操作1分钟。

（三）下肢部手法综合实训

1. 体位 受术者俯卧，术者站其体侧。

2. 手法及实训步骤

（1）术者先用掌根按揉臀部及大腿后侧部肌肉，由轻到重反复按揉3～5分钟，使其紧张痉挛的肌肉放松，缓解疼痛。

（2）用大鱼际推、揉双下肢，操作1～2分钟。

（3）用手掌进行揉、擦下肢，频率稍快，以局部透热为度，操作1～2分钟。

（4）用拇指依次点按环跳、委中、承山、解溪等穴，操作1～2分钟。

（5）嘱受术者两手紧握床头，全身放松，术者双手握住受术者踝关节，提起做对抗牵拉，同时做上下、左右抖动10余次。

（6）用拍子由上而下有节律地拍打受术者双下肢，反复操作3～5遍，由轻到重，再由重到轻结束。

八、点穴推拿流派

流派简介 点穴推拿流派是以经络学说为基础建立起来的一种推拿疗法。其方法是以指代针，循经取穴对经穴施以点、压、掐、揉等手法，治疗某些疾病（尤擅长内科病的治疗）。本法特点是感应强、作用快、损伤小。其基本手法是用拇指端或罗纹面着力按压穴位，可按而不动，或左右拨动，或上下颤动，或滑行移动。

【手法综合实训】

（一）头颈部手法综合实训

1. 体位 受术者仰卧，术者坐其前方。

2. 手法及实训步骤

（1）先用拇指按揉百会约 100 次。

（2）再用一指禅偏峰推法自印堂至百会交替推 3 ～ 5 遍。

（3）开天门、分前额及面部，拿五经，扫散法，操作约 4 分钟。

（4）用拇指自印堂起向外依次按揉晴明、鱼腰、丝竹空、太阳、四白等穴，操作约 3 分钟。

（5）用中指点安眠、风池、风府等穴，操作约 3 分钟。

（6）术者右手五指均匀张开，中指吸定印堂穴，其余四指对称定鱼腰及头维穴，通过腕关节及前臂的摆动，均匀地向后摆推，至风池穴，并点按风池，反复操作 4 ～ 5 遍。

（二）胸腹部手法综合实训

1. 体位 受术者仰卧，术者立于其体侧。

2. 手法及实训步骤

（1）顺时针摩腹 6 分钟，频率为 60 周 / 分。

（2）以拇指按揉中脘、天枢（双侧）、气海、关元穴，每穴操作约 0.5 分钟。

（3）掌振神阙约 1 分钟。

（4）推带脉，用双掌根合推法自带脉穴开始沿带脉走行用力推向腹中线，操作 3 ～ 5 遍。

（5）从左外侧区双手拿揉腹部，并用力将手推向右外侧区，操作 3 ～ 5 遍；相反方向操作 5 遍。

（6）以神阙穴为中心，顺时针掌推腹部，自右下腹开始，经右上腹、左上腹、左下腹至耻骨联合上方为止，操作 3 ～ 5 遍，操作时力量应带动皮下组织，以得气为度，使患者感觉腰腹部有充实束紧感。

（7）点按胃经、任脉、带脉等经络，重点点按中脘、天枢、气海、关元等穴，操作 2 ～ 3 分钟。

（三）背腰部手法综合实训

1. 体位 受术者俯卧，术者立于其体侧。

2. 手法及实训步骤

（1）术者以㨰法于背部两侧膀胱经施术，放松背腰部肌肉，往返操作 2 ～ 3 遍。

（2）直擦背部督脉及两侧膀胱经，以透热为度。

（3）用肘尖点按夹脊穴，弹拨脊柱两侧骶棘肌，操作 2 ～ 3 遍。

（4）点按督脉、足太阳膀胱经，重点点按肝俞、脾俞、胃俞、肾俞、大肠俞、膀胱俞等穴，以患者出现酸麻胀感为度。肌肉丰厚处可用肘尖，其他穴位用指尖点按，以患者耐受为度。

（四）上肢部手法综合实训

1. 体位　受术者取坐位，术者站其一侧。

2. 手法及实训步骤

（1）术者以掌根揉法在一侧肩臂部操作，力量能带动皮下组织运动，速度由慢到快，频率为 40 ～ 60 次 / 分。

（2）搓上肢 3 遍，抖动上肢约 1 分钟。

（3）以拇指点按双侧曲池、合谷、手三里等穴位，每穴 0.5 分钟，以酸胀得气为度。

（五）下肢部手法综合实训

1. 体位　受术者仰卧，术者站其一侧。

2. 手法及实训步骤

（1）掌根按揉双下肢，操作 2 ～ 3 分钟。

（2）拿揉局部肌肉，操作 2 ～ 3 分钟。

（3）按揉下肢部穴位，重点按揉血海、足三里、丰隆、三阴交等，以得气为度。

九、小儿推拿流派

流派简介　小儿推拿体系形成于明代，以《小儿按摩经》等小儿推拿专著的问世为标志。小儿推拿的穴位有点、线、面等特点，手法上强调轻快柔和、平稳着实，注重补泻手法和操作程序，对儿科常见病、多发病均有较好疗效。常用的基本手法有推、揉、按、摩、掐、搓、拿、运、捏、擦、捣、捻、刮、摇及拍法等。目前国内影响较大的小儿推拿流派主要有：山东的孙重三小儿推拿流派，代表人物孙重三，其代表手法为“十三大手法”；山东的张汉臣小儿推拿流派，代表人物张汉臣，其代表手法有推、拿、揉、运、掐、按、点、分、合法；山东的三字经小儿推拿流派，代表人物徐谦光，传承人李德修，其代表手法推、拿、揉、捣、分合、运六种手法；湖南的刘开运小儿推拿流派，代表手法为“五经推拿”；上海的海派小儿推拿，代表人物金义成，其手法在按、摩、掐、揉、推、运、搓、摇等八法的基础上，融入了上海几大流派的滚、擦、拿、扳、抹、捻、捏、刮、抖等手法，合称“小儿推拿十六法”；北京的小儿捏脊流派，代表人物冯泉福，将捏脊分为捏、拿、推、捻、提、放、按、揉等八个基本手法。

【手法综合实训】

(一)头面部手法综合实训

1. 体位 受术者取仰卧位,术者坐其一侧。

2. 手法及实训步骤

(1)按揉迎香 术者用食、中指指端按揉受术者双侧迎香穴,操作 20 ~ 30 次。

(2)掐人中 拇指指甲掐人中,操作 3 ~ 5 次。

(3)拿风池 术者位于受术者身后,一手扶住其前额,另一手以拇、食二指拿揉风池穴,操作 3 ~ 5 次。

(4)猿猴摘果 术者用两手食、中二指夹住其两耳尖向上提 10 ~ 20 次,再捏两耳垂向下扯 10 ~ 20 次。

(5)轻摇头部 双手捧受术者头部,左右轻摇 10 ~ 20 次。

(6)掐揉面部经穴 用拇指指端掐揉眉心和太阳、听会、承浆、颊车等穴,操作 2 ~ 3 遍。

(二)胸腹部手法综合实训

1. 体位 受术者取仰卧位,术者坐其一侧。

2. 手法及实训步骤

(1)分推膻中 两拇指自膻中穴向两旁分推至乳头,操作 100 ~ 300 次。

(2)按揉中脘 用指端或掌根按揉中脘,操作 100 ~ 300 次。

(3)摩腹 以全掌或食、中、无名三指指面轻摩受术者上腹部,操作 3 ~ 5 分钟。

(4)揉脐 用指端揉脐,操作 2 ~ 3 分钟。

(5)摩脐 用指端或掌根摩脐,操作 2 ~ 3 分钟。

(6)按弦走搓摩 两手掌面着力,轻贴于受术者两侧胁肋部,自上而下对称性地搓摩至肚角处,操作 3 ~ 5 遍。

(7)开璇玑 从受术者璇玑穴开始,用拇指顺着肋间隙向两旁分推,再由鸠尾向下直推至神阙,顺时针轻摩下腹部,最后由脐中推至小腹。

(三)背腰部手法综合实训

1. 体位 受术者取俯卧位,术者坐于其一侧。

2. 手法及实训步骤

(1)拿肩井 用拇指与食、中二指对称用力提拿肩井穴,操作 3 ~ 5 次。

(2)搓肾俞 双手掌夹住肾俞穴,交替用力向相反方向来回搓动,同时上下往返移动,操作 2 ~ 3 分钟。

(3)捏脊 术者用二指捏法自下而上捏脊,操作 3 ~ 5 遍;每捏 3 下提拉 1 次,一般于"俞穴"附近提拉。

(4)拇指按揉脊柱两侧 双手拇指伸直,指端相对,其余四指握成半拳,然后用拇指腹轻轻在皮肤上揉按，以脊柱两侧皮肤潮红为度。

（5）推七节骨　用拇指面或食、中二指指面自下而上或自上而下直推七节骨，操作 100 ～ 300 次。

（四）上肢部手法综合实训

1. 体位　受术者仰卧，术者坐其一侧。

2. 手法及实训步骤

（1）推脾胃经　术者沿拇指桡侧缘从指尖向指根方向推动为补脾经，反之为清脾经；术者沿第 1 掌骨桡侧赤白肉际一线向指根方向推动为补胃经，反之为清胃经。各操作 100 ～ 300 次。

（2）掐揉四横纹　术者依次掐揉四横纹 3 ～ 5 次。

（3）搓大肠　用拇指和食指螺纹面夹住受术者的食指桡、尺侧，快速捻搓的同时，沿大肠做往返移动，操作 0.5 ～ 1 分钟。

（4）掐揉、捣小天心　术者一手握持患儿手掌，另一手用拇指甲掐揉小天心 3 ～ 5 次；然后用中指指端或屈曲的指间关节捣小天心 10 ～ 20 次。

（5）推肾经　沿小指掌面由指根向指尖方向推补肾经 100 ～ 300 次。

（6）揉板门　用拇指指端按揉受术者大鱼际中心板门穴，操作 100 ～ 300 次。

（7）运内劳宫　用拇指或中指端运内劳宫 100 ～ 300 次。

（8）水底捞明月　先用中指端运内劳宫，然后用拇指端从小指根部起，经小鱼际边缘、小天心至内劳宫旋推抄起，操作 5 ～ 20 次。

（9）推天河水　用拇指面或食、中指面自受术者腕横纹大陵穴向上推至肘横纹曲泽穴，操作 100 ～ 300 次。

（10）掐揉一窝风　术者以拇指端掐揉一窝风 3 ～ 5 次。

（11）掐揉五指节　用拇指甲掐揉受术者五指节 3 ～ 5 次。

（12）运土入水　自受术者拇指脾经起，沿大小鱼际边缘至小指肾经穴，操作 50 ～ 100 次。

（13）打马过天河　先用中指端运内劳宫 3 ～ 5 次，然后再以食、中二指指端自内关、间使、循天河向上一起一落打至洪池，操作 10 ～ 20 遍。或者以食、中二指由内关起循天河弹打到洪池，操作 10 ～ 20 遍。

（五）下肢部手法综合实训

1. 体位　受术者取仰卧位，术者坐其一侧。

2. 手法及实训步骤

（1）按揉、擦三阴交　术者以指端按揉三阴交 10 ～ 30 次，然后用大鱼际或小鱼际直线往返擦动三阴交 10 ～ 30 次。

（2）按揉足三里、丰隆　术者以指端按揉三阴交、丰隆各 10 ～ 30 次。

（3）推箕门　术者用食、中二指指面自髌骨内上缘推至腹股沟中点，操作 100～300 次。

附 录

表1 单式手法操作技能考核手法库

手法分类	考核手法
摆动类手法	一指禅中峰推法、一指禅罗纹推法、扶持一指禅罗纹推法、一指禅偏峰推法、缠推法、跪推法、㨰法、掌指关节㨰法、滚法、大鱼际揉法
摩擦类手法	掌摩法、指摩法、大鱼际摩法、指擦法、掌擦法、大鱼际擦法、小鱼际擦法、推荡法、指平推法（拇指平推法、屈指平推法、三指平推法）、掌平推法、拳平推法、肘平推法、刨推法、指揉法、掌揉法、膊揉法、肘揉法、拳揉法、搓肩及上肢法、搓胁肋法、搓下肢法、拇指抹法、三指抹法、掌抹法、拘抹法、扫散法、膊运法、搔法、托摩法
振动类手法	抖腕法、抖上肢法（握腕抖法、握手抖法）、抖下肢法、抖腰法、掌振法、指振法、颤法
按压类手法	指按法、掌按法、肘按法、抵法、拇指点法、中指点法、拇指指节点法、食指中指指节点法、肘点法、拘点法、掐法、捏法、指拿法、握拿法、拿五经、指拨法、肘拨法、插法、捻法、勒法
叩击类手法	单掌拍法、双掌拍法、拳击法（拳背击法、拳尖击法、拳心击法）、掌击法（掌根击法、掌心击法）、小鱼际击法、指击法（指尖击法、啄法）、击点法（中指点、三指点、五指点）
骨关节类手法	1. 关节摇动类手法　摇颈法（俯仰摇颈法、侧屈摇颈法、旋转摇颈法、环转摇颈法）、摇肩法（托肘屈伸摇肩法、水平屈伸摇肩法、展收摇肩法、旋转摇肩法、握臂环转摇肩法、托肘环转摇肩法、握腕环转摇肩法、握手环转摇肩法、大幅度环转摇肩法）、摇肘法（屈伸摇肘法、旋转摇肘法、环转摇肘法）、摇腕法（屈伸摇腕法、展收摇腕法、环转摇腕法）、摇腰法（坐位屈伸摇腰法、卧位屈伸摇腰法、侧屈摇腰法、坐位旋转摇腰法、侧卧位旋转摇腰法、坐位环转摇腰法、站位环转摇腰法、仰卧位环转摇腰法及俯卧位环转摇腰法）、摇髋法（屈伸摇髋法、展收摇髋法、旋转摇髋法、环转摇髋法）、摇膝法（屈伸摇膝法、环转摇膝法）、摇踝法（屈伸摇踝法、内外摇踝法、环转摇踝法） 2. 关节扳动类手法　颈椎扳法（颈椎旋转扳法、颈椎侧屈扳法、寰枢关节旋转扳法）、胸椎扳法（膝顶扩胸扳法、胸顶扩胸扳法、抱肘胸顶扩胸扳法、仰卧垫拳压肘胸椎扳法、俯卧位上胸椎牵肩扳法及俯卧位胸椎推压扳法）、腰椎扳法（上腰椎旋转扳法、坐位腰椎旋转扳法、侧卧位腰椎旋转扳法、仰卧位腰椎旋转扳法、坐位腰椎定点旋转扳法、腰椎单侧下肢后伸扳法、腰椎双侧下肢后伸扳法）、骶髂关节扳法（骶髂关节后伸扳法、屈膝屈髋压腹扳法、屈膝屈髋分腿压膝扳法、俯卧位足跟压臀扳法）、肩关节扳法（肩关节前屈上举扳法、肩关节后伸扳法、肩关节内收扳法、肩扛式外展扳肩法、手扳式外展扳肩法、肩关节后伸内旋提腕扳法） 3. 关节拔伸类手法　颈椎拔伸法（坐位颈椎拔伸法、低坐位颈椎拔伸法、仰卧位颈椎拔伸法）、腰椎拔伸法（腰椎缓力拔伸法、腰椎瞬间拔伸法、拉肘后伸牵腰法、背势腰椎后伸牵引法）、肩关节拔伸法（肩关节上举拔伸法、肩关节外展拔伸法、肩关节垂直拔伸法）、肘关节拔伸法、腕关节拔伸法、指间关节拔伸法、髋关节拔伸法（髋关节缓慢拔伸法、髋关节瞬间拔伸法、髋关节屈膝屈髋拔伸法）、膝关节拔伸法、踝关节拔伸法 4. 关节抻展类手法　肩关节抻展法（肩关节前屈上举抻展法、肩关节内收抻展法、肩关节外展抻展法、肩关节后伸抻展法、肩关节后伸内旋提腕抻展法）、颈椎抻展法（颈椎前屈抻展法、颈椎后伸抻展法、颈椎侧屈抻展法、颈椎旋转抻展法）、腰椎抻展法（腰椎前屈抻展法、腰椎后伸抻展法、腰椎旋转抻展法）、髋关节抻展法（髋关节前屈抻展法、髋关节后伸抻展法、髋关节水平后伸抻展法、髋关节旋转抻展法）

表 2 单式手法操作技能考核评分表（目测及体测法通用）

姓名：________ 专业班级：________ 学号：________ 题卡号：________ 总分：

考核要素	分级评分标准		手法及评分 1	2	3	4	5	单项得分
准备工作（操作前）	到位	（2分）						
	基本到位	（1分）						
	不到位	（0分）						
体位姿势（术者、受术者）	得当	（2分）						
	基本得当	（1分）						
	不得当	（0分）						
操作规范	正确	（6分）						
	基本正确	（4分）						
	不正确	（0～2分）						
动作要领	正确	（6分）						
	基本正确	（4分）						
	不正确及错误	（0～2分）						
总体评价	手法娴熟，形神兼备	（4分）						
	手法基本熟练，有形无神	（2分）						
	手法不熟练，无形无神	（0～1分）						

注：1. 题卡制作编号并输入计算机中（一般制作 30～50 套题卡），考核时机选号码考试。

2. 从“单式手法操作技能考核手法库”中随机选取五个手法组成一套题卡，具体组成：摆动类和骨关节类手法各必选 1 个；摩擦类、振动类、按压类、叩击类和常用复合手法中选择 3 个，且每类最多选一个手法。制作套题卡应考虑手法的全面性，尽量减少姿势体位的变动。

3. 建议采用考教分离、多人评分取平均分的方法以减少主观评价误差。

4. 建议 1 批考 1～3 名考生，每个手法操作 1～2 分钟。

评分人签名：

考试时间： 年 月

表3　人体各部手法综合操作技能考核评分表（目测及体测法通用）

姓名：________ 专业班级：________ 学号：________ 题卡号：________ 总分：

（头面部□　肩颈部□　腰背部□　胸腹部□　上肢部□　下肢部□）

考核要素	分级评分标准	应得分	实得分
准备工作	到位有绪　（8～10分） 基本到位有绪　（5～7分） 不到位而无绪　（0～4分）	10	
体位姿势	选择合适　（8～10分） 选择基本合适　（5～7分） 选择不合适　（0～4分）	10	
操作规范	正确　（15～20分） 基本正确　（9～14分） 不正确　（0～8分）	20	
动作要领	正确　（15～20分） 基本正确　（9～14分） 不正确　（0～8分）	20	
熟练程度	手法娴熟，形神兼备　（15～20分） 手法基本熟练，有形无神　（9～14分） 手法不熟练，无形无神　（0～8分）	20	
手法配合	配合协调，过渡自然　（8～10分） 配合基本协调，过渡欠自然　（5～7分） 配合不协调，过渡不自然　（0～4分）	10	
手法顺序	操作有序　（10分） 操作比较有序　（5～7分） 操作混乱　（0～4分）	10	

注：1. 随机抽取6个部位中的1个进行操作考核，并在相应部位划“√”。
2. 建议采用考教分离、多人评分取平均分的方法以减少主观评价误差。
3. 建议1批考1～5名考生，每个部位一般操作10分钟左右。

评分人签名：

考试时间：　　年　　月

表4　全身保健推拿综合操作技能考核评分表（目测及体测法通用）

姓名:________ 专业班级:_________学号:________ 题卡号:________总分:

项　目	得分	评分标准
一、头面部手法操作（满分20分）		
1. 推抹面部：开天门→抹前额→抹双柳→抹眶上、眼球、眶下缘→抹颧髎（睛明→迎香→巨髎→颧髎→下关）（4分）	1.	
2. 掐揉穴位：掐揉攒竹、鱼腰、丝竹空、四白、巨髎（2分）	2.	
3. 按揉穴位：按揉睛明、迎香、下关、颊车、太阳、头维、角孙、率谷（2分）	3.	
4. 推颊车：用双拇指由后向前推颊车穴（2分）	4.	
5. 推正顶→点按百会→掐揉四神聪（2分）	5.	1. 体位姿势选择正确，熟练掌握手法的操作规范及要领，手法操作持久、有力、柔和、深透选择穴位及部位准确，整个操作过程手法操作娴熟，变换自然，形神兼备，达到上述要求，得满分 2. 漏做手法或手法操作规范及要领错误，每项错误扣1分；取穴及选择部位不准确，每个错误扣0.5分 3. 手法操作程序不娴熟或变换不自然，操作无序，总体评价欠佳，酌情扣分
6. 拿五经→搔头部→分抹颞侧胆经→指尖叩击头部（2分）	6.	
7. 拿揉项后部→拘点风池、风府→掌抹项后部（2分）	7.	
8. 仰卧位拔伸颈椎（1分）	8.	
9. 仰卧位颈椎旋转扳法（2分）	9.	
10. 拿肩井（1分）	10.	
二、胸腹部手法操作（满分20分）		
1. 拇指分肋：两拇指顺肋间隙从内到外、从上向下进行分推至季肋（2分）	1.	
2. 点按任脉：从天突→剑突，由上往下依次点按胸骨穴位（2分）	2.	
3. 按揉中府、云门穴（2分）	3.	
4. 推擦胸部：沿胸骨由上往下做掌推法（2分），然后用手掌从锁骨至剑突横擦前胸部（2分）	4.	
5. 搓抹两胁（2分）	5.	
6. 分推腹部：用两拇指从肋弓、任脉始，由上向下、由内至外呈“八字形”分推腹部，至肚脐止（2分）	6.	
7. 摩、拿、弹拨腹部：顺时针、逆时针摩腹→腹上横摩→脐旁横摩→腹下横摩→腹部斜摩；弹拨、提拿两侧腹肌（2分）	7.	
8. 按揉腹部穴位：用两手拇指由上向下沿任脉、足少阴肾经及足阳明胃经五线交替或依次按揉穴位，重点按揉中脘、天枢、关元、中极（2分）	8. 9.	
9. 推全腹：用掌推法沿两侧腹直肌、腹中线从上往下直推腹部（2分）	10.	
三、上肢部手法操作（满分15分）		
1. 㨰上肢部：用㨰法沿肩前侧→肱二头肌→前臂掌侧、肩后侧→肱三头肌→前臂背侧及三角肌三条线进行操作（3分）	1.	
2. 拿上肢部：用五指拿法沿肱二头肌→前臂尺侧、肱三头肌→前臂桡侧及三角肌三条线进行操作（2分）	2.	
3. 按揉穴位：用拇指按揉肩髃、肩髎、肩前、肩贞、天宗、曲池、手三里、外关、合谷（2分）	3. 4.	
4. 摇上肢关节：肩关节环转摇法→肘关节环转摇法→腕关节环转摇法（2分）	5.	
5. 擦上肢：用大鱼际擦上肢桡侧和尺侧（2分）	6.	
6. 搓抖上肢（2分）	7.	
7. 捻勒十指（2分）		

续表

项　目	得分	评分标准
四、下肢部前侧手法操作（满分 15 分）		1. 体位姿势选择正确，熟练掌握手法的操作规范及要领，手法操作持久、有力、柔和、深透选择穴位及部位准确，整个操作过程手法操作娴熟，变换自然，形神兼备，达到上述要求，得满分
1. 擦下肢部前侧：沿股四头肌→小腿前外侧进行操作（2 分）	1.	
2. 按揉下肢部前侧：用掌揉法沿股四头肌从上往下进行操作（1 分）	2.	
3. 拿下肢部：拿股四头肌→拿同侧下肢内侧足三阴经→拿对侧下肢外侧足三阳经（2 分）	3.	
4. 拳、掌揉下肢部：先用拳揉法、掌揉法于下肢内、外侧施术（2 分）	4.	
5. 按揉下肢穴位：按揉髀关、伏兔、血海、风市、足三里、三阴交、绝骨、解溪（2 分）	5.	
6. 拘点穴位：受术者屈膝，术者拘点小腿后侧的膀胱经经穴（1 分）	6.	
7. 推下肢：用掌推法沿股前侧或股外侧→小腿前外侧→踝部进行施术（2 分）	7.	
8. 摇下肢关节：屈伸或环转摇髋关节→屈伸或环转摇膝关节→屈伸或环转摇踝关节（2 分）	8.	
9. 搓抖下肢（1 分）	9.	
五、背腰部、下肢后侧手法操作（满分 30 分）		2. 漏做手法或手法操作规范及要领错误，每项错误扣 1 分；取穴及选择部位不准确，每个错误扣 0.5 分 3. 手法操作程序不娴熟或变换不自然，操作无序，总体评价欠佳，酌情扣分
1. 擦背腰下肢部：先沿斜方肌→肩胛骨内缘→冈下窝进行施术（3 分）；然后沿背部→腰部→下肢后面→足跟部进行施术（3 分）	1.	
2. 按揉背腰下肢部：沿背部→腰部→下肢后面→足跟部进行施术（3 分）	2.	
3. 按揉穴位：用拇指或肘尖按揉肩井、天宗、肾俞、大肠俞、关元俞、环跳、居髎、承扶、殷门、风市、委中、承山、飞扬及夹脊穴（3 分）	3.	
4. 弹拨肩背、腰部肌束：先沿斜方肌→肩胛骨周围→冈下窝进行施术（3 分）；然后弹拨背部两侧骶棘肌；最后弹拨臀中肌、阔筋膜张肌及腓骨长短肌（2 分）	4.	
5. 推按腰背部：用掌推法从上向下，由内至外推按腰背部（2 分）	5.	
6. 分推肩胛骨→提拿腰肌→提拿股后侧至足跟（2 分）	6.	
7. 推下肢：掌推肩胛骨内缘→腰部及下肢后侧膀胱经（3 分）	7.	
8. 竖拍腰背部两侧膀胱经、督脉三条线（从上往下）（2 分）	8.	
9. 腰部横摩→搓八髎→横拳击八髎穴（2 分）	9.	
10. 小鱼际叩击腰背部→小鱼际擦腰骶部→横拍腰骶部（2 分）	10.	
合计得分		

考核教师：　　　　　　　　　　　　　　　　　　　　考核日期：　年　月　日

主要参考书目

[1] 王国才 . 推拿手法学 [M]. 北京：中国中医药出版社，2007.
[2] 王雅儒，王振国，濮卿和 . 脏腑图点穴法 [M]. 石家庄：河北人民出版社，1962.